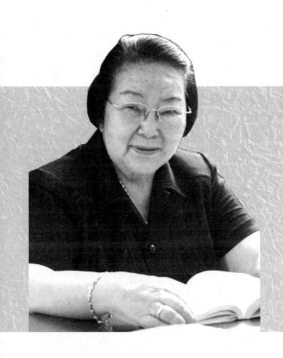

梁贻俊

临床医案优选

主编　梁贻俊

U0206384

中国医药科技出版社

内 容 提 要

　　本书按照血液系统疾病、循环系统疾病、肺系疾病、消化系统疾病、肾病、神经系统疾病、急症、杂病、妇科疾病等进行分类，将国医大师梁贻俊教授众多医案中最具特殊性、代表性和参考价值的百余例医案进行优选并加以整理而成，每个验案后附作者的分析体会，通过真实的方药应用，加深传统中医药与现代疾病之间的联系，并通过列举异病同治、同病异治的案例，以便读者学习应用。全书内容丰富，具有较高的学术水平和实用价值，对中医事业生存发展起到了推进及继承创新的作用，对中医理论研究者亦有较高的参考价值。

图书在版编目（CIP）数据

梁贻俊临床医案优选 / 梁贻俊主编 . — 北京：中国医药科技出版社，2017.5
ISBN 978-7-5067-9031-4

Ⅰ . ①梁… Ⅱ . ①梁… Ⅲ . ①医案 – 汇编 – 中国 – 现代 Ⅳ . ① R249.7

中国版本图书馆 CIP 数据核字（2017）第 008524 号

美术编辑　陈君杞
版式设计　也　在

出版　**中国医药科技出版社**
地址　北京市海淀区文慧园北路甲 22 号
邮编　100082
电话　发行：010 – 62227427　邮购：010 – 62236938
网址　www.cmstp.com
规格　710×1000mm $\frac{1}{16}$
印张　13 $\frac{3}{4}$
字数　192 千字
版次　2017 年 5 月第 1 版
印次　2017 年 5 月第 1 次印刷
印刷　北京市密东印刷有限公司
经销　全国各地新华书店
书号　ISBN 978-7-5067-9031-4
定价　**29.00 元**

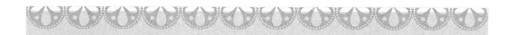

编委会

著者简介

梁贻俊教授，女，1927年6月生于北京中医世家，当代名老中医。

任中日友好医院教授，中医主任医师，原国家人事部、原卫生部、国家中医药管理局认定的全国首批500名继承老中医药专家学术经验指导老师，美国中医药研究院学术顾问。

生于中医世家，祖父、伯父均为京城名医，母亲学术融汇中西。其深得家传，立志从医，攻读岐黄，欲作良医。曾师从德国医学博士陈锡甫教授学习，又拜名医宗维新、赵树屏老师，深得亲传。复经中医进修学校深造三年，1956年经国家中医师鉴定考试合格定职为中医师，批准可自行开业行医。随后又相继考入中医研究班（即师资班）、中医学院全国医经研修班。1959年荣任北京市第一期高级西医学习中医班《内经》教学及内经教研室负责人。同年被选为北京中医学会理论研究组组长。1966年调任化工部锦西化工医院中医科主任，1982年2月晋升为中医副主任医师，兼任辽宁地区中医院校教师、锦州市中医学会副理事长、省中医学会理事、仲景研究会主任等工作。1984年调任中日友好医院任高干外宾病房主任、中医大内科副主任、院学术委员会委员、硕士研究生导师。1985年晋升中医主任医师。1990年被两部一局评为全国首批500名名老中医，荣获国务院颁发有突出贡献政府特殊津贴。同年被选为中华全国血证委员会委员。多次受聘于原北京中医学院教授，曾多次担任原中医研究院硕士、博士研究生答辩委员会委员、主任委员，国家医药成果鉴定委员会委员、主任委员。1997年7月被国家教育委员会、北京教育委员会评为高等学校教师，多年来在北京、辽宁等中医院校，担任《内经》《金匮要略》及《中医内科学》《中医妇科学》等教学工作。曾多次赴美国（哈佛）及日本（东京、大阪、琦玉）等地讲学、会诊，因具有特色的中医学理论和精湛的医疗技术，获得盛誉。

精研中医学、学术融汇中西，古不乖时，今不同弊。重视临床，着眼实效，其60余年医学生涯，积累了丰富经验。衷中参西，以中为主，遵照中医理论，严于辨证，治疗了许多危重、疑难病症，取得了很好的疗效。

擅长中医内、妇科疾病的治疗，特别是对血液病、血管病、神经系统疾病、肾病、温热病、妇科疾病等有丰富的治疗经验，并根据临床对血液病病名提出"血劳""瘰毒核""多发骨痹"等，填补了中医学在此的空白。20世纪60年代初在老师的指导下总结病例，对再生障碍性贫血提出"补肾阳可以生血、滋肾阴可以稳定病情"，其论点和方药至今已广为临床应用。在治疗血液病中，于2003年增加了望骨髓象的内容并有所发现，对骨髓增生异常综合征向白血病转化患者提出针对骨髓内伏毒邪的病因，结合临床辨证以中药治疗，改善其生存质量，延长生存期；对儿童双肺纤维化需肺移植患者提出从心肺肾论治，清心解毒，经治后症解病愈，患儿健康生存已20年；创"三焦同开法"，在其治疗急进性肾炎无尿的基础上，2002年以此法为基础治疗急进性肾炎导致肾衰、肾性贫血的血透病人，经过3个月治疗后撤掉血液透析，改善了贫血，10个月后恢复肾功能；创"益气破血法"治疗子宫畸形及导致多次胎停，保胎成功。其学术主张为：对人体应重视顾护先后天之本，使气血通畅；排除体内积秽瘀毒，创立了补脾肾、活血、解毒三法应用于临床，对已病常获良效、对未病可健康长寿。其治学主张重视《内经》理论，指导临床实践；重视古方、博采众方、变化出新、古为今用；中西结合辨证参病、临床应用互补；联系理论、深入实践、敢于创新，在继承中创新，提高疗效，发展中医。

行医准则：精诚待病人，无贵贱之分，无贫贱之别，视其苦为己苦，精心诊治，务求病愈。数十年谨守其行医准则，在病人危重时刻不惜冒着生命危险，深夜淌着齐腰深的洪水拄棍步行赴医院抢救病危乙脑病人，使其转危为安。

治学严谨，遵照博学、勤思、明辨、笃行的治学精神，经常析旧法，求新知。在临床带教中，以身作则，教之以术，树之以仁，认真诊治关怀病人，严谨医疗记录，详细解析中医辨证、治法和方药，灵活运用于临床实践中；带领学员认真总结经验、分析探讨获效与不效之因，提高临床疗效。其培养的国内外的中医徒弟，均可独立用中医药诊治病人，发挥中医优势，造福于当地患者。

先后撰写发表论文60多篇。其中有10篇荣获国内外优秀论文奖。参编了多本医学书籍，并著有《辨证施治纲要》《内经教材》《论昏迷》《妇科手册》与《梁贻俊临床经验辑要》等学术著作。虽至耄耋之年，不忘继承发掘中医学的责任，编写本书以备后学参考。业绩为国内外新闻媒体、专业刊物、中央电视台、香港大公报及美国世界日报、星岛日报等报道；专业论文为《中医杂志》《医学论坛》及全国各地10多家医学专业刊物所刊登。成就、传记被国内外《名人大词典》载入史册。

前言

　　"医案"是中医实践的记录，体现了临床实践中理法方药的具体运用。我国古代重视医案，称之为"诊籍"。最早医案记录见于淳于意，后至宋代许叔微的《伤寒九十论》是以经典著作为依据，对医案加以剖析，是现存最早的医案专著。

　　作者阅读古人的医案，从中受益匪浅，提高了诊疗水平，今就记忆深刻、疗效好、有一定特殊性、代表性、参考价值的一百余例医案整理成册。每个验案后附作者分析体会，通过真实的方药应用，加深传统中医药与现代疾病之间的联系，同时对中医有新的理解、认识和提高，希望对后学有所帮助。

　　本书的五大特点：

　　1. 列举异病同治、同病异治的案例，以便读者学习应用。

　　2. 载入使用经方治疗疾病的验案，如小柴胡汤、小陷胸汤、大黄附子汤、大建中汤、桃仁承气汤等的灵活运用医案，使读者学以致用。

　　3. 介绍中医应敢于创新治疗疑难病的案例，引导读者开拓思路，勇于探索，开创中医治疗新路径。例如创三焦同开法治疗急进性肾炎无尿症，令急性肾衰竭曾血液透析多次等待肾脏移植的患者经中医治疗脱离血透，恢复了肾功能；对儿童双肺纤维化、急性呼吸衰竭的患者，经中医治疗后未进行肺移植并转危为安，已健康生活 20 多年。

　　4. 在危重病的面前，破除顾虑，敢于负责，精于辨证，严密观察，用"通因通用"之法治疗消化道大出血昏迷的病人，使神志转清，转危为安，体现中医亦可治疗急性危重疾病。

　　5.尊古而不泥古，大胆破古训，用益气破血法治疗多次胎停孕、单角子宫的患者，经治后正常分娩了健康宝宝。

　　希望读者通过本书的阅读，能够认识到中医中药不仅对慢性病，而且对急性病、危重病同样可有很好的疗效，对中医事业生存发展起到推进及继承创新的作用。

编　者

2016 年 10 月

目 录

血液系统疾病 / 1

循环系统疾病　/　44

肺系疾病　/　60

消化系统疾病　/　73

肾　病　/ 103

神经系统疾病 / 123

急　症 / 136

杂 病 / 153

妇科疾病 / 171

血液系统疾病

验案 1 脾肾两虚（再生障碍性贫血）

李某，男，30 岁，初诊日期：1964 年 3 月 25 日。面色苍白，身疲腿软，心慌 7 个月。患者 1963 年 8 月无明显诱因出现面色苍白，身疲腿软，心慌，在某医院诊断为"再生障碍性贫血"。经两家医院治疗 7 个月，曾服激素病情不见好转，来我院就诊。

［刻下］头晕，胸骨作痛，口干不思饮，食少，经常鼻衄，身倦喜卧，下肢酸软，大便溏稀，日一二行。

［诊查］面色苍白，满月脸，下颌部可见成片小痤疮，舌质淡白，苔薄白，脉沉细无力。化验：血常规：血红蛋白 61.6g/L，红细胞 1.75×10^{12}/L，白细胞 2.6×10^9/L，血小板 26×10^9/L，网织红细胞 0.15%。

［中医诊断］虚劳；辨证：脾肾两虚，气血不足；治法：健脾益气，温补肾阳。

［治疗经过］第一阶段：1964 年 3 月 25 日~5 月 11 日。

［方药］党参 12g、白术 12g、茯苓 16g、甘草 6g、扁豆 9g、莲肉 12g、薏苡仁 12g、炒当归 12g、杭菊 12g、丹皮 9g、阿胶 12g、生熟地各 25g、鹿角胶 12g。

服药 46 天，食纳增加，头晕、胸痛缓解，鼻衄止，尚有齿龈出血，视物模糊，气短手颤，腰酸腿软，便溏，舌质淡红，苔薄白，脉同前。6 月 25 日停激素，血常规：血红蛋白 78.4g/L，红细胞 2.17×10^{12}/L，白细胞 2.6×10^9/L，网织红细胞 0.1%~0.62%。

第二阶段：5月12日~8月24日。

[方药] 党参22g、白术10g、茯苓16g、莲肉16g、扁豆12g、炒枣仁12g、杭芍16g、阿胶12g、首乌25g、鹿角16g、焦三仙各9g、侧柏叶12g。每日1剂，加服人参鹿茸丸，每次1丸，每日2次。此后方中又加入山萸肉、山药、熟地、广角，并逐渐将党参、白术、莲肉、杭芍量增至32g。在此阶段患者食量增加1倍，气短、手颤、腰酸明显减轻，大便正常。唯刷牙时牙龈少量渗血。舌淡红，苔薄白，脉沉弦细略有躁动。血常规：血红蛋白108g/L，红细胞2.88×10^{12}/L，白细胞2.85×10^9/L，血小板36×10^9/L，网织红细胞0.1%~0.3%。

第三阶段：8月25日~12月31日。

[方药] 处方改以大补元煎加减：熟地10g、党参16g、山药16g、杜仲9g、枸杞子9g、山萸肉9g、破故纸9g、白术16g、肉桂3g、核桃仁9g、紫河车6g、当归9g、白芍16g、茅根32g、炒枣仁9g。

临证已无明显不适，精神体力佳，已恢复工作。复查血常规：血红蛋白126g/L，红细胞4.38×10^{12}/L，白细胞3.8×10^9/L，血小板31×10^9/L~36×10^9/L，网织红细胞0.5%~0.8%。

[分析] 患者初以肾阴虚、脾气虚为主，因用激素治疗之干扰，兼见阴虚火旺，故在治疗上第一阶段健脾益气、滋阴养血使脾虚阴亏症状得以改善，并停减激素，血常规上升。第二阶段则加强药力，配合人参鹿茸丸以温补肾阳，促进血常规进一步回升，为防其温阳药物燥热加入水牛角、侧柏叶监制，防其出血并止血。第三阶段以补肾生血为主，阴中求阳，在大量填补肾阴药中加大温补元阳之力，用大补元煎加减，促进红系、粒系上升，从而使患者得以康复。

验案2　肾亏血虚（再生障碍性贫血）

张某，男，32岁，初诊日期：1964年10月30日。面色㿠白、心悸10年。

患者自1954年元月因患胸膜炎住某医院治疗，在此期间发现贫血，骨穿诊断"再生障碍性贫血"。每周需输血2次，每次输200~400ml。1955年加服中药治疗，血红蛋白维持在50~60g/L，1961年血红蛋白下降，又住某医院，经输血、中西医结合治疗，血红蛋白上升至70g/L。1962年10月经输血后，血红蛋白反下降至60g/L，至今未升，为进一步治疗来院就诊。

［刻下］头晕耳鸣心悸，多在睡时耳鸣明显，头脉跳动不适。身疲，双下肢轻度水肿，且左右交替抽痛，皮下散在小出血点，阳痿。舌质淡，脉弦滑细。

［中医诊断］血劳；辨证：肾亏血虚，虚阳上扰；治法：益气养血，滋阴潜阳。

［方药］当归12g、杭芍16g、首乌16g、黄芪16g、远志12g、炒枣仁16g、龟板16g、灵磁石9g、鹿角9g、陈皮6g。另人参鹿茸丸早晚各1丸。

以上方为基础，随证稍有加减，共服用近5个月，至1965年3月份，全血均有升高。后因患者不能坚持服汤药治疗，遂改以人参荣丸、人参鹿茸丸、归芍地黄丸，早晚各1丸。

服药至6月下旬，病情大致如前，血红蛋白虽有上升，但进步缓慢。近日血常规持续不升。自6月21日开始加重补肾阳药：人参鹿茸丸4丸/日，人参养荣丸2丸/日，归芍地黄丸3丸/日。低热时加地骨皮，加重归芍地黄丸（每日4丸），无低热出血时，以巴戟天16g、仙茅12g、熟地16g煎汤送丸药。经调整治疗后，血液红系显著上升。10月29日血常规：血红蛋白101g/L，红细胞 3.25×10^{12}/L，白细胞 4.45×10^9/L，血小板 39×10^9/L，网织红细胞0~0.2%。

1966年2月4日血常规：血红蛋白111g/L，红细胞 4.12×10^{12}/L，白细胞 2.2×10^9/L，血小板 39×10^9/L，网织红细胞0.2%~0.5%，患者临床无所苦，精神体力好，已整日工作1个月。因归芍地黄丸无药，改为大补阴丸2丸/日，以巩固治疗。

［分析］本案患者表现为肾之阴亏阳衰，生血乏源而力不足，以致气亏血竭，需频频输血方能维持生命。肾阳亏于下，命门火衰，生血乏力，且阳痿，肾阴竭则相火妄动于上而致头晕耳鸣，头脉跳动等，故治阴阳并补，兼潜镇虚阳，汤药配合成药调治后使阴平阳秘，诸症得除，血常规上升，无须输血。后期以温肾益气与填阴养血丸药为主治疗，配合小剂汤药作引，适当灵活调变，解决次要矛盾，共治疗1年3个月，使其10年的贫血得以改善，除血小板计数偏低外，其余均已正常。尤其治疗后期在肾阴阳双补的基础上，加重补益肾阳之药，如巴戟天等，为阴血的生成提供动力，使"阴得阳生，则泉源不竭。"故余提出"补肾阳可以生血，滋肾阴可以稳定病情"这一理论，对于血液病的临床治疗有指导意义。

验案 3　肾阴阳两虚，精血无以化生（再生障碍性贫血）

李某，男性，23 岁，初诊日期：1999 年 11 月 17 日。

患者于 1999 年 4 月无诱因出现头晕，极度疲乏，在山西某医院就诊，检查诊断为"再生障碍性贫血"，用泼尼松、丙酸睾酮配合间断输血治疗，效果不好。9 月份骨穿示：骨髓增生减低，G/E=1.021，粒系增生不良，造血细胞占 12.11%，非造血细胞为 87.89%；骨髓活检示：造血组织 20%，脂肪细胞 80%，骨髓增生极度低下，符合"再障"，予司坦唑醇、鲨肝醇、卡巴克洛、维生素 K_1、维生素 K_4 等治疗，每周输全血 200~400ml，病情变化不大，11 月 2 日血红蛋白 40g/L，输全血 800ml，血红蛋白升至 70g/L，血小板 10×10^9/L，欲返当地治疗，16 日出院。出院后来我院中医血液门诊就医。

[刻下] 头晕，身疲甚，无力，腰酸腿软，易发口腔溃疡及鼻衄，大便质干，每日一行，小便正常，经常感冒发热，查面色㿠白，舌质淡，苔黄腻而厚，脉弦劲。尚服泼尼松 30mg/ 天。

[中医诊断] 血劳；辨证：肾阴阳俱虚，精血无以化生；治法：温补肾之阴阳，益气生血。

[方药] 黄芪 40g、当归 10g、白芍 20g、熟地 30g、首乌 30g、女贞子 20g、旱莲草 20g、菟丝子 25g、枸杞子 20g、仙灵脾 10g、巴戟天 10g。泼尼松逐渐减量。

患者服上方 4 月余，未再输血，但血红蛋白仍很低，一般情况明显改善，体力增加，亦未外感，无发口腔溃疡及鼻衄。血红蛋白 49g/L，2000 年 3 月 24 日上方改黄芪 50g、熟地 35g、首乌 40g、菟丝子 30g、仙灵脾 20g、巴戟天 15g，并加肉桂 3g 增强温补肾阳以生血。已于 4 月初停用泼尼松。上方服 14 天复查血红蛋白 57g/L，继续加大肉桂及黄芪的用量，分别为 5g 及 60g；5 月 10 日血红蛋白 70g/L，血小板 13×10^9/L，上方再改肉桂 7g、黄芪 65g、熟地 40g、枸杞子 30g，并加鸡血藤 20g。服药至 5 月 24 日，血红蛋白 88g/L，红细胞 2.6×10^{12}/L，白细胞 1.9×10^9/L，血小板 23×10^9/L。继服上方至 6 月 2 日，患者精神体力如常人，身无明显不适，偶见双臂内侧数个小出血点，血红蛋白 120g/L，红细胞 3.14×10^{12}/L，白细胞 4.4×10^9/L，血小板 31×10^9/L，网织红细胞 0.2%。继以上方加减，巩固治疗并升提血小板。

［分析］该例患者患重症再障，骨髓活检示骨髓增生极度低下，造血组织仅占 20%，多种西药治疗疗效差，依靠输血维持生命，虽服补肾益气生血方 4 个多月，临床症状改善，停止输血，但血红蛋白仍为 40g/L，分析其病机与舌脉的改变，应舍脉从症（其脉弦考虑为长期大量服用泼尼松所致），加入肉桂以峻补元阳，并在以后的治疗中逐渐加大其用量，并同时增加滋肾阴药的用量，使"阳生阴长"，果然药后血红蛋白上升，而未见化热动血出血表现；此后又加入鸡血藤，活血化瘀，促进方中诸药之力发挥，现代药理研究表明鸡血藤有促进红系增生之作用。患者共服汤药治疗 7 个月余，临床症状完全缓解，停强的松，未再输血，红细胞计数、血红蛋白及白细胞计数均恢复正常，网织红细胞上升至 0.5%，虽血小板仍低，但无出血症状，重症再障得以缓解。可见，对于重症再障这种慢性病必须要坚持服药、守方，并随病情增加药量。

验案 4　脾肾阳虚、精血失统（再生障碍性贫血）

李某，男，36 岁，初诊日期：1965 年 8 月 25 日。

患者于 1963 年 8 月确诊为"再生障碍性贫血"，经西药氯化钴、雄性激素，与中药滋阴清热止血、气阴双补之法治疗未能控制病情。

［刻下］气短身疲，纳呆便溏，腰酸而喜暖，齿衄，四肢有紫斑，时起时消。舌质淡、舌下静脉粗暗，脉沉细无力，血红蛋白 60g/L，血小板 26×10^9/L。

［中医诊断］血劳血证；辨证：脾肾阳虚，精血失统；治法：温补脾肾，生精统血。

［方药］党参 20g、仙鹤草 20g，白术 15g、枸杞子 15g、熟地 15g、山萸肉 15g、杜仲 15g、破故纸 15g、肉桂 2g、紫河车 10g、阿胶 10g、白及 10g、淮山药 30g、茅根 30g。

上方加减服 150 剂，血红蛋白上升至 120g/L，红细胞 4.38×10^{12}/L，血小板 31×10^9/L。齿衄、四肢紫斑消退。再以上方加减配丸药巩固，追踪观察 1 年血红蛋白未降，血小板上升至 40×10^9/L，无出血症状。

［分析］本患者就诊前曾用过滋阴清热止血、气阴双补之法治疗未能控制病情，就诊时其主要表现为气短身疲，纳呆便溏，腰酸而喜暖，齿衄，四肢有紫斑，时起时消。查其舌淡、舌下静脉粗暗，脉沉细无力。余辨证为脾肾

阳虚，患者先后天均不足，生化无权，中医认为肾主血，而脾主运化，"中焦受气取汁，变化而赤，是谓血。"脾肾不足则血无以化生，结合本案患者气短身疲，纳呆便溏，腰酸，脉沉细力弱均为脾肾不足之象，治疗时应温补脾肾，但其又有少量出血现象，故应少佐滋肾阴药物，以防伤阴动血。且在用药上考虑到脾虚明显，故重用山药、党参、白术补脾以生血，仙鹤草强壮止血；而少用枸杞子、熟地、山萸肉，则补肾而无腻膈之弊；杜仲、补骨脂、肉桂壮肾阳以生血，并加血肉有情之品，如紫河车、阿胶加强补肾填精生血，少量白茅根凉血止血。经过治疗，最终血常规稳中有升，尤以红系及血红蛋白最为明显，血小板也有所上升，患者未再出血。

验案5　热入血分出血（血小板减少为"0"危重症）

徐某，男，10个月，初诊日期：1964年9月9日。

患者自8月8日发现蚊子咬伤部位发青及身上有一块青紫，8月15日则见两大腿大片紫斑与血点相杂，经某医院诊为血小板性紫斑，住院治疗服激素未效，于9月7日自行出院，来我院治疗。

[刻下] 哭闹不已，烦躁不安，自己打自己，不入睡，注射镇静药只睡2~3小时，汗多，食乳尚可，大便干，小便黄，有臊味，右耳采血部位出血不止（采血后已1小时），全身有大小不等的血斑与出血点，头、颈部、上腭均有出血点。脉弦细数，指纹紫过命关。检查：血小板 1×10^9/L，出血时间30分钟，血红蛋白120g/L，白细胞 16.7×10^9/L，红细胞 4.09×10^{12}/L。

[中医诊断] 血证；辨证：热入血分，神志不宁；治法：清热凉血，养阴安神。

[方药] 乌犀角（另煎）0.5g、远志6g、生地炭10g、丹皮3g、茯神10g、杭白芍10g、栀子炭10g。

9月11日复诊：患儿烦躁已缓解，夜已能安睡，未再出新紫斑，大便色黑有沫，日泻6~7次，左手指纹已退至气关，舌苔微白，脉数象减。

上方改犀角0.25g，加扁豆15g、谷芽10g、白术6g、茅根10g、血余炭10g，服药月余，血小板上升至 180×10^9/L，全身出血均消失，一切正常，4个月后随访血小板 200×10^9/L，出凝血时间正常。

[分析] 本例患者以全身散在出血点为主要症状，且便干溺黄、烦躁不

安，指纹紫过命关，此为邪入血分，血热妄行而出血。方用犀角地黄汤，清热凉血解毒，加栀子泻三焦火毒，且栀子、生地俱炒炭用，既减其寒凉之性，又加强其止血之功；远志交通心肾，配合茯神能安神除烦，故初诊三付即效。复诊中加入血余炭化瘀止血，加白扁豆、谷芽、白术健脾补气以生血，且能顾护脾胃，使寒凉而不伤胃；茅根凉血止血。药后患者出血渐渐好转，血小板恢复正常，而烦躁等症亦除。

本例为急性血小板减少危重症，血小板降至0，临床表现烦躁不安、甚者自己打自己，用镇静药收效甚微，用犀角地黄汤清其血热，救其于危亡，是一例危重的血小板减少病人，得以治愈。说明祖国医学在危重症方面的治疗上亦可取得良好的效果。

验案6 瘀血化热大衄出血（血小板减少）

董某，男，9岁，学生。初诊日期：1963年8月26日。

咳嗽吐血痰已13日，尿血，全身紫斑。患者半月前曾被小孩拳击左胸部，当晚即胸痛，咳嗽，过一二日后即有轻度发热，吐血痰，于1963年8月19日来我院门诊，经门诊大夫开药治疗曾服药1剂后发热减轻，复至其他医院诊治，但于21日大量吐血块及鲜血，8月23日小便色深红，继则全身出现紫斑与便血，在某医院治疗未控制病情，转来我院。

［刻下］身疲汗出，咳嗽吐黄痰、血痰与鲜血，不觉发热，食少，胸痛，小便深红色，溲时不痛，大便紫黑，睡眠尚安。

［诊查］身疲体弱，面色淡黄无泽，面部鼻旁有数块紫斑，左耳取血处已40分钟仍出血不止，舌无苔，质稍红，脉弦滑稍数。体温37.9℃。X线检查：胸透见左肺中部有一空洞阴影，其间并有液面，四周有很厚的炎性浸润。化验：血红蛋白98g/L，红细胞3.03×10^{12}/L，白细胞9.6×10^9/L，分类：中性66%，淋巴33%，单核1%，血小板24×10^9/L。出血时间15分钟，凝血时间30秒，血块收缩不良。痰：咖啡色，黏液（＋），镜检：白细胞2~5个/HP，红细胞30~50个/HP。

［西医诊断］肺脓肿并发急性血小板减少性紫癜。

［中医诊断］血证（大衄）；辨证：外伤损肺，瘀血化热，迫血妄行；治法：清肺育阴，化瘀止血。

[方药] 大生地 50g、杭白芍 25g、粉丹皮 5g、光杏仁 10g、天门冬 15g、小蓟 7.5g、藕节炭 50g、鲜茅根 50g、栀子炭 15g、黄芩炭 15g、侧柏炭 15g、旱莲草 15g、丹参 7.5g。另用云南白药一小瓶（分 8 次，每日 4 次）。

8 月 28 日（二诊）：前药进 2 剂，溺血便血已止，故于原方减凉血止血之侧柏炭，加入贝母化痰止咳。

9 月 6 日（三诊）：症势日佳，前药进 9 剂未再出紫斑，溲便血均止，血痰已 2 日未见，咳嗽大减，尚吐少量黄痰，饮食如常，溲清白，大便正常，脉弦数，舌质红，舌根有薄白苔，血小板逐渐上升，已达 $72 \times 10^9/L$，出血时间 3 分 30 秒，复以原方减藕节炭，增入茯苓、石斛以清肺养阴，继服云南白药。3 剂后血斑已无，诸窍溢血已止，唯干咳无痰，舌红，脉弦稍数，现出邪去阴亏之象，原方减活血、清热、利肺之药，增入养肺阴之品以善其后。

[方药] 杭白芍 20g、大生地 50g、天门冬 15g、石斛 15g、阿胶珠 10g、大贝母 15g、云茯苓 10g、百合 15g、旱莲草 15g、鲜茅根 50g、小蓟 50g、甘草 7.5g。

上药连进 4 剂，患儿已无所苦，血小板上升至 $186 \times 10^9/L$。唯舌质仍红，脉稍弦数，复以前方小其制，又增入养阴之品，连进 12 剂，复查诸项化验，均已正常。治疗中检查：左侧肺脓肿阴影已完全消失，两肺门可见钙化点，右侧第一肋间见陈旧灶及索条状影，余无异常。患儿已复学，观察 1 年余，未再复发。

[分析] 本案患者咯血、尿血、便血，多孔道出血，名大衄。《医宗金鉴·杂病心法要诀·失血总括》所谓"九窍出血名大衄。"多由气血不足、气不摄血，或血热妄行，而致出血。本例患者缘于被拳击中胸部，导致肺络损伤，血停为瘀，血瘀化热伤阴，故发热；血热妄行，故多处出血，且瘀血不去，新血不能归经，亦致出血。治当养阴清肺，以大剂生地黄，清热凉血养阴，且养血之中，兼有活血之功，《本经》谓地黄"主折跌绝筋，伤中，逐血痹……"加天门冬养阴润肺，小蓟、旱莲草养阴凉血，鲜茅根清络中之热而止血，又用诸碳类药，如藕节炭、栀子炭、黄芩炭、侧柏炭加强清热止血之功，复加杏仁利肺气，气行则血自归经。毕竟血瘀为患，故又稍加丹参以活血。药后出血渐止，则去碳类止血之药，转而专以养阴清肺以收功，恢复肺之清肃之性。

验案 7 脾虚湿阻、湿郁化热出血（血小板减少）

苏某，女，32 岁，初诊日期：1967 年 7 月 31 日。

自 7 月 18 日两腿出现散在出血点与紫斑，吐血，尿血，月经过多，在当地医院诊为"血小板减少性紫癜"，又赴北京某医院骨穿确诊为"原发性血小板减少紫癜"，转回当地治疗。

［刻下］神疲乏力，食少，食后胀满，便溏，腰痛，头晕，两腿有大片血斑与出血点，触之不痛。检查：两腿有大片紫斑与红色出血点，散在密布，压着不褪色，舌上布满白腻厚苔，脉弦缓。血小板 20×10^9/L。

［中医诊断］血证；辨证：脾虚湿阻，湿郁化热，迫血妄行；治法：化湿醒脾，凉血止血。

［方药］藿香 25g、佩兰 25g、郁金 15g、枳壳 15g、桔梗 15g、苏梗 15g、白术 20g、大青叶 25g、焦三仙各 15g、木香 10g。

上方服 12 剂诸症消失，血小板上升至 120×10^9/L，1 年后追踪血小板正常，3 年后怀孕，正常分娩一男婴，出血不多。

［分析］紫癜属中医"肌衄""斑疹""丹毒"等范畴，多由温热之邪或疫疠之气深侵入血，或气虚不能摄血，导致血不归经而出血。然此其常也，临床亦有湿郁化热，迫血妄行而出血者，此案即是。本案患者食少腹胀、神疲乏力，尤其苔白厚腻，足证本案脾虚湿胜。湿郁化热，迫血妄行，可见出血，且脾虚失其统血之职，亦出血。故方用藿香、佩兰、苏梗、木香、枳壳行气化湿；湿郁化热，故又加入大青叶、郁金直入血分，以清血分之热；白术、焦三仙健脾胃、助运化，以期恢复脾胃之升降。药后湿郁得散、脾虚得补，自然血止。可见治病当辨证求本，而不可囿于成见，以免胶柱鼓瑟。

验案 8 肾阴不足、阴虚火旺出血（血小板减少）

李某，女，25 岁，初诊日期：1998 年 4 月 29 日。

患者 1994 年 6 月因月经量多、皮下瘀点、瘀斑，在外院骨穿诊断为"原发性血小板减少性紫癜"，经泼尼松治疗无效。1995 的 3 月在我科治疗 6 个月，血小板恢复正常后停药。1998 年 2 月顺产下一男婴后复出现皮下出血点，伴身乏无力，大便干结来中医科就诊，舌红、苔薄白、脉细数，血小板计数 30×10^9/L。

[中医诊断]血证；辨证：肾阴不足，阴虚火旺，伤及血络；治法：滋阴益肾、清热凉血止血。

[方药]女贞子 30g、旱莲草 20g、熟地 20g、生地 30g、首乌 20g、白芍 15g、水牛角 30g、丹皮 15g、小蓟 30g、甘草 10g，每日 1 剂。

至 5 月中旬皮下出血吸收，血小板 42×10^9/L，方中加入紫河车 10g、阿胶 10g，治疗至 6 月 10 日血小板上升至 123×10^9/L，月经来潮，经量正常，后又复查 3 次血小板计数均正常。

[分析]本案患者缘于月经过多及产后而发病，胎产伤肾，故责之于肾虚，结合其便干、舌红、脉细数等，辨证为肾阴不足、血热妄行，故以二至丸加首乌补肾养阴，犀角地黄汤（水牛角代犀角）加小蓟清热凉血，肾精得补、血热得清，诸症自愈。

验案 9　气阴两虚出血（血小板减少）

商某，男，44 岁，干部，初诊日期：1976 年 8 月 7 日。

患者患血小板减少已 5 年，以往血小板在 70×10^9/L 上下，经常有紫斑，近日因地震劳累，身出紫癜增多，身无力，不欲动，夜不能寐，怕热，皮肤碰破后 2~3 小时仍出血不止，舌苔稍白，脉沉细弦缓。检查血小板 31×10^9/L，出血时间 10 分钟以上。

[中医诊断]血证；辨证：气阴两虚，血不归经，复因劳伤气血而加重；治法：益气养血，清热凉血止血。

[方药]生地 40g、丹皮 15g、沙参 15g、石斛 25g、知母 20g、茅根 50g、藕节 50g、侧柏叶 25g、党参 20g、当归炭 15g、仙鹤草 25g。上药加减服 21 剂诸症消失，血小板上升至 150×10^9/L，随访 4 年未有出血现象。

[分析]本案患者紫癜多年，伴乏力懒动、舌淡、脉沉细，及不寐、畏热，此为阴虚内热，兼有气血不足、气不摄血，故以大剂量生地，配合丹皮、沙参、石斛、知母、茅根，清热养阴、凉血止血，党参健脾补气，气旺自能生血摄血；藕节、当归炭、仙鹤草等加强止血之功，故药后出血很快即止。

验案10　脾不统血出血（血小板减少）

刘某，女，28岁。1964年4月2日来诊，于1963年12月发现下肢有紫斑，继之鼻衄，齿龈出血，上肢及胸部亦见紫斑，经某医院诊为"血小板减少性紫癜"，经输血1200ml无效转来我院。紫斑仍不断出现，齿龈出血，身疲无力，晨起较著，周身酸痛，有时剧痛，不耐小劳，心悸气短，口鼻干痛，食欲尚可，睡眠可，小便正常，大便溏。

[检查]形体瘦弱，面色淡黄，舌质淡，苔薄白，脉沉细。血小板 62×10^9/L，出血时间5分钟，血块部分收缩。束臂试验（＋）。

[中医诊断]血证；辨证：心脾两虚，气不摄血；治法：补气养血，健脾统血。

[方药]人参15g、远志15g、黄芪15g、当归20g、炙甘草10g、白术15g、炒枣仁15g、桂圆肉25g、生姜3片、大枣5枚、续断15g、杜仲15g、知母10g、玉竹15g。

上方加减服2个月，诸症好转。血小板上升为 135×10^9/L，2月后又因劳累过度症情反复，血小板下降到 43×10^9/L，再以当归15g、白芍25g、山药25g、枸杞子25g、焦三仙各15g、石斛25g。共服15剂血止症除。血小板上升至 178×10^9/L，追踪观察半年，坚持整日工作而血小板仍维持在 151×10^9~165×10^9/L之间，症状消失。耐受体力劳动，一般情况良好。

[分析]本案患者全身多处出血，并伴心悸、气短、乏力、便溏、体瘦、面黄及舌淡脉细等，一派气血不足、气不摄血之征，故重用人参，并用黄芪、当归、白术、桂圆肉等健脾益气生血以治本；虑其齿衄，此为肾虚，虚火上浮，故又稍加川断、杜仲补肾；玉竹、知母养阴润燥，治疗口鼻干痛，尤其玉竹补气生津，补而不燥，其甘淡之性，又于脾虚者宜之。复诊中又加入山药、枸杞、石斛等补肾填精之品，因精血互化，补肾亦可生血，故以此善后，巩固治疗，血小板逐渐恢复而病愈。

验案11　瘀血阻络出血（血小板减少）

杜某，男，41岁，初诊日期：1972年2月26日。

患者自1970年发现鼻衄、齿衄，皮肤出血，至今未愈。

［刻下］目、齿、鼻经常出血，皮肤常出紫斑，不发热，饮食二便睡眠均可。

［检查］右眼白睛有出血斑，目下眼睑青黯，毛发不泽，口腔颊黏膜有两处血斑，牙龈渗血，舌质淡紫有瘀点，前胸、四肢多处有血斑，色紫暗，脉涩。血小板 20×10^9/L。出凝血时间正常，血块收缩不良，束臂试验阳性。骨穿示：原发性血小板减少性紫癜。

［中医诊断］血证；辨证：瘀血阻络，化热伤阴，以致肌衄、齿衄；治法：化瘀止血，清热凉血。

［方药］鸡血藤 15g、茜草 15g、当归 15g、三七粉 6g、丹皮 15g、焦栀子 15g、旱莲草 20g、仙鹤草 20g、茅根 30g。

上方服 7 剂后出血减轻，去仙鹤草、茅根，加丹参、赤芍各 15g，又服 42 剂，症状消失。出血得止，血小板已上升至 160×10^9/L，血块收缩正常，束臂试验（−），因出血止，患者不愿骨穿未能检查，随访 2 年未复发。

［分析］本案患者出现鼻衄、齿衄、肌衄及目衄等多处出血，结合血斑紫暗、眼睑青黯及脉涩，诊断为血分有热、瘀血阻络，血不归经而出血。故以当归、茜草、鸡血藤、三七粉活血通脉，丹皮、焦栀子、旱莲草、茅根清血分之热，加仙鹤草凉血止血，兼能补益正气，故药后出血止，化验均正常，疾病告愈。

验案 12　脾虚肾亏、血络受阻出血（血小板减少）

张某某，女，57 岁，初诊日期：2012 年 12 月 19 日。

患者原发性血小板减少症 7 年。一直口服肾上腺皮质激素、环孢素及氨肽素治疗，间断输注血小板，效果不佳。2012 年 12 月 9 日查血小板 4×10^9/L。至 12 月 13 日复查血小板 5×10^9/L。

［刻下］无新发出血点，双下肢有散在陈旧出血点，偶有牙龈出血，乏力，双下肢无力，两胁不适，饮食睡眠可，大便稀，每日 1~3 次。舌质暗苔薄，舌边尖红，脉沉细无力。口服环孢素 250mg/d，醋酸泼尼松 40mg/d，氨肽素 5 片，日 3 次。血小板计数波动，12 月 18 日 26×10^9/L。

［中医诊断］血证；辨证：脾肾亏虚，血无以生；治则：健脾益肾，补气生血。

［方药］炙黄芪 50g，炒白术 20g，红参 10g，仙灵脾 20g，肉苁蓉 10g，补骨脂 15g，仙鹤草 20g，穿山龙 20g，阿胶 15g，鸡血藤 20g，巴戟天 10g，每日 1 剂，水煎，早晚分服。

其后定期至门诊复诊，余均随症在前方基础上进行加减，同时激素逐渐减量，至 2013 年 2 月 6 日（服汤药 1 月余），复查血小板 47×10^9/L，同时查血小板抗体（PA-IgM）为 15.3%（正常值 < 3.0%），无新发出血。自觉身体沉重，时有前额痛，饮食睡眠可，仍大便稀，一天 2~3 次。舌边尖红、苔白腻，脉沉细、力弱。在前方基础上加养血活血行气之药柴胡 10g、当归 10g、丹参 25g、郁金 10g。

此后血小板逐渐稳定上升，可达 70×10^9/L，血小板抗体较前有所下降，降至 10%（正常值 < 3.0%）。

2013 年 3 月 20 日复查血小板下降为 47×10^9/L，测血压升高为 160/90mmHg，体力欠佳，腹胀，排气少，偶有腹泻，纳眠可。舌红、苔薄黄，脉沉细、力弱，继以前方加大健脾升阳之品药量，即加入炒白术 40g、补骨脂 15g、葛根 20g。

［方药］炙黄芪 50g，炒白术 40g，红参 12g，仙灵脾 30g，旱莲草 20g，郁金 10g，仙鹤草 30g，穿山龙 30g，阿胶 20g，鸡血藤 30g，巴戟天 10g，女贞子 20g，姜厚朴 15g，枸杞子 40g，柴胡 10g，当归 10g，丹参 30g，补骨脂 15g，葛根 20g。

患者服用上方后血小板复显著上升，继续逐渐减停肾上腺皮质激素及环孢素，未见新发出血点，无其他明显不适，2013 年 12 月 11 日复查血小板 190×10^9/L，病情稳定。

［分析］该患者血小板减少 7 年，病程长，就诊时同时口服激素、环孢素及氨肽素治疗，效果不佳，血小板计数波动在（4~26）$\times 10^9$/L，有皮肤及黏膜出血现象，还需不定期输注血小板悬液，病情复杂。余认为肾虚是导致该病的主要病因和病机，益肾阴可以稳定病情，补肾阳可以生血，故在治疗上强调以补肾（滋补肾阴、温壮肾阳）生血为主，同时逐渐减停激素及免疫抑制剂。针对本病久治不效，又有出血倾向，治疗重在填补肾阴，酌情辨证配合益气摄血、凉血止血之品，此不仅可控制出血，辅以少量温阳并可使血小板计数升高；在停减激素的过程中，适量加入温肾阳之品，可防止血小板计

数随激素减量而下降。

该患者曾有血小板不稳定，查抗血小板抗体阳性，余治疗此类血小板抗体阳性患者，常加入疏肝理气活血之柴胡、当归、丹参、郁金，使血得养、得活，体内秽浊异物得以改善，配合补骨脂补肾阳，葛根提升阳明经清气，使脾气健旺，得以行统血之功，从而延长血小板寿命，使血小板计数上升。一例难治之顽疾得以治愈。一年后追踪患者，体健，血小板正常。

验案13　阴虚火旺、血热伤络（特发性血小板减少撤减激素时治疗）

何某，男，3岁。初诊日期：2007年11月14日。

[现病史] 2007年7月30日患儿因外感发热38℃，到北京儿研所就诊。查血小板$54×10^9/L$，后在儿研所住院检查。骨穿：巨核血小板破坏减少增生活跃。

[西医诊断] "特发性血小板减少性紫癜"。治疗予每日服泼尼松10mg、每日2次甘露聚糖肽10ml、每天3次氨肽素0.6g、每天3次维生素C 0.1g。11月12日复查血小板$124×10^9/L$，减泼尼松至每日5mg。

[刻下] 见躯干部散在出血点，二便正常，食欲不振，舌质绛，脉弦细。

[辨证] 阴虚火旺，血热伤络；治法：凉血益肾为主。

[方药] 水牛角（另煎）15g、丹皮10g、白芍10g、女贞子10g、旱莲草15g、鸡血藤15g、焦山楂15g、炒内金15g、太子参10g。

2007年11月28日复诊，激素减量至每日3.75mg、5mg，隔日交替服用，11月23日复查血小板$191×10^9/L$，前胸、颈部零星出血点，曾有数日未见出血点，食欲稍改善，舌红苔白，脉细。上方加陈皮10g，砂仁2g。

2007年12月5日复诊，激素减至每日2.5mg、3.75mg，隔日交替服用。11月30日复查血小板$115×10^9/L$，较前有下降，出血点偶在胫前部出现2~3个，食欲较前好转。二便正常。舌红苔薄白。上方加熟地10g、山萸肉6g、肉桂1g、水牛角加至20g。

此后激素继续减量，2008年1月23日停用，继服汤药4月，多次复查血小板（120~193）$×10^9/L$，未见新发出血点，食欲好，二便正常。

[分析] 患儿就诊前已应用激素治疗，就诊时处于激素减量阶段，出血

现象已控制，血小板计数仍处于较低水平。随着激素的减量，血小板计数有下降趋势，此阶段治疗中应注意滋补肝肾，并佐以温阳。故加熟地、山萸肉，并加入少量肉桂，这样既可改善临床症状，又可防止温热药物伤阴生热，导致出血。

验案 14　脾肾不足、阴虚肝旺、血蕴虚热（血小板减少、性染色体异常）

杜某某，男，9岁，初诊日期：2013年10月11日。

患者于2013年2月26日发热，热退后第二日皮肤出现瘀斑，查血小板 $46 \times 10^9/L$，于首都儿科研究所诊断为"特发性血小板减少性紫癜"，多次查血常规显示血小板减少，最低 $27 \times 10^9/L$。

［其他辅助检查］2013年4月15日查染色体核型分析报告为47，XXY。骨穿结果显示：增生尚可，G=54%，E=0.5%，G/E=108：1；粒系增生，杆状以上粒细胞少见；分叶粒细胞比例增多，部分粒细胞可见空泡；红系少见；淋巴细胞比例增加，单核细胞无明显增减；全片共见巨核细胞1个，可见成堆血小板。CD_3 58% ↓，CD_4 27% ↓，CD_8 18% ↓，CD_4/CD_8 1.58 ↑，CD_{19} 24% ↑，$CD_{16/56}$ 6.0 ↓，总淋巴细胞90.00% ↓。患者未接受西药治疗，坚持口服中药，血小板波动在（50~60）$\times 10^9/L$。

患者就诊时出血点散发在后背及肩膀处，无鼻腔出血，无呕血及黑便，无牙龈出血。易疲乏，休息后可恢复。睾丸小，性情急躁易怒，夜寐不安，多梦，纳呆，大便2~3日一行，小便黄，舌尖红，苔白微腻，脉沉。

［辨证］脾肾不足，阴虚肝旺、血虚有热；治法：益肾养血清虚热。

［方药］归芍地黄丸加减：生地15g、熟地15g、山茱萸10g、山药30g、当归6g、白芍10g、水牛角20g、丹皮10g、莲子芯10g、鸡血藤20g、炙甘草6g、鸡内金10g、焦山楂15g。

患者服上方至10月25日查血常规：白细胞 $7.28 \times 10^9/L$，红细胞 $5.54 \times 10^{12}/L$，血红蛋白140g/L，血小板 $87 \times 10^9/L$，仍诉夜寐不安，多梦、梦话，纳可，易饥饿，大便2~3天一次，晨起疲乏，舌红苔白，脉沉细力弱。继以上方加减，继续给予滋肾阴凉血治疗。此后患者定期就诊，均以上方加减，患者血小板稳步上升，至2014年3月20日查血小板 $142 \times 10^9/L$，夜寐噫语稍减轻，近 2 日多梦易醒，醒后可再入睡，仍乏力，二便可，纳可，舌淡红苔薄白，脉沉细。患者原有染色体基因异常，现服中药血小板上升并正常已两月余，无新发出血点，继以前方加减。生地 20g、熟地 20g、山茱萸 10g、当归 6g、白芍 10g、水牛角 30g、丹皮 10g、鸡血藤 25g、炙甘草 10g、鸡内金 10g、焦山楂 15g、火麻仁 15g、赤芍 20g、穿山龙 10g、桑枝 15g、太子参 15g，患者现在病情稳定，血小板正常已半年余，可正常上学。

[分析] 患者特发性血小板减少性紫癜诊断明确，患儿检查有性染色体异常，目前尚无明确报道证明染色体异常与血小板减少性紫癜有关，但已有学者回顾性调查了骨髓增生异常综合征患者与特发性血小板减少性紫癜患者存在的染色体异常现象，可用于区分两者，明确诊断。对于染色体异常，中医认为多与先天不足、肾精亏虚有关。肾为先天之本，《灵枢·经脉》云："人始生，先成精，精成而后脑髓生，骨为干，脉为营，筋为刚，肉为墙，皮肤坚而毛发长"。由上述可知，"先天"是指禀受于父母的"两神相搏"之精，以及由先天之精化生的先天之气，是由遗传而来，为人体生命的本原。其在个体生命过程中，先身而生，是后天脏腑形成及人体生长发育的动力。血液的生成源于先天之肾的精气所化生，肾精不足，脾气虚弱，生化乏源，统血无权，则可见精血不生，血不归经，血溢脉外等，表现为皮肤瘀点瘀斑形成，治疗时应以补脾肾为主，患者同时有大便干、小便黄、多食易饥、夜寐不安、舌红等热证表现，其热为虚热，由血虚导致，治疗时则应以滋肾阴清虚热，余选用归芍地黄丸加减滋补肾阴，并加入丹皮、水牛角、鸡血藤、赤芍、穿山龙等清热凉血活血，鸡内金、焦山楂健胃消食，火麻仁润肠通便，太子参益气活血。本患者治疗以补清活为主，补益脾肾加清虚热活血，选方得当，配伍精良，故治疗效果非常明显。尤其其表现为染色体异常，中医虽无此描述，但参照中医理论，变化出新，古为今用，按照《黄帝内经》中的理论以肾虚进行论治，取得了良好的疗效，但我们需注意，虽然可按补肾之法治疗染色体异常疾病，但仅可改善其症状，尚不可从根本上改变患者的染色体。

验案15　肝郁血瘀积症（血小板增多症）

患者宋某某，男性，37 岁，初诊日期 2006 年 9 月 6 日。于 2006 年 4 月份体检时发现血小板增高，血小板 $628×10^9$/L，5 月 23 日在世纪坛医院查骨髓涂片结果提示血小板增多症。5月26日始服羟基脲0.5g,每日2次,量最多时1.5g/d,服药一个半月后查血小板190×10⁹/L,7月22日查血小板218×10⁹/L,遂服羟基脲0.5g/d,逐渐加量。于8月17日查血小板620×10⁹/L,改服羟基脲1.5g/d,8月23日停服。4月16日查B超示脾肋间厚44mm,脾肋下30mm。

[刻下] 劳累后疲乏,纳可,二便调,舌暗红,边有齿痕,苔黄腻,脉弦。

[辨证] 肝火内郁,瘀血内阻,治法:清肝活血。

[方药] 胆草10g、炒栀子25g、黄芩15g、柴胡10g、生地20g、车前子15g、当归10g、桃仁10g、红花10g、牛膝10g、水蛭8g、泽泻15g、三棱10g、莪术10g、黄柏15g、白芍15g为主加减,五诊时(服药一个半月后,10月11日来诊)已停服羟基脲40余天,服中药后每周查血小板,稳定在380×10⁹/L以内,未出现停服羟基脲后的反跳现象。仍以上方为主加减。10月25日来诊时,查血小板升至400×10⁹/L以上,并逐渐升高至500×10⁹/L~600×10⁹/L,最高时为619×10⁹/L,患者无特殊不适,查舌紫暗,舌边有瘀斑,舌下瘀络明显,苔黄腻,脉弦细。

2007年1月中旬始,辨其因血瘀内阻,肝火内郁,方改以抵挡汤为主,加减:水蛭粉10g分冲、土虫25g、生军15g、桃仁20g、黄芪15g、牛膝20g、桂枝3g、夏枯草25g、红花15g、栀子6g,血小板计数逐渐下降,至3月28日查血小板计数为328×10⁹/L,继续以上方加减。

4月11日血小板增至541×10⁹/L守方继服,两周后复查血小板计数为400×10⁹/L,继续服用上方,其后服药至8月中旬,血小板计数保持在279×10⁹/L~355×10⁹/L,继之间断服药,偶因感冒血小板计数升至400×10⁹/L以上,至2008年初查血小板计数为380×10⁹/L,每周服药3剂左右,患者无明显不适,舌暗红,瘀斑已消,黄腻苔已除。随访患者,已停服中药,病情稳定,未再出现反复。

[分析] 此例患者,初以清肝为主,佐以化瘀,病情得以控制,停服羟基脲亦未出现病情反复。虽有效验,但其后病情不稳定,余判断其久病不愈,有血入络之患,且患者有癥积之表现,舌脉亦见瘀血之象,瘀血之征既明,"非至峻之剂,不足以抵其巢穴。"故用抵当汤。蛭虫之善饮血者,而利于水;虻虫之善吮血者、而猛于陆;取水陆之善以攻之,同气相求,更佐桃仁之苦

甘，推陈致新，大黄之苦寒，荡涤邪热，少佐黄芪益气，小量桂枝以苦寒药中助其血行。守方治疗，瘀血之象得除，终至病情稳定。

验案16　虚火上炎，阳明实热鼻衄（血小板无力症）

臧某，女，10岁，初诊日期：1995年9月19日。患儿自2岁反复发作鼻衄，严重时因出血多，血红蛋白降至50g/L。多次全麻下行鼻黏膜血管封闭，但效果仍不佳。在某医院诊断为"血小板无力症"，目前鼻镜检查示鼻黏膜干，黏膜血管凸出外露明显。血块收缩不良，血小板计数正常。有乙肝病史。来诊时约每二三天鼻衄1次，每次血色鲜红，量较多，多需去医院填塞止血方止。诊查时患儿心烦急躁、鼻出热气，手足心热，大便干结，两日一行。左侧鼻腔充填棉球。舌质微暗而红，苔薄白，脉弦细。

［中医诊断］鼻衄；辨证：阴虚，虚火上炎，兼有阳明经实热；治法：育阴泻热，兼清阳明经实热。

［方药］苍玉潜龙汤加减：白芍16g、生地20g、丹皮10g、龟甲（先煎）15g、龙齿（先煎）25g、沙参15g、生石膏（先煎）30g、知母10g、茅根30g、藕节20g、羚羊角粉（分冲）0.5g、牛膝10g、大黄3g。

患儿服上药7剂，一周内鼻衄只发2次，血量明显减少，可自止，同时鼻出热气及手足心热亦减轻，大便仍偏干，仍以上方改龟甲18g，继服14天。2周只鼻衄1次，血量很少，鼻出热气及手足心热缓解，大便仍干。上方改大黄6g，并加玄参26g继服，此后大便通畅，鼻衄未作。

［分析］血小板无力症属常染色体隐性遗传，患者幼年即有皮肤黏膜出血，西医无特殊治疗。余认为，患儿幼年无其他原因出血与先天蕴育中精血有热相关，与肾关系最为密切。因肾精主其生长、发育、强壮，肾虚则在其生长过程中会出现多种疾病。肾之阴精不足，虚热内生，迫血妄行可致血证。故余治以滋补肾阴、凉血止血为主，滋肾凉血均有利于止血。鼻衄一症多为热甚迫血溢出清道，其发病机制与肺、胃、肝有关。肺开窍于鼻，肺热脉络受伤，血溢肺窍，可致鼻衄；阳明脉上交于鼻，阳明热盛，胃热熏蒸，伤及阳络，亦可致衄。本验案患儿年幼，系血小板无力症，属常染色体隐性遗传病，出血与先天蕴育中精血有热相关，相火肆虐，阳明热盛，迫血妄行，故治以滋阴潜降、凉血止血为主，滋肾凉血有利于止血，治用苍玉潜龙汤，出

血很快得以控制。

验案 17　毒邪犯髓、毒热伤及肠道（慢性中性粒细胞性白血病，并结肠糜烂）

胡某，女，43岁，初诊日期：1992年6月1日。主诉：腹痛腹泻5个月。

患者1991年5月份出现腹痛，6月份在某医院检查示"巨脾、脾脓肿"，手术切除巨脾，病理诊断："慢性白血病、肝内小胆管炎、肝细胞变性铁沉积"，骨穿"慢性中性粒细胞白血病"，肠镜检查"结肠糜烂结节"。诊断"慢性中性粒细胞性白血病，并结肠糜烂结节"，用白消安、羟基脲治疗，病情稳定。本次发生腹痛腹泻2月余，于1992年3月23日收入我院血液内科，经抗炎、抗结核治疗无效，6月1日请余会诊。

［刻下］腹痛腹泻日10次左右，近2日每日腹泻1~2次，便中带有脓血，里急后重，不思饮食，身疲乏力，腹胀，午后低热，体温37.1~37.6℃，口苦，有时眩晕，舌质暗，苔薄白，脉沉弦滑细。查左侧腹部压痛阳性，肝大肋下6cm，便常规示红、白细胞满视野，潜血（＋）。

［中医诊断］癥积、腹痛、下痢；辨证：毒邪犯髓、毒瘀互结、气滞血瘀、湿热下痢；治法：解毒清利湿热、缓急和血理气。

［方药］白花蛇舌草25g、半枝莲25g、白头翁15g、黄柏炭15g、地榆15g、白芍50g、甘草10g、木香15g、延胡索15g、当归10g、三棱6g、柴胡12g、川楝子15g，每日1剂，早晚分服。另以锡类散2g加温盐水120ml保留灌肠日1次。

6月8日二诊：经治疗7天后，上症明显好转，大便每日1次，便中脓血明显减少，腹痛消失，里急后重已解，腹胀减轻，食纳增加，仍口苦，体温38℃。舌质暗，苔白而干，脉弦滑细。上方加入益气清虚热之品。

［方药］①白芍50g、甘草10g、木香15g、延胡索15g、炒当归10g、青蒿30g、地骨皮20g、柴胡20g、三棱6g、白头翁15g、地榆15g、白花蛇舌草30g、石斛20g、黄柏炭15g、黄芪25g，7剂，②锡类散2g、三七粉2g加入温盐水160ml保留灌肠每日1次。③六神丸20粒日2次。

6月5日三诊：大便每日1~2次，便中已无脓血，腹胀腹痛消失，大便潜血（－）、镜检无红白细胞，口苦好转，体温37.3~37.5℃，末梢血白细胞

6.2×10^9/L（较前下降），双下肢出现皮下结节共 5 个，直径约 1~1.5cm。停灌肠，口服汤药减地榆、延胡索，改黄芪 40g、加牡蛎 30g、穿山甲 3g、猫爪草 20g。六神丸 15 粒每日 2 次。巩固治疗。

［分析］该患者本系慢性中性粒细胞性白血病，病中出现腹痛、腹泻、下痢脓血，示白血病之热毒侵及肠道而致腹痛痢疾，病情危重，余用芍药甘草汤缓急止痛，用白头翁汤加减以清除肠道间之湿热毒邪，用木香、柴胡、当归、延胡索、川楝子、三棱、地榆理气止痛，和血止血，治其肠中糜烂，白花蛇舌草、半枝莲等解毒抗癌治其原发病，配合锡类散灌肠清肠之热，直接作用于患处，以解毒生肌止痛，标本同治，整体与局部疗法相结合，故 7 剂药而泻止痛消。因久泻伤精耗气，白血病髓内热毒熏蒸，体温升高，故在上方基础上加用益气育阴（黄芪、石斛）、清虚热（青蒿）之品，并佐牡蛎、穿山甲、猫爪草软坚散结消肿，复以六神丸治其白血病，致使新病得愈，痼疾亦得以控制。

验案 18　湿热毒邪内蕴黄疸（慢性粒细胞性白血病并发症——发热、黄疸）

王某，男，51 岁，初诊日期：1993 年 1 月 13 日。

间断发热、黄疸 4 个月，皮疹 5 天。患者系慢性粒细胞白血病急变病人，住血液科化疗，用 DA 方案治疗 1 周后出现双侧巩膜及周身皮肤黄染，间断发热，现已 4 个月，1 月 7 日静点"茵栀黄注射液"后，次日出现周身皮疹，瘙痒，口不渴，恶心，偶尔呕吐，不思饮食，身痛，小便深黄色，大便色白。查体：双侧巩膜及皮肤黄染，粟粒样红色丘疹，腹部膨隆，肝大肋下 6cm，脾大肋下 5cm，剑突下 11cm，舌淡红，苔薄黄而腻，脉滑数。

［中医诊断］内伤发热、黄疸、癥积；辨证：血瘀、湿热毒邪内蕴；治法：清热利湿，解毒退黄。

［方药］茵陈 30g、栀子 15g、大黄 6g、赤芍 15g、丹皮 15g、竹叶 15g、黄连 10g、水牛角 20g、薄荷 10g、银柴胡 15g、丹参 30g、金银花 30g、连翘 20g、荆芥 10g。每日 2 剂，分 4 次服，每 6 小时 1 次。另：安宫牛黄丸 1 丸，日 2 次。

1 月 15 日二诊：患者服上药后体温渐退，服药当日体温 39℃，今日体温正常，身痛解，精神好转，自觉胸中舒畅，已无呕恶，可进少量饮食，大便日2次，颜色转黄，周身黄染及皮疹亦渐消退，四肢及躯干部位可见大片紫色血斑，舌光嫩，苔根部薄黄腻，脉弦滑。继以上方去荆芥，改薄荷6g、大黄4g，每日2剂，仍每6小时服药1次。仍服安宫牛黄丸。

1月22日三诊：现体温已正常5天，今日36.6℃，周身皮疹与血斑已消退，无新起。黄疸显著消退，总胆红素由30.7μmol/L降至18.9μmol/L，谷丙转氨酶由80mg/dl降至75mg/dl，谷草转氨酶由58mg/dl降至35mg/dl。尚感胃脘部灼热烧痛。大便转黄色，小便清亮，肝脾大同前。舌红少津无苔，脉弦滑稍数。继以前方加入解毒之品治之，茵陈30g、栀子15g、大黄4g、赤芍15g、丹皮15g、丹参15g、黄连10g、银柴胡20g、连翘20g、板蓝根30g、龙葵40g、蛇莓30g、半枝莲30g。每日1剂。

［分析］慢性粒细胞性白血病急变常见原因不明的高热，抗感染治疗无效，并见出血加重，周身肌肉关节疼痛，脾脏迅速增大等。该患者急变高热，化疗中复出现肝毒性反应，出现黄疸，谷丙转氨酶、谷草转氨酶升高，静点"茵栀黄注射液"又出现皮肤过敏反应。针对如此严重复杂之病情，余抓住其高热、皮疹、黄疸、血斑之主症，急则治其标，以清热利湿退其黄，解毒凉血退其热，疏风散积消其疹，故方选茵陈蒿汤清热利湿退黄，金银花、连翘、黄连解毒清热，水牛角、丹皮凉血活血，丹参、赤芍活血化瘀消癥，荆芥、薄荷疏风消疹，每日2剂，加大药力，另又用安宫牛黄丸加强清热解毒之功。诸药合用而使体温迅速恢复正常，黄疸、皮疹、血斑渐退，呕恶止，能进食，二便调，转危为安。此后方中加入抗癌解毒之品以治原发疾病。

验案19　脾肾两虚、髓毒内蕴型血劳（骨髓增生异常综合征）

验案19-1　米某，男性，62岁。1995年11月1日初诊。1995年7月发现四肢散在大片紫斑，在某医院骨穿确诊为"MDS-RAEB-T"（骨髓中原始加早幼粒细胞26%）。服维A酸治疗3个月，症状无明显缓解，反出现齿衄及肾功能异常，体虚难以下床独立行走，自停西药，来我处医治，投以益气养血、填补肾阴、解毒凉血之方药。

［方药］黄芪40g、太子参30g、当归10g、白芍15g、玄参30g、生地20g、熟地20g、女贞子25g、黄连20g、黄柏20g、仙鹤草20g、白花蛇舌草40g、龙

葵 30g、紫草 15g、茅根 30g。每日 1 剂，送服六神丸 30 粒 / 次，每日 3 次。

药后精神好转，体力渐增，至 1996 年 1 月齿衄止，皮下紫斑全部吸收，可去天安门散步游玩。带上方回原籍坚持治疗。1996 年 6 月来京复查，骨穿诊断同前，髓象中原始加早幼粒细胞 7.5%。仍以上方加减调治，每年来京调方 1 次，但拒绝骨穿。1999 年 10 月 9 日，血常规三系计数正常，细胞分类中见中幼粒 3%，晚幼粒 1%。当时已带病正常生活 4 年，其后间断服药巩固疗效，随访至 2001 年 6 月患者仍生存，并惠赠相片留念，其后间断服药巩固治疗。

验案 19-2 王某某，男，61 岁，初诊日期：2004 年 11 月 12 日。

患者自 2003 年 10 月因发热在当地医院检查，发现白细胞减少，2004 年 5 月经中国人民解放军总医院（301 医院）骨穿确诊为 MDS-RAEB，骨髓中原始粒细胞加早幼粒细胞 15.4%。因拒绝化疗，一直在中医研究院西苑医院血液科就诊，服中药治疗，效果不佳，于 2004 年 11 月 12 日至余门诊就诊。就诊时面色萎黄，身疲无力，纳呆，畏寒畏热，动则多汗，腰脊疼痛，睡眠及小便可，大便干。舌体小，舌质淡红，苔薄白，脉沉滑细。

［中医诊断］血劳；辨证：脾肾两虚，气血不足，兼有髓毒内蕴；治法：健脾补肾，益气养血，解毒。

［方药］黄芪 50g、山萸肉 15g、熟地黄 25g、山药 30g、当归 10g、肉桂 6g、丹皮 10g、补骨脂 10g、枸杞子 20g、菟丝子 20g、炙山甲 6g、鸡内金 15g、焦山楂 20g、鸡血藤 20g、陈皮 10g。每日 1 剂，送服小金丹早晚各 1 支（1.2g/ 支）。

患者每 2 周在余门诊就诊一次，依病情变化用上方酌情加减，一直坚持治疗 6 年余，临床症状与骨髓象均好转。病情平稳生活可自理，并随家人可到外地疗养；2006 年 2 月在解放军总医院复查其骨髓象已逆转为 MDS-RA。2011 年春家属告知患者因突发心脏病而病故。

［分析］本案两例患者为 MDS-RAEB，多为白血病前期，西医除骨髓移植外无有效治疗方案，针对此类疾病，余常以补肾健脾为主进行治疗，同时配合清热解毒养血之法，并将望骨髓纳入中医四诊范围内，扩充望诊内涵，使血液病的辨证更加全面，整体与微观结合，标本、正邪兼顾，"伏其所主"，又"先其所因"抓住髓虚之本，又不忘祛除伏毒之因。

该患临床表现以脾肾两虚、气血亏虚为主，未见有发热、出血等热毒之象，结合骨髓中见有病态细胞，余认为此为正虚阴毒伏髓，方药中健脾益气养血、补肾填精补髓，未用清热解毒之品，而是配合小金丹化瘀散结、通髓络而开壅滞，控制骨髓中异常细胞增殖；汤药与成药结合，扶正以助祛邪，使祛邪而不伤正，而攻毒有助于正复，正气恢复则更有助于攻邪，可谓攻补兼施而收功。

验案19-3　申某某，女性，56岁。初诊日期：2010年10月27日。主诉：反复牙龈出血一年。

患者因反复出现贫血、牙龈出血于2010年3月16日及10月19日先后在山西医科大学第二附属医院及协和医院做骨穿检查，均诊断为MDS—RAEB伴铁粒幼细胞贫血。10月19日于北京协和医院查血常规：血红蛋白82g/L，红细胞2.5×10^{12}/L，血小板65×10^9/L；肝功检查：直接胆红素37.4μmol/L，间接胆红素13.4μmol/L；药物治疗：环孢素胶囊50mg，每天3次；促肝细胞生长素肠溶胶囊50mg，每天2次；十一酸睾酮胶丸40mg，每天2次；雷利度胺，每日5粒；生血宁片3片，每天3次。既往史：2004年因子宫肌瘤行全子宫切除术。

［刻下］自停西药10天，面色萎黄，面部三角区汗毛粗重，牙龈少量出血，饮食可，耳鸣，睡眠不佳，易早醒，醒后不易入睡，二便调，舌质暗边有齿痕、瘀斑，脉沉细。

［中医诊断］血劳；中医辨证：脾肾两虚、气血不足，毒邪内蕴；治法：益肾养血解毒。

［方药］熟地30g、山萸肉10g、炒山药30g、炙黄芪60g、当归10g、淫羊藿15g、巴戟天10g、黄精15g、枸杞子30g、菟丝子40g、红参（另煎）10g。水煎服，每日1剂，早晚分服。小金丹早晚各1支，口服。

患者加减服用1年，期间数次复查血常规，三系均持续升高，血常规白细胞由2.67×10^9/L升至3.89×10^9/L，红细胞1.86×10^9/L升至3.08×10^9/L，血小板由40×10^9/L升至167×10^9/L，血红蛋白65g/L升至106g/L，骨髓象由粒系原、早、中幼粒细胞增多，比例分别为6.5%、4.5%、21%，变化为原粒占3%，早幼粒占1%，中幼粒占12.5%。患者坚持服药巩固治疗，现生活质量较高，可在家中从事一般体力活动，已带病生存4年。

[分析] 该案为骨髓增生异常综合征，以余之经验，本病发病因素多为毒邪，而此毒邪又有先天后天之分。先天毒邪者，即胎毒，是母体感染之毒通过胎血循环传给胎儿，潜伏未发，潜伏期长短与正气强弱有关，一旦正气虚弱，或复受外毒侵袭，则伏毒泛滥即发病。后天之毒为后天感染之邪毒，又分为3种：外邪侵袭之毒（六淫邪气侵袭，潜伏而发）；特殊致病物质侵袭（电离辐射、化学物质等）；药毒（所用之药含有毒性物质，过服、久服及不当服用，毒物蓄积，趁机体正虚而发病）。结合本案，患者就诊时牙龈出血、面色萎黄，并伴耳鸣、乏力、纳少，易早醒，醒后不易入睡等症状，脉沉细无力，显然脾肾不足、气虚不足明显，且舌暗瘀斑、汗毛重等，结合骨髓增生，为血瘀明显，且毒邪内蕴，亦可致血瘀不行。故本案邪毒内蕴为本，导致骨髓异常增生，故以小金丹（丸）为主治其髓内之毒。本方出自王洪绪《外科全生集》，主治"一应流注、痰核、瘰、乳岩、横、贴骨疽、善头等症。"此处取其解髓毒之功。故以熟地、山药、山萸肉、枸杞子、菟丝子、淫羊藿、旱莲草补益肾精，红参、黄芪补气，尤其红参力大，直补元气，而黄芪炙用则以补为主；黄精、麦冬补气养阴、健脾益肾，莲子心、远志、枣仁清心除烦、养心安神，治其失眠；当归、鸡血藤补血活血，复加入木香、砂仁、鸡内金、山楂等健脾消食开胃，使中州健运，自能化生饮食以生气血。药后可见三系均有不同程度升高，病情缓解。

总之，本案治疗中辨证与辨病相结合及标本缓急，尤其要辨其发病部位—骨髓伏毒之寒热而治之，方能取效。该患者随诊至今，骨髓象正常，可在家中从事一般体力活动，生活质量尚好。

验案20　脾肾亏虚、湿邪阻络型血劳（原发性白细胞减少）

施某，男，62岁。初诊日期：1992年9月17日。

患者反复出现感染已30年。本次因"左下肢慢性淋巴管炎"收住本院中医皮科住院治疗已3个月，经用活血化瘀、清湿热、益气药物治疗，病情好转，但查血常规发现白细胞减低，复查数次，波动在3.2×10^9/L～3.3×10^9/L，追问用药史在今年曾服去痛片、盐酸吗啉胍，自9月1日给鲨肝醇、利血生、肌苷等药物治疗，白细胞未上升，请中医内科会诊。

［刻下］左下肢轻度肿胀，活动多则加重，疼痛不甚，饮食及二便调。查左下肢肿，按之轻度凹陷，体大，舌质偏暗，有齿痕，脉沉细，双尺无力。

［中医诊断］血劳，脉痹；辨证：湿邪闭阻脉络；治法：益气补肾，化湿活血通络。

［方药］黄芪40g、党参25g、苍术15g、茯苓30g、生熟地各20g、女贞子20g、巴戟天20g、菟丝子20g、枸杞子15g、紫河车10g、肉桂6g、丹参15g、桑枝30g、丝瓜络10g。每日1剂，早晚分服。

9月24日二诊：服上药后一般情况良好，复查血白细胞4.2×10^9/L。效不更方，继投以上方7剂。药后左下肢水肿亦明显减轻，疼痛消失，复查白细胞4.8×10^9/L，带药出院。

［分析］本例患者白细胞减少症乃继发于左下肢慢性淋巴管炎之后。长期多年脉络闭阻，为气虚血瘀，脉络不通致左下肢浮肿，肤色不红，是非实性热症，乃为气虚气滞、湿邪闭阻。病久正虚，由脾及肾，肾阴不足，肾阳虚衰，生血无力，复至血劳（白细胞减少）。在治疗方面，二病病机一致，可两病同治。余重用黄芪、党参健脾益气以生血，用生熟地、女贞子、枸杞子滋养肝肾精血，巴戟天、肉桂、菟丝子、紫河车温壮肾阳，补肾生血，阴中求阳，尤其紫河车，为血肉有情之品，补肾生精力雄而不燥；方中又用丹参活血化瘀；桑枝、丝瓜络通经活络，与黄芪、党参配合，共奏益气活血通脉之功。一方两治，血得以生，脉得以通，使其病愈而出院。

验案 21　脾肾两虚，兼有血瘀（放化疗所致白细胞减少）

验案21-1　胡某，女，54岁，初诊日期：1990年2月9日。白细胞减少2月余。

患者卵巢癌术后，目前住院用CAP方案化疗6个疗程，因白细胞减少已停药2个多月，不能继续治疗，经用西药生血药物治疗未效，而请会诊。刻下：身疲无力，双手关节酸痛，足底麻木，饮食及二便正常。面色暗而少泽，唇暗，舌淡暗苔薄白，脉沉细。血常规：白细胞2.2×10^9/L，血红蛋白102g/L，血小板60×10^9/L。

［辨证］脾肾两虚，兼有血瘀。治法：健脾益肾，化瘀生血。

［方药］人参10g（另煎兑）、白术15g、黄芪20g、当归10g、白芍15g、

仙灵脾 20g、仙茅 20g、巴戟天 15g、菟丝子 30g、肉桂 6g、女贞子 20g、赤芍 30g。每日 1 剂，晚早分服。

2 月 15 日第二次会诊：服上药 3 剂，精神好转，体力增强，双手关节酸痛及足底麻木好转，继以上方减人参，加用西洋参 10g（另煎兑）。

又服上方 5 剂后复查血常规白细胞 4.4×10^9/L，血红蛋白 116g/L，红细胞 4.27×10^{12}/L，血小板 160×10^9/L。可以进行化疗治疗。

验案 21-2 赵某，男，62 岁，初诊日期：1989 年 12 月 7 日。

患者因患肺癌 10 个月，上腔静脉阻塞综合征住本院行放化疗。化疗后白细胞下降，经输血及升白细胞药物治疗后疗效不显著，目前血白细胞 2.4×10^9/L，请会诊。

［刻下］身疲无力，气短，食纳欠佳，夜寐不安，时有胸痛，咳嗽，大便间日一行，便溏，小便正常。舌质暗红，有瘀斑，苔薄白，脉沉弦细。

［辨证］肺积，血瘀，脾肾不足。治法：健脾益肾化瘀。

［方药］人参 15g（另煎兑）、白术 15g、当归 10g、首乌 20g、仙灵脾 15g、菟丝子 20g、枸杞子 15g、白芍 15g、丹参 30g、赤芍 20g、杏仁 15g、焦三仙各 10g。每日 1 剂，早晚分服。

患者服上药 7 剂后，复查 4.1×10^9/L，继服 14 剂诸症均解，此后多次复查白细胞均属正常范围。

［分析］肿瘤患者经放化疗治疗，尤其是化疗药物的毒副作用，常引起骨髓抑制，导致白细胞减少，用一般升白细胞药物治疗效果常不理想，影响肿瘤的继续治疗。从该病的主要临床表现如神疲乏力、气短懒言、纳少便溏、脉沉细等看，当属脾气不足。白细胞有抵御外邪的作用，相当于血中之卫阳，元阳之于表者，谓之卫阳，因此白细胞减少，当补元阳以滋化源。其原发病多为体内癥积（肿瘤），毒瘀互结，血瘀亦为其病要，可见面唇舌暗，诸部位疼痛等瘀血征象，因此治疗当健脾益气，补肾生血，佐以活血化瘀。健脾益气以生血，多选用人参或西洋参、党参、黄芪、当归、白芍，补肾生血多选用仙灵脾、仙茅、巴戟天、菟丝子、肉桂、首乌、枸杞子等，化瘀则多选用丹参、赤芍、山楂等。该两例患者均以此法施方用药而收速效。

验案 22　肝郁气滞、湿瘀互结癥积（骨髓纤维化）

高某某，男，59 岁，首诊：2012 年 9 月 5 日。

脾大 30 余年，近 3 月加重，伴有腹胀。

患者 30 年前查体发现脾大，未进一步检查及治疗，近 2 年来脾大逐渐明显，并伴有腹胀、腹部膨隆，在解放军 304 医院就诊，腹部 B 超提示肝脾肿大，骨髓穿刺检查确诊为骨髓纤维化，使用干扰素治疗一个月后，因不能耐受药物副作用而停药，其后未再治疗。2012 年 5 月，腹胀明显，脾脏增大明显，同年 8 月 28 日去北京大学人民医院血液科就诊，仍确诊为骨髓纤维化，未用药治疗。患者到门诊就医，要求中医治疗。

[刻下] 腹胀明显，餐后加重，食欲欠佳，四肢无力，睡眠不佳，多梦，自汗、盗汗，形体消瘦，大便两日一行，患者不可自行翻身，需家属协助，体重近 3 个月下降 5kg，查体脾大。舌质暗、苔心有裂纹，脉沉弦细。就诊时测量腹围 97cm，脾肋下 21cm，脾脏超过前正中线 8cm，质硬，压痛，边界清楚，心界不大，双下肢不肿。

[中医诊断] 癥积；辨证：肝郁气滞、血行不畅；治法：疏肝理气、活血消癥。

[方药] 丹栀逍遥散加减。当归 10g、白芍 15g、柴胡 15g、茯苓 30g、生白术 20g、薄荷 10g、丹皮 15g、炒栀子 10g、三棱 10g、莪术 10g、甘草 10g、炙黄芪 20g、远志 15g、青皮 10g、川楝子 15g、姜厚朴 10g。上药每日一剂，水煎，早晚分服。

2012 年 11 月 21 日二诊：服药后上症未有改善，舌质暗、苔心有裂纹，苔黄厚腻，脉沉弦滑。调方如下（在上方的基础上加强化湿、活血通络之力）。

[方药] 藿香 20g、佩兰 20g、白豆蔻 10g、苦杏仁 10g、乳香 6g、没药 6g、姜半夏 10g、通草 10g、竹茹 15g、当归 10g、白芍 20g、柴胡 10g、丹皮 15g、薄荷 10g、厚朴 20g、青皮 15g、川楝子 15g、茯苓 30g、三棱 10g、莪术 10g、炙黄芪 20g、炒栀子 10g、甘草 10g。

2012 年 11 月 28 日三诊：服药后腹胀减轻，可以自行翻身，大便稀，每日 2~3 次，纳眠可，咳嗽明显缓解，仍有少量白痰。舌质暗、苔黄厚腻，脉弦细。上方已效，继以上方改厚朴 25g、黄芪 30g。

2012 年 12 月 5 日四诊：腹痛腹胀明显减轻，脾区疼痛消失，乏力明显好转，但劳累后仍疲乏，纳可，夜间眠差，入睡困难，仅可睡 3~4 小时，辗转难眠，大便正常，已不咳嗽，仍盗汗，怕热，舌质暗红舌中间有裂纹，苔黄厚腻，脉沉弦略数。继以上方减薄荷、栀子继服。

2012 年 12 月 19 日五诊：腹胀、腹痛基本已愈，体力好转，一般活动未感乏力，仍入睡困难，但现在每夜可睡 4~5 小时，较前时间延长，二便正常。舌质暗苔薄白，脉弦略滑，仍有少量白色泡沫痰。测量脾肋下 18cm，脾脏超过前正中线 6cm。脾大小较前明显缩小，活动灵活，上方继服，巩固疗效。

[分析] 骨髓纤维化是一种由于骨髓造血组织中胶原增生，其纤维组织严重影响造血功能所引起的一种骨髓增生性疾病。本病多数起病缓慢，临床以肝脾肿大尤以脾大最为突出，病程 1~30 年不等，一般自然病程在 5~7 年。该病例重点介绍了骨髓纤维化巨脾的治疗经验。患者进行性脾大 30 余年，近期脾增大迅速，伴有腹胀，四肢无力，自汗、盗汗，消瘦，体重近 3 个月下降 5kg，食欲欠佳，食后腹胀，睡眠不佳，多梦，大便两日一行，患者不可自行翻身等。余以癥积辨治，因肝脾在腹部两侧，故而从肝经论治，疏肝理气、活血化瘀，使用丹栀逍遥散加减；脾大 30 年，病深痼疾，非重剂不能奏效，故在此基础上，更加大活血破瘀之力，如加入三棱、莪术、乳香、没药；另外，病情近期发展迅速，脾脏明显增大，结合患者舌苔黄厚而腻，脉沉弦滑，故判断此属湿热蕴结、与瘀血交织，两邪瘀滞，气滞不通，导致病情急剧恶化，故又加用清热化湿之品：藿香、佩兰、白豆蔻、通草、厚朴等，即三仁汤之意。久病致虚，驱邪也耗损正气，故重用黄芪在其中，起到正邪兼顾之用。该病虽为骨髓纤维化，涉及到造血系统，但由于未见有贫血等临床证候，仍从辨证入手，消癥活血行气扶正，此也体现辨证为先的中医思想。通过对该病治疗的总结，我们可以进一步领悟在疾病的不同阶段，驱邪与扶正辨证结合、辨病与辨证结合的具体运用。

验案 23　正虚邪减、瘀毒伤阴痰毒核（恶性淋巴瘤）

徐某，女，52 岁，初诊日期：1988 年 5 月 14 日。

患者 1987 年 5 月无明显诱因出现上腹部疼痛，6 月发现腹部包块，经腹部 B 超示腹腔内占位性病变。7 月 5 日在我院行剖腹探查，因肿物位于小肠系膜根部，无法切除，后经活检确诊为"恶性淋巴瘤"。

［西医诊断］非霍奇金淋巴瘤Ⅳ期B，经血液科用COAP化疗及腹部局部放疗，1987年12月份腹腔内肿块消失，巩固化疗2次。

自1988年初，因身体疲乏无力来中医科就诊。面色晦暗不泽，气短身疲无力，手足麻木，行走下肢疲软无力，口淡无味，不思饮食，大便干，小便正常。舌质淡苔白，脉沉细滑。

［中医诊断］虚劳；辨证：癥积日久，正气受损，复经放化疗，邪毒虽减，正气又伤，毒瘀未尽；治法：益气扶正，养阴解毒化瘀。

［方药］太子参20g，麦冬15g，五味子10g，当归15g，白芍20g，首乌30g，石斛15g，半枝莲30g，白花蛇舌草30g，龙葵20g，王不留行20g，赤芍10g。

服上方后一般情况得以改善，心慌、气短及手足麻木消失。1988年7月、12月分别在我科用扶正中药的支持下，顺利完成两次COAP化疗。此后一直坚持中药治疗。方药以健脾益气、补肾生血、解毒散结为原则。基本方药：黄芪40g，当归15g，白芍15g，党参20g，女贞子25g，旱莲草20g，香附10g，青皮15g，土贝母20g，猫爪草25g，生牡蛎（先煎）25g，山楂20g，枳壳10g，陈皮15g，白花蛇舌草20g，中药治疗后，病情稳定。

1989年5月应巩固化疗，但因白细胞波动在$3.0 \times 10^9/L$左右，而未行化疗。仍以中药调治健脾益气，补肾生血。

［方药］党参20g，当归20g，白芍10g，丹参15g，首乌30g，鸡血藤10g，女贞子15g，黄精15g，山楂15g，阿胶15g，旱莲草20g，生黄芪20g，炒枣仁15g，服药一个月，白细胞升至$4.4 \times 10^9/L$，血常规已上升，患者不愿意化疗，希望中药治疗。以上方配合小金丹3粒，日三次，解毒散结。

1991年7月5日复查，B超发现脾稍大，骨穿示"幼淋占4%"，诊断为非霍奇金淋巴瘤轻度浸润，仍以中药健脾补肾以扶正，解毒散结以祛邪。

［方药］党参20g，当归15g，白芍15g，首乌30g，鸡血藤15g，黄芩6g，生黄芪15g，菟丝子20g，熟地15g，紫河车15g，牛膝15g，苦参20g，半枝莲30g，白花蛇舌草60g，夏枯草20g。仍配合服用小金丹3粒/次，日三次。

治疗一月后复查骨髓象及腹部CT均正常。治疗至1992年4月份，一般情况良好，查体无阳性所见，故停汤药，改用六味地黄丸与犀黄丸、小金丹交替服用以巩固治疗。1993 年底停药。随访至 2000 年，每年复查，一切正常。

[分析] 非霍奇金淋巴瘤Ⅳ期 B，为疾病极重阶段。经放化疗治疗，病情得以缓解，但在巩固治疗阶段患者出现正虚体力难支之势，乏力纳差，且白细胞低而难以继续巩固化疗，余治以健脾益气生血之法，并辅以解毒，而使其症状改善，分析回升正常，亦未见疾病发展。改以单纯的中药治疗，脾肾双补以养血扶正，解毒散结以祛邪，替代了化疗，又增强了体质。1991 年 7 月查体发现本病有复燃之势，余仍坚持以上原则，并加大解毒散结之力，汤丸药配合而控制了病情。1992 年 4 月以后，用六味地黄丸、犀黄丸、小金丹交替服用以巩固治疗，经 1 年治疗后病情好转体力恢复而出院。至今已 13 年，追踪患者恢复健康，能做家务并出国旅行。

验案 24　痰湿流注、痰毒伤阴痰毒核（恶性淋巴瘤）

李某，男，71 岁。会诊日期：1992 年 3 月 31 日。

阅病历并查看病人，该患者系恶性淋巴瘤纵隔转移、肺门转移、右胸腔积液，并用 VAP 方案化疗 1 疗程，胸水得以控制，但出现血小板下降及多发口腔溃疡，影响进食的老年晚期肿瘤病人。

[刻下] 神清懒言，面色㿠白，舌尖及颊黏膜大片溃疡不能进食，勉强进少量流食，大便量少，1~2 日一行，曾用中西药物治疗未能好转，体温 37.8~39℃之间。舌光红无苔，唇淡暗，脉沉细滑稍数。

[中医诊断] 痰毒核（恶性淋巴瘤）；辨证：痰湿流注，结而为毒，痰毒伤正；治法：扶正养阴解毒。

[方药] 西洋参 12g（另煎兑）、石斛 15g、麦冬 15g、女贞子 20g、旱莲草 20g、白芍 20g、赤芍 20g、当归 10g、菟丝子 15g、枸杞子 15g、黄连 6g、黄芪 10g、升麻炭 2g。7 剂，水煎服。

服药后患者口腔溃疡显著好转，大片溃疡已消失，发热退，食欲增加，近日便秘，腹痛，继用上方中药。复查白细胞 $4.9 \times 10^9/L$，血小板 $126 \times 10^9/L$。

[分析] 该病人年高体弱，又是化疗后，骨髓受抑，血小板和白细胞明显下降（白细胞 $1.6 \times 10^9/L$，血小板 $14 \times 10^9/L$），抵抗力很弱。此为患者素体

阴虚，加之化疗更伤真阴，火郁内燔，炼液为痰，更灼心胃之阴，耗伤气血，致使溃疡满布，日久不愈，暗烁肾阴，故用补肾之枸杞子、菟丝子，再配以二至丸肝肾同治，重用西洋参取其味苦性寒归心、肺、肾经、补气养阴、清肺胃火、生津液。配以麦冬、石斛、黄连清热养阴解毒，少佐升清药黄芪、升麻炭载药上行，药后口腔溃疡消退，白细胞及血小板上升（白细胞 4.9×10^9/L，血小板 126×10^9/L），能正常进食。

本病例特点：高年患者，化疗后伤正，气阴两虚，导致溃疡日久不愈，在清热解毒之剂中加扶正之品，使祛邪而不伤正。

验案 25　毒热入髓，髓竭血虚血劳（急性淋巴细胞性白血病放化疗后骨髓抑制、肝损伤）

——治疗应益肾生血增白，养血解毒护肝，清肝利水降颅压。

韩某，女，10岁，初诊日期：1992年11月13日。

患儿因头晕、乏力、反复咳嗽不愈，1992年8月骨穿确诊为"急性淋巴细胞白血病（ALL-L1），T-ALL型"。1992年9月28日收入我院儿科，经用VCR、Pred、L-ASP、DNR诱导治疗28天，骨穿明显完全缓解。在用CTX、Ara-C、6-MP强化治疗过程中出现白细胞重度低下，11月11日血白细胞 1.1×10^9/L，经输血支持疗法，效果不好，请余会诊。

[刻下]神疲乏力，多汗，微咳无痰，体温正常，小便黄，饮食睡眠及大便正常。查面色白，满月脸，头发稀疏脱落，身无出血点，舌质淡红，苔根部薄白腻，脉细数。

[诊断]血劳；辨证：毒热入髓，髓竭血虚；治法：益肾填精升血，补气生血解毒，清肝利水降压。

[方药]当归10g、熟地15g、白芍15g、太子参20g、山萸肉15g、仙灵脾10g、阿胶10g（烊）、鹿角胶10g（烊）、生牡蛎20g。

服上药7剂，复查白细胞 1.9×10^9/L，于11月20日复上化疗。用Arc-C及6-MP，用药过程中感恶心，纳差，故以上方减牡蛎，改太子参25g，加竹茹10g、半夏10g、山楂15g以和胃降逆消导。11月27日血常规：白细胞 2.3×10^9/L，12月4日白细胞 4.3×10^9/L。继以上方加入首乌10g服用。

12月18日：因大剂量化疗致肝功能损害，谷丙转氨酶414IU/L。患者出现纳差，舌淡、苔薄白，脉弦细数。中药调以养血保肝解毒。

［方药］当归10g、白芍15g、首乌20g、柴胡10g、大青叶15g、板蓝根15g、贯众15g、土茯苓15g、鸡内金10g、山楂10g、白术10g。

服上药7剂后，复查谷丙转氨酶99IU/L，继续化疗。1993年1月8日谷丙转氨酶下降到74IU/L。

［分析］本例为急性淋巴细胞白血病化疗患儿，在治疗不同阶段，行中西医结合辨证辨病治疗，如升白细胞、改善肝功能、降低颅内压等，使整个治疗得以顺利完成。患者完全缓解出院。

1.在化疗过程中，由于西药的副作用引起骨髓抑制，出现白细胞减少。患者出现乏力、面色苍白、多汗等症，余治以益肾填精、补气生血之法，投以四物汤去川芎，加阿胶、鹿角胶、山萸肉、仙灵脾、太子参而使白细胞很快上升。

2.由于化疗导致肝功能损害而出现GPT明显升高，患者症状不多，此时以辨病为主，投以养血解毒护肝之品，如当归、白芍、首乌、大青叶、板蓝根、贯众、土茯苓，并配合健脾益气之白术、鸡内金、山楂以防木克脾土，顾护中焦，使肝功能恢复亦较迅速。

3.在头颅放疗期间，由于颅内压增高出现头晕、恶心之症，中医辨证为肝阳上亢，夹胃气上逆，故于方中加入菊花、泽泻、车前子以平肝清肝，兼以利水，并配合竹茹、半夏以清胃降逆，亦使临床症状得以改善。

验案26 痰毒瘀结，气阴两伤痰毒核（非霍奇金淋巴瘤放化疗后白细胞减少）

——气阴两伤，扶正益气养阴以增白细胞，化痰解毒治疗原发病。

刘某，女，63岁，初诊日期：1992年9月9日。肩背疼痛，身体有电击感、麻木半个月。

患者因诊断"扁桃体非霍奇金淋巴瘤ⅠA期"，住我院血液科用CHOP及COAP方案化疗个疗程，并放疗6000rad后出院，来中医科就诊。

［刻下］出院已半个月，肩背疼痛，周身麻木如触电感，恶心，咽干，眠

差，小便频，无尿急尿痛，大便正常。舌淡紫，苔黄白相间而腻，脉沉细。血白细胞 2.3×10^9/L。

[中医诊断] 痰毒核；辨证：痰毒瘀结，气阴两伤；治法：益气滋阴，化痰解毒。

[方药] 太子参 25g、半夏 15g、陈皮 15g、茯苓 30g、佩兰 15g、白豆蔻 10g、女贞子 20g、旱莲草 20g、半枝莲 30g、龙葵 15g、砂仁 10g、鸡内金 10g、焦三仙 15g。

9 月 23 日二诊：患者服上药后恶心止，食纳增加，夜寐好转，精神佳，二便正常，仍口干思饮，肩背疼痛、身麻。舌质暗，苔干黄而腻，脉沉细无力。复查血常规白细胞 4.7×10^9/L。继以上方减半夏，改半枝莲 40g、龙葵 25g，加藿香 15g、苡仁 15g、滑石 15g。

9 月 30 日三诊：再服上方 7 剂，肩背疼痛消失，身麻减轻。复查血常规仍正常。此后改以化痰湿，软坚散结，解毒以治本病。

[分析] 该患者为非霍奇金淋巴瘤，经放化疗治疗后骨髓受抑，白细胞减少，胃肠道反应致恶心、纳差等症。从中医分析其原发病为痰毒瘀结，内侵乳蛾，经西医放化疗后，气阴两伤（化验白细胞明显减少），故治疗尚需扶正为主，以益气养阴以生血，用太子参、女贞子、旱莲草；其肩背疼痛、身麻者，经络中有顽痰湿浊，故用二陈汤合佩兰、白豆蔻、砂仁化痰祛湿；慢性病调理尤当加意于饮食，故加焦三仙、鸡内金、藿香、苡仁开胃纳谷以生气血；加半枝莲、龙葵又可以化痰解毒散结以清解原病余毒，此为辨病所得。经上述治疗患者临证疾苦得解，白细胞恢复正常。

验案 27　气虚气滞、痰瘀阻络、流注历节癥积（尼曼－皮克病）

——本病系先天不足，气虚气滞，痰湿血瘀内结，流注历节。当以消痰通瘀治标，益肾补气血治本，改善症状益智延长生命。

关某，女，6 岁。初诊日期：1989 年 9 月 9 日。

双膝关节肿痛 4 年，指、踝关节及足跟痛 3 年，发现腹部积块 1 年。

患儿自 1985 年 2 岁时无诱因出现双膝关节疼痛，未见红肿，行走困难，曾按风湿治疗，服用昆明山海棠未效，1986 年出现双手指关节、足踝关节肿胀，足跟疼痛，1987年5月曾用泼尼松治疗，1988年曾按尪痹治疗加服中药，效果不佳。近1年来发现左腹部肿块，在本院儿科、血液科确诊为"尼曼－皮克病"，患儿家属要求中药治疗。

[刻下] 双手指关节、左手腕关节、双踝关节肿痛，活动及行走困难，间断发作腹痛，不思饮食，二便正常。查体：神呆，记忆力不好，对事物反应迟钝，判断事物不准确。颈部、腋下、腹股沟共触及10个直径0.3~0.5cm大小淋巴结，表面光滑，无触痛，活动度可，双手指指关节肿大呈梭形，腕、双足踝关节肿大，皮色不红，双足跟肿，可触及囊性肿物。肝大肋下6cm，脾大平脐，质软，舌体大，质淡红，苔薄白，脉细数。

[中医诊断] 癥积，痹证，痰核流注；辨证：先天不足，气虚气滞，痰瘀阻络，流注历节；治法：行气活血，软坚散结，培补先天。

[方药] 当归6g、白芍10g、柴胡6g、茯苓10g、白术10g、薄荷6g、丹参15g、山楂10g、生鳖甲10g、生牡蛎10g、杜仲6g、枸杞子10g、鸡内金6g、砂仁4g。

以上方随证加减，服药至1990年7月18日，每月服15剂药，颈、腋下、腹股沟淋巴结肿大已消失，手指、腕踝关节肿势已减，仍有左手中指抽痛，双足跟肿痛，时常腹痛，食纳欠佳，肝脾肿大同前，舌脉同前。汤药改以补气养血，益肾化痰，软坚开胃。

[方药] 当归20g、白芍15g、首乌15g、黄芪15g、大枣5枚、杜仲15g、女贞子30g、枸杞子15g、仙灵脾6g、陈皮15g、茯苓20g、猫爪草25g、生鳖甲15g、白花蛇舌草15g、山楂15g、鸡内金6g。每2日服1剂中药。

1991年1月23日：双足跟肿已不明显，行路已不痛，腹痛数月未发，手指、腕、踝关节仍轻度肿大，肝脾肿大同前。仍以上方加减，汤药改为每月服10剂。

1992年6月3日：病情稳定，指、腕关节疼痛轻微，活动较前灵活，食纳可，余同前，因其为先天性疾病，且患儿发育迟缓，形体瘦小，为先天不足，后天失养，故治疗改以填补先后天之本，加软坚散结，并配成丸药，缓缓调之。

[方药] 黄芪100g、党参70g、白术70g、甘草30g、当归50g、白芍50g、熟地70g、川芎30g、茯苓100g、陈皮60g、肉桂25g、牡蛎100g、鳖甲150g、

砂仁 25g。以上诸药共研细末，炼蜜为丸，每丸重 6g，早晚各 1 丸。

服上药至 12 月 21 日，各关节疼痛均消失，足跟肿又消，活动正常，手指指关节梭形变已显著好转，双手握力相同，但力不足，精神体力较前好，学习成绩较前进步，生长发育趋于正常。继以前方加大补气药用量：党参 100g、黄芪 100g。仍配丸药服之。1993 年一直服用丸药。

1994 年 1 月 15 日：肝脾均较前缩小，查肝大右肋下 2cm，脾大左肋下 4cm。继服上配丸药。自 1999 年 6 月停药治疗。追踪：2000 年 11 月，患儿身高 1.70 米，体健，已上职业高中学习计算机专业，智力较正常人低，活动自如。

［分析］尼曼－皮克病罕见，是一组以肝脾肿大、神经磷脂及其他脂质在体内贮积的遗传代谢性疾病。由于神经磷脂酶缺乏，致全身神经鞘磷脂代谢紊乱，神经磷脂沉积在肝脾等网状内皮系统器官和神经组织细胞中的一种疾病。临床表现有食欲不振，反复腹泻，全身消瘦而腹部逐渐膨隆，皮肤干燥呈蜡黄色，发育和活动均明显停滞，肌肉无力，智力迟钝，肝脾进行性肿大等。西医无有效治疗方法。中医学对本病亦无记载。余以前亦未治过本病，根据中医理论辨证与辨病相结合，其幼年发病、智力发育迟缓，具有遗传性，以及不思食、肝脾、淋巴结肿大、多关节肿大变形、疼痛等特点，辨证分析其为先天肾精不足，后天亦有脾虚，化生痰湿、瘀血，结于胁下，流注关节，因而形成癥积、瘰疬、痹证，总属本虚标实。

［辨证分析］①病发于幼年，源于先天父精母血异常，虽成孕但出生后发育迟缓，智力失聪，此当责之于父母精血有异。精为肾所主，肾主骨生髓，诸髓皆通于脑，肾精不足则智力迟缓；②诸关节肿而变形，但不变色，触之软如囊状，发于幼年，非风寒湿热所致痹证，乃肾虚骨弱，气血失调，致气滞痰湿交阻于骨节之间，形成囊肿而变形；③肝脾肿大不痛，非瘀血致成癥积，乃气血不足，气滞痰湿使然；④颈部、腋下、腹股沟有多个结节，似痰核所结，当责之气血不足，痰浊流注经络之间。

［治疗原则］根据辨证、辨病、病机分析，拟定以下治疗原则。①消其痰瘀，通其气机，先治其标。方选逍遥散加活血软坚散结，舒其气机，消其痰瘀为主，辅以补肾加杜仲、枸杞子；开胃行气加鸡内金、砂仁。每周 3 剂药服药 22 个月（1989 年 9 月 9 日至 1990 年 7 月 18 日）。②补气血、益肾精，化痰软坚，治本为主，治标为辅。养血重于补气，平补肾之阴阳，加化痰软

坚开胃（自 1990 年 7 月至 1991 年 1 月 22 日），每 2 日 1 剂，病情好转后改为每 3 日 1 剂。③温补气血肾阳为主，化痰软坚行气为辅。配丸药缓缓调治。自 1992 年 6 月 3 日至 1999 年 6 月。间断服丸药 7 年。偶因配药中断 1~2 个月，其余一直坚持服药，现停药 1 年，病情稳定，发育正常，身高 1.70 米，体健，可正常活动，已上职业高中，但智力尚较正常人低。

通过对这例患儿 10 年的治疗，临床症状大部消失，可以上学，智力虽较正常人低但可以完成学业。本病属常染色体隐性遗传的血液病，选用大补气血与补肾治其本，佐以软坚化痰湿、活血开胃治其标而取效。余尚治疗血小板无力症的患儿，此病亦属常染色体隐性遗传的血液病，因表现在出血方面，用补肝肾养血治其本，止血治其标而治愈。看来治疗先天遗传性疾病，从补肝肾补气血治其本，有望改善其遗传基因、消除症状，是值得重视的一法。

验案 28　血虚寒凝、瘀毒阻络脉痹（Ⅷ因子抗体形成致"痛痹"）

——为阳虚血弱毒瘀互结以致疼痛难忍，治以温通血脉佐以活血解毒而取卓效

于某，男，71 岁。初诊日期：1986 年 3 月 28 日。

反复出现负重部位肿胀伴皮下出血斑 3 个月。患者 1985 年 8 月因外感发热 20 余日，西药治疗热退，自此身体不适，11 月份牙龈出血 1 次，量多，未引起注意。1986 年元旦开罐头后手掌、手指出现大片出血斑，元月 20 日左侧上下肢疼痛，热敷后肿痛加剧，并可见皮下大片出血斑，此后常于负重部位出现血肿，经某医院确诊为"Ⅷ因子抗体产生"。3 月份来京住本院，经检查确诊同上，用泼尼松、免疫抑制剂，并请余会诊，用汤药益肾阴、养血、凉血止血治疗，共治疗 3 个月，患者好转出院返回原籍。9 月 4 日复出现左下肢肿痛，痛剧不能入睡，并出现小腿及足部出血点，在当地医院诊断同前，用清热解毒凉血汤药治疗无效，于 10 月 3 日复来我院。

［刻下］左下肢肿痛剧烈，不能活动，夜间因痛而不能入睡抱腿痛哭，双小腿及足部散在出血点。舌质暗红，苔薄黄，脉弦滑细。

［中医诊断］脉痹；辨证：血虚寒凝，脉络瘀阻；治法：养血温通脉络，活血解毒。

［方药］炒当归30g、桂枝8g、白芍30g、甘草10g、细辛2g、木通6g、大枣6g、连翘20g、丹参20g、赤小豆50g、紫草10g、川芎5g。

患者服药3剂后，左下肢疼痛已开始缓解，双小腿及足部出血点渐吸收，并未见新起，夜间可间断入睡。10月14日，因左足背麻木，方中加入木瓜10g，自10月15日起，左下肢疼痛已消失，出血点全部吸收，麻木感好转。查全血凝固时间8分，正常对照时间8分，部分凝血活酶时间79秒，正常对照46秒。凝血酶原时间11.4秒，正常对照13.4秒，Ⅷ因子抗体1.5单位。继服上方至10月21日，一切正常，身无不适，于10月24日出院。出院后追踪观察10年，患者体健未再发本病。

［分析］本案患者关节疼痛、多发出血点，故属于中医"血证""脉痹"范畴。该患者3月发病，初诊时中医审因辨证，认为其高龄发热后，久而伤阴，阴虚生内热，伤及阴络而致齿衄。故采用益肾养血、凉血止血之法治疗，而使病情得以缓解。第二次发病以左下肢肿痛剧烈、小腿及足部出血点为突出表现，此为寒凝血瘀、脉络受阻，故诊断"脉痹"。在当地施以清热解毒凉血药物无效，考虑其为高年血虚，寒凝血瘀，《内经》所谓"痛者，寒气多也，有寒故痛也"，故选《伤寒论》当归四逆汤加味，温经散寒、养血通脉。方中重用当归养血活血，配以桂枝、细辛、木通温通经脉，同时用芍药甘草汤加木瓜养血柔肝、缓急止痛，并加丹参、川芎加强活血之力，连翘、赤小豆解毒为辨病而用，紫草凉血活血以防温热药辛热复致出血。单纯中药治疗2周，使剧痛缓解、出血吸收，有关检查均接近正常，病情稳定。追踪观察10年未再复发。

验案29　血虚肝热、痰热互结肌衄（巨核细胞生成障碍）

——此例因药物引起，以清热解毒保肝治疗而取效。

白某，女性，41岁，初诊日期：1993年3月23日。肌衄，疲乏无力8个月。

患者1992年7月面部血肿甚重，血小板65×10^9/L，8月在某医院骨穿诊为"巨核细胞生成障碍"，同年同仁医院诊为颈淋巴结核，服用抗结核药治疗淋巴结缩小。

［刻下］全身疼痛，肩痛发木，头晕，身疲无力，颈部活动不便，身有少量出血点，下肢有硬结红斑，疼痛，查血小板 26×10^9/L。

［诊查］胫前有结节红斑 3 处，舌质暗红，苔中心黄厚腻，脉弦滑数。

［西医诊断］①继发性血小板减少性紫癜（巨核细胞生成障碍）；②淋巴结结核。

［中医诊断］①血斑；②瘰疬；辨证：血虚肝热，痰热互结；治法：养血活血，少佐清热。

［方药］当归 10g、白芍 10g、生地 20g、丹皮 15g、茜草 25g、菊花 15g、夏枯草 15g、牡蛎 30g、天麻 10g、赤芍 15g、石决明 20g、牛膝 20g。

上方加减口服 21 剂后血小板升至 78×10^9/L，双下肢结节红斑基本消退，但自 4 月 13 日口腔溃疡反复发作，头顶部针刺样疼痛，血小板降至 19×10^9/L，舌中心黄苔，有溃疡多处。改以活血解毒之法治疗。

［方药］金银花 25g、连翘 25g、蒲公英 15g、当归 15g、川芎 10g、生地 30g、牡蛎 30g、夏枯草 20g、红花 10g、菊花 15g、天麻 10g、沙苑蒺藜 15g、白蒺藜 15g、黄连 6g、女贞子 15g。

服上方 2 周后双下肢结节性红斑已消，口腔溃疡已愈，血小板升至 72×10^9/L，加白芍 10g，阿胶 15g，减蒲公英、金银花，继服 2 周后右颈淋巴结渐缩小，查血小板 101×10^9/L，继以上方加减：当归 15g、白芍 15g、川芎 10g、生地 30g、夏枯草 20g、牡蛎 30g、天麻 10g、沙苑蒺藜 15g、白蒺藜 15g、黄连 6g、女贞子 15g、连翘 25g、阿胶 15g、菊花 15g、红花 10g。

上方随证加减服用 2 个月后血小板升至 120×10^9/L，因牙龈肿腮肿不能进食改易清胃肝火、清热解毒之品：黄连 10g、黄柏 12g、黄芩 12g、栀子 15g、赤芍 20g、生石膏 30g、金银花 30g、连翘 20g、柴胡 10g、牛膝 15g。另服六味地黄丸 1 丸，日 2 次。待牙肿消退之后，适当增加补骨脂、阿胶、玄参之品，经期加入黄芪、巴戟天、首乌等药。精神体力好转，下肢红斑消退，改以下方调治。

［方药］黄芪 20g、黄精 15g、紫河车 15g、鸡血藤 20g、枸杞子 15g、菟丝子 15g、当归 10g、首乌 20g、川芎 12g、生地 15g、丹参 20g、天麻 10g。

至 1994 年 1 月 12 日复查：白细胞 3.3×10^9/L，红细胞 4.53×10^{12}/L，血小板 203×10^9/L。继续服上方调治，并于 1994 年 3 月上全班，以后 3 个月间

断服上方调治。

[分析]本例特点：①原有淋巴结核。②外伤出血后发现患"再障"。但血小板在$60 \times 10^9/L \sim 70 \times 10^9/L$之间，又平时出血不多。③用抗结核药后血小板下降至$10 \times 10^9/L \sim 20 \times 10^9/L$，出血增多。④虽用养血清肝，软坚散结药有效，但因反复口腔溃疡与颈部结节层出，此为阳毒热所至，故改清血热解毒法后，血小板上升至正常，诸症皆消失，恢复日常工作。

本案易常法，根据辨证结合抗结核药伤肝有毒，故改用清热解毒法而取效。说明审因论治、辨证的重要性。另："再障"病久出血至血虚，又服抗结核药伤肝，从辨病与辨证相结合改用解毒保肝法而取效。

验案30 正衰邪不盛、邪毒入髓血劳（急性粒单细胞性白血病）

——化疗前期治以扶正促骨髓细胞恢复，放疗期以补肾利水防其脑水肿。

孙某，女，3.5岁，初诊日期：1998年1月20日。

诊断"急性粒单细胞性白血病"（简称M5）3月余。患儿1997年10月无明显诱因发热，骨穿诊断为"M5"，用柔红霉素、长春新碱、替尼泊苷、阿糖胞苷、6-Mp等化疗，并鞘内注射阿糖胞苷及反复输血，又因患霉菌性肺炎行抗感染治疗等，一般情况差，来此要求服中药，中西医结合治疗。

来诊时患儿正处于诱导化疗过程中，面色苍白，神倦，气短懒言，纳差，体温正常，无出血，舌质淡白，苔薄白，脉滑细，双手指纹紫过风关。

[中医诊断]急劳；辨证：邪毒入髓，邪未尽除，正气已衰；治法：益气养血，育阴和胃。

[方药]黄芪15g、炒当归13g、女贞子10g、旱莲草6g、竹茹10g、半夏6g、鸡内金6g、山楂10g。

患者服上药7剂，一般情况有所改善，准备上化疗，但血常规仍低：红细胞$3.26 \times 10^{12}/L$，血红蛋白100g/L，白细胞$3 \times 10^9/L$，血小板$59 \times 10^9/L$，分类：原单8%，幼单32%，单核12%，淋巴11%，分叶37%。化疗前期，以中药加强扶正之力，即益气养血、补肾和胃，佐以解毒。

[方药]黄芪30g、女贞子10g、菟丝子15g、枸杞子15g、仙灵脾6g、炒

当归4g、白芍6g、白花蛇舌草15g、陈皮10g、砂仁6g、鸡内金10g。

患儿服上方14剂，2月16日血常规：血红蛋白118g/L，白细胞5.8×10⁹/L，血小板120×10⁹/L，分类：淋巴60%，中性30%，未见原、幼稚单核细胞。当日住儿童医院行化疗，并进行鞘内注射。化疗期间，减白花蛇舌草，因纳差，加入焦三仙各10g。此后每日服汤药1剂，使化疗按期顺利进行，并未输血及其他支持疗法。因化疗用药量大，对正常骨髓抑制愈来愈明显，故中药方中逐渐加大益气补肾之力，并据病情稍适加减，如6月9日来诊时诉晨起喉中痰鸣不会咯痰，方中加入炙杷叶10g、浙贝母10g治疗，7剂而症状缓解，6月30日鞘注后恶心、呕吐加入半夏6g、竹茹10g和降胃气，吐止后去之；7月28日化疗后血白细胞明显下降2.9×10⁹/L，方中改仙灵脾10g，加巴戟天6g温补肾阳以生血，7剂药后白细胞上升接近正常；8月25日用阿霉素4天，出现心悸，方中加入五味子4g以育阴收敛，保护心肌；9月7日出现肝功能异常（谷草转氨酶118IU/L，谷丙转氨酶229IU/L），改五味子10g，加板蓝根10g、山豆根6g，以养肝阴、清热解毒、促进肝功恢复。至12月中旬，诱导化疗结束，出现白细胞重抑，2.8×10⁹/L，改仙灵脾23g、枸杞子30g、菟丝子35g、黄芪40g，再度加强补肾益气生血之力，以促进正常骨髓造血干细胞修复，患儿于12月14日骨穿示："骨髓完全缓解"。1999年1月11日血常规：白细胞4.8×10⁹/L，红细胞5.02×10¹²/L，血红蛋白154g/L，血小板5.28×10⁹/L。

患儿自1999年初开始强化治疗：1月19日开始颅脑放疗，共10次，总量为2000拉德，上方加入茯苓15g、车前子10g以利水，预防脑水肿，放疗顺利完成。在强化治疗过程中，6月8日，白细胞降至2.6×10⁹/L，方药中改仙灵脾35g、菟丝子40g、首乌25g，并加肉桂1g以补肾生血；6月14日，白细胞升至3×10⁹/L，7月28日化疗过程中白细胞5.8×10⁹/L，8月10日查骨髓残留微小病灶，示完全正常。

患儿自9月份以后开始维持化疗，仍坚持汤药治疗，此后病情一直平稳，患儿身体无明显不适，血常规基本正常，无明显重要脏器损伤表现，9月7日血红蛋白182g/L，红细胞5.49×10¹²/L，渐减少仙灵脾之用量，并去巴戟天、肉桂等，患儿自2000年5月份停止化疗，骨髓象、血常规、肝功能均正常，此后汤药改以每周服2~3剂，目前所用方药：生黄芪25g、女贞子10g、炒白术25g、菟丝子15g、枸杞子15g、太子参15g、仙灵脾5g、白芍5g、砂仁6g、焦三仙各 10g、首乌 15g、陈皮 10g、熟地 15g、山萸肉 10g、白花蛇舌草 10g、龙葵 6g 以巩固。

[分析] 急性白血病病情凶险，死亡率高，依其突出的临床表现贫血、发热、出血，中医学诊为急劳，其病机为邪毒入髓，耗竭真阴，以致气亏血竭，在治疗中需扶正祛邪并施，在西医施以强烈、联合化疗期间，其毒副作用主要为骨髓抑制、胃肠道反应、肝功能及心功能损伤、易发感染等，对此中医学则以扶正为主，如骨髓抑制、全血细胞减少，中医药填补肾阴、温补肾阳、益气养血以生血，多选用熟地、首乌、女贞子、菟丝子、枸杞子、仙灵脾、巴戟天、当归、白芍、黄芪、白术等；若化疗用药期间恶心、呕吐、纳差，治以和胃降逆消导为主，多选用半夏、竹茹、桔皮、炙杷叶、焦山楂、焦三仙等；若肝功能损伤，治疗一则需加强养血柔肝之品之用量，如首乌、枸杞子、地黄、白芍，二则解毒降酶，如选用板蓝根、山豆根、苦参、土茯苓等；在用多柔比星、柔红霉素等药物时，多易损伤心肌从而导致心慌、心悸或心肌酶谱升高，故在用药时，中药可用五味子、山萸肉等酸甘之品以养心血、宁心神、保护心肌；在出现上呼吸道感染时，可据情选加板蓝根、炙杷叶、浙贝母、杏仁、黄芩等。在化疗间歇期，考虑到体内残存的原幼细胞可分裂增殖，故而汤药中加入具有抗癌作用的药物如白花蛇舌草、龙葵、蛇莓、半枝莲等以解毒控制其增殖。颅脑放疗多可引致脑水肿、颅压增高，汤药中可酌情加入茯苓、车前子等利水之品，以减轻其病理改变。

对于该患儿中医药治疗取得成功，体会到突出有以下两点：①补肾益气生血药物超常用量。患者仅 3~4 岁，而仙灵脾最高达 35g、菟丝子 40g、枸杞子 30g、生黄芪 40g、女贞子 20g、首乌 25g 等，已超出于一般成人用量 2~3 倍，其原因有二：一则患儿在强烈联合的诱导缓解及强化治疗过程中，只有大剂补肾益气生成支持，才能使正常骨髓细胞迅速恢复，良好增殖，方可保证化疗能顺利进行；二则患儿正处于生长发育阶段，中药益肾可助其生长发育，还可抵抗化疗药物对患儿骨髓的抑制、血常规的改变以达到促进其正常的生长发育。该患儿共治疗两年，虽大剂量联合化疗自加服中药后，未输血、未用促红、白系的药物，心、肝、肾功能得以保护，不仅病愈，而且生长发育均正常，其身高体重均为正常高限。②及时、前期用药：在不同化疗药物使用之前，充分了解其毒副作用，选用中药调治，对化疗后未产生副作用之前即施以中药治未病，从而使患儿减少因化疗所致毒副作用，减轻或消除许多对肌体的损伤保存了体力，此亦为重要一方面。

验案31　肝肾阴虚、脾虚不运大衄（血友病）

——以滋补肾阴养肝血治其虚火，使血凝不出脉道，继则健脾益气摄血以止血生血。

宋某，男，23岁。初诊日期：1964年10月7日。

反复发作身体多部位出血难止21年。患者自2岁开始出现身体自发性或轻微跌碰后出血难止症状，在某医院诊断为"血友病"，经多种药物治疗，出血现象未见减轻，1963年1月尿血，5月跌倒致右膝关节内出血及9月份脾出血共3次，均经住院输血方止血。今来此要求中医治疗。

［刻下］身体内脏及关节腔易出血，极易疲劳，纳可，脘腹胀满，形体日渐消瘦，自汗多，性情急暴，胸中烦热，心慌，心悸，有时眩晕。面色苍白，舌质红，苔薄白而干，脉弦细。

［中医诊断］血证；辨证：肝肾阴虚，脾弱不运；治法：滋补肝肾，健脾养血。

［方药］黄精15g、菟丝子9g、女贞子9g、党参9g、生白术15g、当归9g、赤白芍各15g、生黄芪24g、仙鹤草12g、煅牡蛎30g（先下）、糯稻根30g、怀小麦30，每日1剂，早晚分服。另用麦味地黄丸，每日2丸，随汤药分服。

以上方为主加减治疗1个月，头晕、心悸、烦急、身疲等症均有好转，自汗已止，一直未出血。仍有腹胀，后半夜两腿发酸，舌质淡红，苔少，脉弦细。11月7日汤药改以益气养血。

［方药］当归9g、杭白芍15g、生熟地各9g、首乌12g、阿胶珠9g、党参9g、生黄芪9g、杭芍9g、姜厚朴9g、小蓟30g。

患者服上药后病情稳定，渐以上方增其制。11月底不慎左膝关节被碰而肿，1周自愈（原碰关节肿痛约2~3周方可恢复），继以上方治疗，精神及体力均渐好转。1964年12月26日就诊时诉：近日脘腹胀满窜痛，左膝疼痛但未肿，精神体力欠佳。舌偏红无苔，脉弦缓有力。恐又有出血之危，继以前方加入凉血解毒之品：当归9g、杭白芍15g、生熟地各9g、首乌15g、阿胶

9g、砂仁 3g、党参 9g、白茅根 30g、丹皮 9g、金银花藤 30g、连翘 6g。

服上药 2 周，脘腹胀满明显减轻，未作窜痛，左膝疼痛消失，唯行走时感轻微不适，精神体力均已恢复。继以上方为主加减治疗。至 1965 年 1 月份已身无明显不适感，3 月份恢复正常工作，3 月 27 日调整前方，配制成蜜丸重 9g，早晚各服 1 丸，方药见下：当归 24g、白芍 45g、生熟地各 30g、首乌 45g、阿胶 30g、党参 36g、砂仁 12g、炒谷麦芽各 30g、石斛 15g、丹皮 15g、金银花藤 45g、白茅根 60g、连翘 15g、马尾连 12g，患者服上药至 1965 年底，一般情况良好，虽有小碰伤亦未见有出血现象与皮肤关节肿。

[分析] 该患者以反复内脏及关节腔出血为突出临床表现，西医诊断为"血友病"，属中医学"血证"范畴。从其临床表现来看，一方面表现以肾阴虚、肝血不足、虚热内扰为主，症见形体渐瘦，心烦易急，胸中烦热，眩晕脉细；另一方面气虚亦很明显，症见神疲乏力，极易疲劳，面色苍白，腹胀，自汗多，故余从此两方面用药，一则滋补肾阴，养肝血以治其虚火，用当归、白芍、女贞子配麦味地黄丸以滋阴泻火，使血凝静不出脉道，则血可止，又可补充频发出血之阴血受伤；二则健脾益气用党参、白术、黄芪，亦起到双重作用，即益气摄血以止血，健脾以化生血液。又因其多汗，故首先止汗以防重伤阴血，并固气之外泄，而用煅牡蛎、糯稻根、淮小麦；少用赤芍、仙鹤草活血止血。经服药月余，上症大减，虚火得平，此后的治疗重在填补阴血，益气生血摄血，少佐止血之品（小蓟），药物奏效后渐增其量以加强药力。治疗中虽见 1 次因外伤后膝肿但很快吸收，1964 年底出现脘腹胀满窜痛，左膝疼痛，抓住辨病恐有出血之危，速在原方基础上加用凉血解毒（白茅根、丹皮、银花藤、连翘）之品，而使病情复趋于稳定，避免了出血的发生。至 1965 年 1 月病人未再出血，已正常工作，故将上药配成成药坚持服用，1966 年 3 月追踪观察患者坚持服药，一直无出血、关节肿等症状，偶然不慎碰之亦未见皮肤青紫。患者 1963 年曾有 3 次大出血，1964 年治疗后至 1966 年 3 月从未有大出血亦未住院输血。从此例病人看，血友病常服滋补肝肾、少佐益气摄血之品，尚可减少其出血。

循环系统疾病

验案1 气阴两虚、痰浊内阻型胸痹（冠心病）

贾某，女，50岁。初诊日期：1994年1月7日。左胸痛、心悸、伴咳嗽痰多2年。

患者于1991年因左下肺结核前往某医院胸外科诊治，于同年12月17日行左下肺叶切除术。

［刻下］心悸，左胸痛；咳嗽痰多，色黑，质稀有沫；善息，身疲软乏力；食纳可，二便调，夜寐可。心率112次/分，心电图示ST-T改变，窦性心律。心肌酶谱检查：乳酸脱氢酶636IU/L，α-羟丁酸脱氢酶269IU/L。尿常规：PH 5，白细胞10~12/视野。血常规：白细胞7.1×10^9/L，红细胞4.74×10^{12}/L，血红蛋白143g/L，血小板217×10^9/L。舌体大，质淡，脉细数。

［西医诊断］①冠心病；②左下肺叶切除术后。

［中医诊断］①胸痹；②咳嗽；辨证：气阴两虚，痰浊内阻；治法：益气养阴，清化痰浊。

［方药］西洋参10g、麦冬15g、五味子15g、瓜蒌30g、川芎10g、丹参30g、杏仁10g、当归10g、白芍20g、连翘25g、黄芩10g、黄芪20g、半夏10g、前胡10g。水煎服，每日1剂，早晚分服，14剂。

1月22日二诊：经上方治疗后，心悸好转，心率由112次/分降至74次/分，身疲亦减轻。左侧卧位则左胸痛，咳嗽，喉间痰鸣，因复外感咳嗽加重，痰黄泡沫，余尚可。脉细稍滑。继上方加减：改黄芪30g，减白芍、连翘、黄芩，加没药10g、半夏15g、射干10g、炙麻黄1g、延胡索15g。

2月23日三诊：服上方后心悸气短缓解，唯活动增多时尚气短。左胸伤口处疼痛，头眩，食纳佳。复查心电图，示窦性心律，大致正常心电图；心肌酶谱恢复到正常，乳酸脱氢酶272IU/L（正常120~520IU/L）。舌苔白腻，中心少苔，舌质稍暗，脉弦细。继以活血育阴法巩固疗效。

［方药］当归10g、丹参20g、没药10g、乳香10g、川芎15g、黄芪20g、太子参15g、西洋参10g、麦冬15g、杏仁10g、浙贝母10g、瓜蒌20g、枳壳10g。水煎服，每日1剂，早晚分服。

［分析］本例为冠心病患者，心电图示ST-T改变，兼有乳酸脱氢酶升高636IU/L。依其舌脉症辨证属气阴两虚，痰浊内阻。初诊以生脉饮益气养阴生津，同时辅以宽胸理气、活血化瘀之品，其中连翘、黄芩对改善心肌酶谱有良效。在治疗过程中，患者复感外邪，导致肺气失宣，因此在上方基础上酌加炙麻黄以宣散外邪，是以标本兼顾。药后心电图检查示大致正常心电图，心肌酶谱亦恢复正常。另外，治疗冠心病的常法是温通心阳、活血通脉，可用瓜蒌薤白半夏汤通阳散结、行气祛痰，同时辅以行气活血之品，亦可使其心电图恢复正常。总结上述冠心病治验，实为同病异治原则的成功运用。

验案2　心气不足、心血亏虚型心悸（心律失常）

患者李某，女，42岁，初诊日期：1998年6月9日。心悸1月余。

患者在某医院查动态心电图示："频发室性早搏，二联、三联律，期前收缩多在白天"。曾因心悸先后2次住院，治疗后好转，但劳则又复。曾服用美西律、环维黄杨星D，心慌未见明显好转，劳累、紧张时心悸加重，易疲劳，夜寐多梦。舌淡红，苔薄白，脉沉细结代。

［中医诊断］心悸；辨证：心气不足，心血亏虚；治法：益气阴养心血。

［方药］炙甘草10g、西洋参（另煎）10g、桂枝6g、麦冬15g、生地30g、阿胶12g（烊）、黄芪30g、赤芍20g、白芍10g、大枣5枚、远志15g。

6月30日复诊，服上药21剂，心慌显减，期前收缩未发，昨日因劳累，又出现胸闷、心慌、复见期前收缩，晚间足背浮肿。白带多、色黄有臭味。舌淡暗，苔薄白，脉沉滑细。继以上方加减，配合千金止带丸口服9g日2次。上方加减又服1个月，诸症减轻，早搏未出现而治愈。

［分析］此例为心气不足，心血亏虚，心失所养所致心悸，故治以益气

养心血，以炙甘草汤为主，益气滋阴养血，通阳复脉，调补阴阳，配合黄芪、赤白芍益气养血活血，并加远志安神，药后患者症状明显好转。后因劳复，耗气伤阴，且患者下焦湿热内蕴，致带下量多色黄，配合千金止带丸，治疗而愈。

验案 3　气阴两虚、气滞血瘀、虚热扰心型心悸（心律失常）

患者李某，女，53 岁，初诊日期：1999 年 2 月 9 日。阵发性心悸 10 年。

患者曾诊为甲状腺功能亢进，服药治疗甲状腺功能亢进期间病情平稳，心悸无改善。近 1~2 年发作频繁，心悸无定时，数秒即过，每在紧张时诱发，晨起口干，纳少，二便正常。舌体大，质暗红，边有齿痕，苔薄白，脉沉弦细数。1999 年 1 月 25 日，在本院查 24 小时动态心电图示："窦性心律、室性期前收缩、室早有时呈三联律、房性期前收缩"。

［中医诊断］心悸；辨证：气阴两虚、气滞血瘀，虚热扰心；治以益气养阴、养血活血，辅以清心肝之热。

［方药］太子参 25g、麦冬 15g、五味子 15g、当归 10g、川芎 6g、白芍 10g、熟地 25g、桃仁 3g、红花 3g、炙甘草 10g、阿胶 10g（烊）、栀子 6g、香附 6g、夏枯草 6g。

服上药 14 剂，心悸明显减少，每日只发作 1~2 次，每次持续数秒，可自行缓解。舌脉同前。上方改太子参 30g、五味子 20g，继服 2 周，诸症均减，偶因饮咖啡诱发心悸，即停饮，继服上方 2 周，心悸已愈，脉率已整，诸症缓解。

［分析］此例为甲状腺功能亢进诱发心悸，甲亢病情平稳后仍心悸不已，症状已持续 10 年，一则因心肝之虚热未除，虚火扰心；二则患者病久致气阴两虚，心肌失于濡养，久病入络而致舌脉有气滞血瘀之象，故治以生脉散益气阴，濡养心肌；以桃红四物汤加阿胶养血活血；使心气充，阴血足，虚热清而诸症缓解。

验案 4　心虚胆怯、气阴两虚型心悸（心律失常）

患者向某，女，26 岁，初诊日期：1996 年 2 月 10 日。心悸反复发作 1 年，加重 3 天。

患者无明显诱因阵发心悸，心动过速，坐卧不安，心率125次/分，失眠多梦，头痛，纳可，二便调。舌质红少苔，脉细数。

［中医诊断］心悸；辨证；心虚胆怯、气阴两虚；治以：益气、养心血、安神。

［方药］太子参20g、五味子15g、麦冬20g、珍珠母（先煎）30g、生地20g、黄连3g、知母8g、炒枣仁20g、栀子8g、当归6g、白芍15g、葛根15g、藁本10g、丹参15g。

服药7剂后患者心率明显下降，80次/分，心悸缓解，失眠多梦亦好转，上药加减继服14剂，诸症缓解而愈。

［分析］该患者为青年女性，心悸反复发作已1年余，久而不愈，其舌质红苔少为气阴两伤之象，心阴虚，血不养心，虚热扰心，故治疗以生脉散益气阴，以生地、黄连、栀子、知母清虚热养阴，以炒枣仁安神，当归、白芍养血，以丹参活血，合方共奏益气阴、清虚热、安神之功。此症属心虚胆怯，心阴不足，心脉失养，故坐卧不安，心悸多梦，失眠脉数，治以上方而取效。

验案5　心气不足，肝气郁结型心悸（心律失常）

韩某，男，57岁。初诊日期：1992年5月13日。胸脘堵闷5年，加重3月。患者曾服中药治疗未效，遂来我院就诊。

［刻下］胸脘堵闷，腹胀，午后加重；时有心慌气短。心电图示：频发室性早搏（多源）。不完全房内传导阻滞。舌苔白腻，质暗，脉弦细而结。

［西医诊断］心律失常。

［中医诊断］胸痹；辨证：心气不足，肝气郁结；治法：补益心气，疏肝解郁。

［方药］党参20g、五味子15g、麦冬15g、柴胡10g、香附10g、枳壳10g、白芍20g、甘草6g、厚朴10g、焦三仙各15g。

第一阶段1992年5月20日至1992年6月12日。经上方治疗后，胸脘堵胀略减。上周五头晕目花、昏迷约2分钟，自行缓解。饮食可。大便稀，日1次，小便正常。舌苔白腻，水滑苔，脉结代。继上方加减：减香附、柴胡、甘草、白芍，加瓜蒌25g、半夏15g、丹参20g、仙灵脾15g、桂枝6g。

第二阶段 1992 年 6 月 13 日至 1992 年 6 月 27 日。服上方 21 剂后，胸脘堵闷消失，头晕已缓解。时有呃逆，小腹稍胀，二便可。舌苔薄白腻，质红，水滑苔，脉弦稍缓，结脉消除。复查心电图示：窦性心律，心电轴不偏，频发多源性室早消失。不完全房内传导阻滞。上方加小茴香 6g。

[分析] 本例系一心律失常患者，中医辨证属心气不足，肝气郁结。故初诊以生脉饮益气养阴治其本，同时辅以疏肝解郁之品治其标。药后堵闷得减，脉结代，改方以治其本，减去疏肝理气之品，加枳实薤白桂枝汤，以仙灵脾易薤白，桂枝、仙灵脾通心阳、温肾阳，使心肾阳气得温而通，使脉得复，故心律失常、脉结代消失。

验案 6 湿郁血虚肝热型心悸（心律失常）

患者姚某，女，44 岁，初诊日期：1998 年 12 月 8 日。

患者心动过缓 10 余年，头晕 10 天，头顶部发晕，窜及太阳穴，严重时头跳痛，安静时呃逆较多，胸闷憋气，入睡困难，易醒，醒后不易入睡，每晚必服地西泮 2 片，不思饮食，大便干，4~5 天至 1 周一行，小便正常，心率 50 次 / 分，舌质暗，体大，苔中心黄腻，脉沉缓。

[辨证] 胸痹、头晕；辨证：湿浊内蕴，肝郁血虚；治以芳香化湿、清肝养血。

[方药] 藿香 20g、佩兰 20g、白蔻 10g、青蒿 20g、柴胡 10g、菊花 15g、夏枯草 10g、天麻 10g、钩藤 15g、当归 10g、白芍 15g、党参 20g、苍术 15g、大黄（后入）6g。

12 月 15 日，服上药 7 剂，头晕减轻，睡眠好转，无须服地西泮，睡眠多时感头脑不清。大便数日一行，质已不干，双小腿以下发酸，舌淡红，苔薄黄，脉沉细缓。上方加减：天麻 10g、钩藤 15g、川芎 10g、葛根 15g、青蒿 20g、柴胡 10g、黄芪 30g、夏枯草 10g、红花 6g、桃仁 10g、太子参 25g、藁本 10g、当归 6g、白芍 10g、大黄（后入）6g。

12 月 22 日，服上药 7 剂，头晕头痛均减，心率较前上升，60 次 / 分，不思饮食，咽痛，牙龈肿痛，口干，大便不畅，每日一行，舌淡红，苔薄黄而腻，脉沉缓，继以上方加石斛、麦冬各 15g，百合 30g、内金 10g，继服 7 剂，头晕头痛均未作，睡眠亦好转，心率较前上升，66 次 / 分，胸闷憋气好转。

继以上方加减调治而愈。

[分析]该患者以头晕头痛就诊，但查其心动过缓，心率＜55次／分，患者亦有胸闷憋气等症状，初诊时查其舌脉为湿浊内蕴之象，故以芳香化湿、清肝养血为立法，因湿性黏腻重浊，阻遏胸阳则胸闷憋气，心阳不得宣畅则心动过缓，用芳香化湿，湿化使胸阳得以舒展，心气顺畅故胸闷憋气缓解，心率亦上升，此时未用加快心率之药而心动过缓得以好转，正说明辨证施治的重要性。此法在临床上虽然不是常用之法，但只要辨证准确，用药精当则可效如桴鼓。

[体会]心律失常是指由于心跳起源异常或传导障碍，导致的心跳速率或节律发生异常的总称，可见于多种疾病，如冠心病、风心病、心肌炎、心肌病等。从症状上看，此病属于心悸、怔忡、胸痹、眩晕、昏厥等范畴，从脉象上看相当于促脉、结脉、代脉及缓脉等。以上所举病例，3例心律不齐，1例心动过速，1例心动过缓。验案2中，主症在于阴血阳气虚弱，心脉失养，屡因劳复，治用炙甘草汤，加用益气养血，以解"脉结代，心动悸"；验案3、4、5三例中虽病因不尽相同，但均有心之气阴两虚，故用生脉饮分别加入其化瘀清虚热之药。验案6是以芳香化湿清肝养血而复其脉。

心律失常均与心有关，心主血脉，脉为血之府，气血充盈，心脉健旺，脉象柔和有力、节律规整。病脉的产生，当责之于气血运行失衡，而气血之源与心、肝、脾、肾有关，故治本当调此四脏。其诱发之因常见痰浊、气滞、血瘀以及浊邪入侵，热耗心阴，或风寒湿内搏于血脉、内犯于心，致心脉痹阻。《杂病广要》曰："人之所主者心、心之所主者血，心血一虚、神气不宁，此惊悸之所肇端也。"《证治准要》记载："心悸之由，气虚者，由阳气内虚，心下空虚，火气内动而为悸也。"心气不足，心阴亏损，气阴两虚，心脾两虚，心阳不振，心血不足，肝肾阴虚，心虚胆怯均可致心肌失于濡养，脉道失其充盈，不能寻其常度则可致脉律不整此乃病之本；气滞、寒凝、血瘀致脉道不通，气血运行涩滞不畅，阻遏运行之机而出现脉来遏止，此乃病之标。心律不齐、心动过速或过缓，其病位主要在心和血脉，不论正虚或邪实，均影响了气血的运行与盈亏，尽管心律失常有不同的临床表现，脉象上亦有促、结、代、迟、数等不同的改变，但治疗仍应根据整体的改变，脉症合参，进行治疗。

验案 7 胸阳不足、心肺气虚、饮邪上犯型胸痹（心源性水肿）

仇某，女，45 岁，初诊日期：1997 年 3 月 16 日。胸闷气短，不能平卧 2 月余，伴眼睑、下肢浮肿。

患者 2 月前始感胸闷气短，继则夜间不能平卧入睡，眼睑浮肿如卧蚕，双腿沉重，按之凹陷，并且全身疼痛，甚则喊叫不停，于 1997 年 3 月 8 日去协和医院就诊，查心电图：肢体导联 T 波低平，$V_2 \sim V_6$ 导联 T 波倒置。尿常规：蛋白 100mg/dl，血尿素氮与血肌酐正常。B 超：双肾皮质回声增强。6 年前曾患肾炎，平时多次检查尿蛋白（＋）。诊断为：①冠心病，心功能不全；②慢性肾炎。经口服扩冠药硝酸甘油、速效救心丸等，症未见好转，而求治中医。刻下：面部、眼睑浮肿，眼裂如缝，下肢浮肿，按之凹陷，舌体大，白苔，脉沉细。

［中医诊断］胸痹、支饮；辨证：胸阳不足，心肺气虚，饮邪上犯，水湿内停，久而兼瘀；治法：补气通心阳化饮，佐以活血。

［方药］黄芪 30g、党参 20g、当归 10g、赤芍 30g、瓜蒌 30g、薤白 15g、半夏 15g、葶苈子 10g、腹皮 15g、防己 15g、大黄 6g、生地 20g、车前子（包）20g。

患者服药第二天即感胸不憋，可以平卧睡眠，7 天后，夜间已不喊叫，全身疼痛大减，目胞肿消退，腰痛、腰酸显著减轻，睡眠好，平素喉中时憋气，白痰较多，舌苔白已退，脉沉细。原方加入橘红 10g、杏仁 10g，以宣肺化痰，助肺气宣降，津液输布。再服 7 剂，胸痹已解，身面浮肿尽消。但久坐尚腰酸，查尿蛋白（＋），白细胞 10~20/HP，无尿频尿急等症，舌质稍红，微黄苔，脉沉细，上方加首乌 20g、女贞子 20g，服药 2 周后，诸症状消失，查尿蛋白已转阴，白细胞 0~1。1 月后电话追访无复发。

［分析］本案患者系心源性水肿，属中医胸痹、支饮范畴，分析其病因，一为素日肾虚，肾气不固，精微下注（慢性肾炎病史）；二为发病之初适值寒冷季节，寒邪伤阳，以致胸中阳气不足则气上下不相顺接，而致气短胸闷。心肺居于胸中，阳气不足，肺气郁闭，肺主宣发肃降，今肺失宣降，水湿内停，可致饮邪。饮邪阻于胸膈，肺气上逆，亦可胸满气短，呼吸困难，甚或不能平卧；饮邪溢于四肢肌肤可致身面浮肿、沉重。三则气虚久而气滞、血

瘀，脉络失畅而致全身痛难忍。舌质淡红，苔白，为寒邪内侵之象。脉见沉细为虚损兼湿之象。综合舌脉症，为胸阳不足，心肺气虚，饮邪上犯，水湿内停，久而兼瘀。

治疗以黄芪、党参益心肺之气，以己椒苈黄汤减椒目（防其苦寒）以化肺饮。方中葶苈子与大黄、车前子共同达到利尿通便之功，使邪气从二便而出。加入瓜蒌、薤白、半夏取其宽胸温阳散结。当归、生地以养血活血。病情好转，水肿消退，因痰较多加入橘红、杏仁以宣肺化痰，以利恢复肺的宣发肃降功能。因其腰酸痛，有蛋白尿加入女贞子、首乌补肾滋阴益精血，使精微得藏而蛋白消失，诸症得解。

验案 8 气虚血瘀多发脉痹（多发性大动脉炎）

王某，女，28 岁，初诊日期：1998 年 7 月 8 日。右上肢间断乏力 3 年。

患者血压增高 4 个月。3 年前，无诱因出现右上肢间断乏力，此后渐加重，右上肢无脉，左上肢血压正常，彩色多普勒超声示"右上肢大动脉炎"。今年 2 月发现左上肢血压 218/38mmHg，未服药治疗。6 月在某医院检查左上肢血压 195/82~52mmHg，右上肢测不出，脐周可闻及 II /6 级收缩期杂音，右上肢血管征（＋）。四肢血流超声示"右上肢动脉狭窄（大动脉炎），左上肢动脉血流加速（轻度大动脉炎），双侧颈总动脉大动脉炎，右侧椎动脉闭塞，左侧代偿"。选择性血管造影示"右锁骨下动脉闭塞，双肾动脉狭窄"，建议激素治疗，患者拒绝，前来我处就医。

［刻下］头晕头痛阵作，伴恶心，每次发作时症状持续 1 天，可自行缓解。右上肢无力，并较前变细。舌质淡红，边有齿痕，苔薄黄腻，脉左弦，右脉不能触及，左足跗阳、太溪脉未及搏动。

［中医诊断］脉痹；证系气虚血瘀，脉道闭阻；治以益气活血通脉。

［方药］黄芪 60g、赤芍 20g、川芎 15g、当归 20g、地龙 10g、桃仁 6g、红花 6g、水蛭 6g、土鳖虫 10g、桑枝 20g、姜黄 15g、菊花 10g、连翘 20g、葛根 20g。

服上方 14 剂，头晕、头痛及恶心未再发作，右上肢较前有力，左跗阳脉可触及微弱搏动，血压稳定 180/90mmHg，于方中加强益气活血通脉之力，黄芪渐增至 80g、当归 25g、川芎 20g、连翘 30g、桂枝 8g 等，在治疗过程中，血压波动于 180~170/90mmHg，减少黄芪用量，加入滋肾清肝之品熟地、石决明等，可很快恢复正常。服药至 9 月底，左足太溪、跌阳脉搏动已清晰可及。此后汤药随病情变化稍适加减，至 12 月中旬，在当地医院复查血管多普勒超声示"右锁骨下动脉血流较前通畅"，右寸口脉可触及细微搏动，1999 年 1 月复查血管超声示"双侧髂动脉、股动脉、足背动脉均显示有动脉血液；双侧肾动脉狭窄左侧已正常。腋动脉、双上肢亦均有血流信号"。坚持治疗至 2000 年 4 月，血压稳定（左上肢）165/90mmHg，身无任何不适，一般情况良好，经复查示闭塞动脉侧支循环已建立，病情稳定。

[分析]"多发大动脉炎"是一种累及主动脉及其分支的慢性非特异性炎症性疾病。又称"无脉症""缩窄性大动脉炎"，属于中医"脉痹"范畴，多发生于女性，临床特点，以单侧或双侧肢体脉搏减弱或消失，血压不对称，眩晕，头痛，发作性昏厥等为特征。此患者周身多处大动脉狭窄、闭塞，双侧肾动脉狭窄，肾性高血压，病情严重。根据右寸口、左太溪、跌阳无脉，右上肢无力消瘦，诊断为脉痹，辨证为气虚血瘀脉阻。因有肾动脉狭窄，又因全身多处脉痹血流不畅，精明之府失养，致头晕头痛，故方以益气活血通脉为主，用大剂补阳还五汤加味，并配合益肾清肝之品，在整个治疗过程中虽不离治疗大法，但又不断调整益气活血及滋阴潜阳的药物比例，终使寸口、跌阳、太溪得以复脉，血流缓慢得以通畅，双侧肾动脉狭窄左侧已正常，双侧髂、股、腘、足背动脉及腋动脉均显示动脉血流。临床诸症消除，血压平稳。脱离危险，病体日复。

验案 9　气虚血瘀、肾精匮乏型脉痹（动脉硬化性闭塞症）

李某，男，72 岁，初诊日期：1999 年 7 月 16 日。间歇跛行 10 余年，双足水肿 2 月余。

患者自 1989 年开始出现左下肢行走后疼痛，休息后可自行缓解，继则右下肢亦出现相同症状，病情反复。近 1 年来反复出现双睑水肿，近 2 月来双下肢水肿明显，于 1999 年 6 月 30 日行血管造影示："腹主动脉重度动脉硬化，动脉壁不规则，右肾动脉狭窄 95%，左肾动脉狭窄 90%，双髂动脉呈串珠样改变，左髂总动脉最窄处约狭窄 90%，左股浅动脉中断约 30cm，有较少的侧支循环形成，双下肢胫前胫后及腓动脉显影不清。

［西医诊断］①双肾动脉狭窄；②左髂总动脉重度狭窄；③双下肢动脉硬化性闭塞症；④少量侧支循环形成。建议行动脉支架安置，人工血管置换，否则生命堪忧。但患者家属考虑其年岁已高，拒绝手术，要求中医治疗。

［中医诊断］脉痹、水肿；辨证：气虚血瘀，肾精匮乏；治以益气活血，通脉补肾。

［方药］黄芪40g、赤芍20g、川芎10g、当归15g、地龙10g、桃仁6g、红花6g、水蛭粉3g（分冲）、熟地30g、山药30g、桂枝6g、桑枝15g、橘络6g。每日1剂，水煎，早晚分服。

服上药7剂后，即感双下肢较前有力，行走较平稳。便干尿少，需用开塞露，方中加入大黄10g（后入）、槟榔6g、木香10g、大腹皮15g行气利水，此后方中又渐加大益气活血及补肾之药量，患者服药至8月中旬，双下肢水肿已消退，大便可自解，于方中重用茯苓30g淡渗利水。9月底双睑水肿消失。反应较前灵敏，可自己读小说。11月中旬，患者可独自行走20~30米，夜间可自己上厕所。此后方中加入续断、杜仲等补肾之品，并加大益气活血之力，改黄芪75g、红花15g、水蛭5g，至12月底，患者室内活动如常，一般情况良好，无明显不适。

［分析］本病好发于老年人，该患者高龄，体内多动脉狭窄、动脉重度硬化、双肾动脉狭窄90%以上，双下肢动脉闭塞，西医判断其寿命超不过半年，中医抓住其主症，辨病辨证相结合：双下肢无力，四肢水肿，参照其西医诊断"动脉硬化闭塞症"等，辨证其为气虚血瘀，脉络闭阻，肾虚致全身均有水肿。因患者年老体虚，气虚则血运无力，血不行则脉络瘀阻，血脉不通，筋脉失于濡养，故先以补气，气为血帅，气行则血行，血随气行，故运用补阳还五汤加味，重用益气温通、活血通脉补肾治之，故方中加入补肾之品，逐渐增其量，经调理，患者气虚血瘀、肾亏病机得以改善，下肢及眼睑浮肿均消，肢体活动如常，大脑思维活动改善，可以阅读书报，此突出的改善不仅延长了寿命，而且提高了生存质量。

验案10　气虚血瘀湿阻型脉痹（足背动脉供血不足）

沈某，男，34岁，初诊日期：1992年8月1日。双内踝漫肿月余，加重1周。

患者系厨师，站立工作，1月前出现双下肢尤以双内踝漫肿甚重。晨起较重，踝骨已看不清，不痛，双内踝漫肿如穿棉鞋，触之饱满、没指，肤色正常，舌质如常，苔薄白腻，脉沉细。血管多普勒超声示：足背动脉供血不足，血管弹性尚可，双侧腘动脉血流量、流速均轻度下降。

[中医诊断]脉痹；辨证：气虚血瘀；治法：益气活血，佐以利湿浊。

[方药]黄芪55g、赤芍30g、当归20g、泽泻30g、川芎10g、桃仁10g、红花10g、车前子35g（包）、牛膝15g、地龙10g、水蛭6g、桂枝6g。

服上方7剂。双足踝肿胀明显减轻，踝骨已显露出，上方已效，改黄芪60g、水蛭9g，加土鳖虫10g，稍有加减又服35剂，漫肿全消，活动如常。

[分析]本例脉痹诊断明确，抓住气虚血瘀的病机，选用补阳还五汤，重用黄芪补气，又以当归、水蛭、桃仁、红花养血活血化瘀，地龙、土鳖虫、川芎行气通经络，气充瘀血当化，佐以车前子、泽泻、大腹皮等利其瘀滞之湿浊，治其标而取著效。

验案 11　湿热阻络型脉痹（下肢多发静脉血栓）

张某，男，48岁。初诊日期：1981年12月5日。右腿肿痛10年，皮疹1月余。

患者右下肢反复肿痛已10余年。曾诊断为：①脉管炎；②迁延性静脉炎。活检切片病理诊断为"下肢多发性静脉栓塞"。用中药维持治疗，症状时轻时重。1个月前，无原因患肢起疹，色红，不痒，稍痛。右腿下午沉重，肿痛。患肢较正常腿细2cm，行动不便。伴有头晕恶心，无呕吐。血压正常，舌暗，舌苔薄黄，脉沉稍弦。

[中医诊断]脉痹；辨证：湿热闭阻肌表脉络；治法：清热化湿、活血疏风。

[方药]荆芥15g、薄荷10g（后下）、苍术15g、黄柏15g、黄连10g、黄芩15g、牛膝20g、萆薢20g、薏苡仁25g、滑石20g、赤芍20g、红花10g、没药10g、当归15g。

服上方3剂后，腿肿渐轻，但仍起红疹，脉沉滑，舌苔薄白，治以疏风活血。

[方药]防风15g、荆芥15g、麻黄10g、赤芍15g、连翘15g、没药10g、

黄芩 10g、黄柏 10g、牛膝 20g、滑石 15g、生石膏 15g（先煎）、当归 15g。服上方 12 剂，疹退肿消已不疼痛，头晕恶心已解。继以上方减荆、防、石膏，加桃仁、红花、黄芪活血益气通脉以巩固疗效。

[分析] 本例患者病理诊断为"下肢多发性静脉栓塞"，迁延多年未愈，行动受限，肌肉萎缩，十分痛苦。复在患肢发现红疹，不痒而痛，系宿疾兼有湿热毒邪瘀阻肌肤脉络。余用麻黄疏散肌表，及荆芥、薄荷、黄芩、黄柏、黄连等清热解毒，同时配以萆薢、薏苡仁、牛膝清利湿热、强筋壮骨，以当归、没药、赤芍、红花配合养血活血凉血，以滋筋脉皮肉，不仅疼痛消失，皮疹消退，且行动较前轻便，新病宿疾均得以调治。

验案 12　寒湿阻脉型脉痹（胸腹壁血栓性浅表静脉炎）

常某，男，29 岁，初诊日期：1967 年 5 月 30 日。右胸部及腹部索条状曲张静脉 2 个月。

患者因右胸部及腹部发现如索条状曲张凸起的静脉 2 个多月于某医院诊断为"胸腹壁血栓性浅表静脉炎"。活动时曲张的血管疼痛，双下肢胀痛，麻木而凉，皮色暗，双膝酸痛。便溏日 2~3 次，有时左侧头痛，脉濡缓，舌苔白厚腻，舌质稍红。

[中医诊断] 脉痹；辨证：寒湿阻于经脉，脉络不通；治法：温化寒湿，通经活络。

[方药] 藿香 24g、佩兰 15g、苍术 18g、郁金 10g、菖蒲 15g、桂枝 12g、赤芍 24g、桑枝 15g、木瓜 15g、薏苡仁 15g、滑石 15g、竹叶 9g、附子 3g、干姜 9g。

上方服 7 剂后小腿已不凉，并有暖感，两膝已不痛，但仍有酸楚不适感，腹部静脉曲张同前，下肢已不紫，舌苔已转薄白兼微黄。以上方改桂枝 10g、桑枝 30g，加落石藤 15g、苏木 9g、泽兰 15g、五灵脂 10g、草果 3g，服 6 剂后，腹壁与胁下曲张静脉已不痛，但曲张如前，舌根黄稍腻，脉滑。再以上方加活血之药。

[方药] 藿香 15g、佩兰 15g、苍术 18g、郁金 12g、菖蒲 15g、桂枝 9g、木瓜 10g、竹叶 9g、丹参 18g、赤芍 30g、泽兰 9g、干姜 6g、党参 9g、姜黄 12g、地龙 10g、南红花 15g、三棱 9g、桃仁 9g。

服上方 6 剂后，饮食增加，身痛尽消，但曲张静脉尚未消失，再以血府逐瘀汤加减：当归 10g、赤芍 20g、熟地 15g、川芎 6g、南红花 15g、桃仁 15g、枳实 12g、柴胡 6g、甘草 6g、牛膝 15g、桔梗 9g、藿香 15g、佩兰 15g、苍术 15g、郁金 12g。服上方 6 剂后，右胁曲张静脉已见消，无其他不适，舌根稍黄，脉滑，上方加桂枝 10g、水蛭 6g，继续服用 6 剂后，停药观察。1968 年 3 月 13 日追踪，右胁下原多条静脉凸起，经治疗后凸起消失，活动自如，已无疼痛不适感，正常上班。

　　[分析]本例患者胸、腹壁血栓性静脉炎，其临床表现患处冷胀痛、肢凉麻木，均属寒湿，开始治以温化寒湿、通经活络，以桂枝、干姜、附子温通经络。使寒湿渐化，疼痛很快消失，虽加用活血通络药物：棱术、红花、地龙，但曲张的静脉不见消退，后改以血府逐瘀汤加补气温通经脉，并佐以化湿之佩兰、苍术，药后曲张的静脉渐消散，证明此证乃血瘀湿阻，经络不通，致成曲张硬结，经用活血化瘀的血府逐瘀汤治疗后，瘀阻的静脉得以通畅，其凸起之处自然消退。

验案 13　脉络瘀滞、毒热内结型脉痹（下肢深部静脉炎）

　　宫某，女，58 岁。初诊日期：1999 年 9 月 17 日。左内踝部红肿疼痛 1 周。

　　患者素有腿痛病史，近 1 周无外伤史，无诱因出现左内踝侧红肿，且范围逐渐扩大，口服抗生素及静点川芎嗪无效，经双下肢静脉彩色多普勒超声检查，诊断为"双下肢深部静脉炎"而来就诊。

　　[刻下]左足踝内侧红肿疼痛剧烈，行走困难，左足拇趾亦皮色紫暗、疼痛，双下肢酸胀无力，极易疲劳，双膝酸软。左足内踝可见一片 7cm×8cm 红肿，皮温升高，按之凹陷疼痛加剧。舌体大，质暗，苔根部薄黄，脉弦细。曾服益气活血药未效。

　　[中医诊断]脉痹；辨证：脉络瘀阻，化热致毒；治法：清热解毒，化瘀通脉，佐以益气。

　　[方药]金银花 40g、连翘 20g、菊花 15g、蒲公英 30g、赤芍 30g、蟅虫 10g、水蛭粉 3g（分冲）、红花 10g、地龙 10g、牛膝 10g、鸡血藤 20g、桑枝 20g、黄芪 30g、黄柏 10g。

　　患者服上药后，左踝内侧红肿范围逐渐缩小，左足拇指疼痛亦渐减轻，于上方加大活血解毒之品用量，此后随证稍适加减，至 11 月中旬，左足内踝红肿消退，疼痛消失，双下肢有力，行走自如，局部尚有色素沉着，继续服药至 12 月底，皮色正常而停药。

[分析] 该患者系"双下肢深部静脉炎"，仍属中医学"脉痹"范畴，但临床表现以左侧内踝部及左足大指红肿痛疼痛为主，依其舌脉症中医辨证为脉络瘀滞、毒热内结所致，故局部表现以红肿痛热为主，治疗应清热解毒与活血化瘀通脉之品结合使用，方可毒解热清、瘀化脉通，诸症得除。本例用金银花、连翘、菊花、蒲公英清热解毒，以赤芍、地龙、血藤、蟅虫、水蛭粉活血化瘀，用桑枝通脉，用牛膝及黄柏清利下焦湿热，方中亦用黄芪，其目的一为在大量活血药中用此以防活血耗气，二则此患者脉痹急发前已有无力，易累等气虚之象，故于方中加入黄芪益气以助通脉。该患者共治疗 3 月余，诸症消除而愈。

验案 14　湿热闭阻成毒型脉痹（下肢深部静脉炎）

岳某，女，61 岁，初诊时间：1999 年 5 月。双下肢水肿半年余，红肿疼痛 3 月余。

患者于 1998 年 5 月行腹部手术后出现双下肢水肿疼痛，静点抗生素治疗后好转出院，但水肿未消净。3 月前双下肢水肿加重，伴皮色发红，皮温升高，疼痛剧烈，行走困难，双侧胫前可触及大块硬结，触痛明显。行下肢静脉彩色多普勒超声示"双下肢深部静脉炎"。到外科就医，诊断"双下肢深部静脉炎""下肢软组织炎"，静点抗生素治疗两周未效。来求中医治疗，症状同前，舌质暗红有瘀斑，苔薄黄腻，脉滑。

[中医诊断] 脉痹；辨证：血瘀，湿热闭阻脉络久而成毒；治法：活血通络、清湿热解毒。

[方药] 当归 10g、川芎 15g、桃仁 10g、红花 10g、乳香 10g、没药 10g、水蛭 4g、金银花 50g、蒲公英 40g、连翘 30g、紫花地丁 20g、冬葵 20g、黄柏 20g、牛膝 15g、延胡索 10g、陈皮 10g、生草 10g、大黄 20g（后入）。

服上药后，双下肢红肿逐渐减轻，疼痛渐缓，胫前硬结缩小，以上方加减共服药 4 月余，上症均消，唯见双下肢硬结累累，大小不一，如串珠样，触之疼痛、坚硬，皮色暗紫。此为久病痰瘀互结，余毒未尽，上方加通络化痰配以益气解毒药调治。

[方药] 当归 6g、生地 25g、桃仁 10g、红花 10g、生草 10g、赤芍 50g、柴胡 10g、川芎 10g、牛膝 20g、水蛭 6g、金银花 50g、连翘 20g、蒲公英 30g、黄芩 15g、海藻 20g、猫爪草 25g、桑枝 15g、丝瓜络 6g、黄芪 30g。服药后，硬结渐软、缩小，以上药渐增其制，共治疗半年，硬结全部消散，下肢肌肉变软而有弹性，活动自如，无任何不适。

[分析] 该患者病系 "双下肢深部静脉炎" "下肢软组织炎"，抗生素治疗无效，仍属中医学 "脉痹" 范畴，患者手术后发病，创伤而致血络瘀阻，临床表现以下肢水肿、红肿痛疼痛、并可触及硬结为主，中医辨证为血瘀，湿热闭阻脉络久而成毒所致，重在血瘀热壅，瘀久化毒，脉道硬结，故治疗应清热解毒与活血化瘀通脉之品结合使用，方以活血通络、清热解毒、理气益气。本案用当归、川芎、桃仁、红花、乳香、没药、水蛭活血化瘀，以金银花、连翘、地丁、蒲公英清热解毒，并用牛膝及黄柏清利下焦湿热，同时引药下行，方中亦用延胡索、生草、陈皮，其目的一为行气理气，使气行血行，二为佐以益气之品，以助通脉。该患者共治疗 4 月余，仅余下肢结节，病情处于稳定恢复期，症见肢体色暗，硬结仍著，但疼痛不剧。此为久病痰瘀互结，余毒未尽，侵袭脉道，成结节，脉道闭阻。故此以原方加通络化痰配以益气解毒药调治，重在通络化痰散结，共治疗半年，诸症皆消，活动自如。

验案 15　气虚血瘀、湿热结毒型脉痹（深部静脉炎合大隐静脉重度反流）

董某，女，58 岁，初诊日期：1999 年 3 月 22 日。左下肢肿痛，左内踝红肿疼痛 12 天。

1999 年 1 月，患者无明显诱因出现右下肢水肿，彩色多普勒血管超声示："右下肢深部静脉炎"。在余处治疗予补阳还五汤加味，服药 7 剂，水肿消退，自认已愈而停药。3 月 10 日无诱因出现左下肢水肿疼痛，左足内踝红肿痛疼痛明显，不能行走，彩色多普勒血管超声示："左侧大隐静脉重度反流"，建议手术治疗，患者拒绝，服原方 10 余剂不效，复来此就诊。

[刻下] 左下肢水肿疼痛，内踝部红肿热痛，不能站立及行走，口苦，二便正常。舌质红，苔薄黄腻，脉沉细。

［中医诊断］脉痹；辨证：气虚血瘀，湿热结毒下注脉络；治法：益气活血通脉，清化湿毒。

［方药］黄芪 30g、赤芍 20g、川芎 10g、当归 10g、地龙 10g、桃仁 10g、红花 10g、桂枝 6g、腹皮 15g、金银花 30g、连翘 20g、生草 10g、生地 20g、牛膝 10g、败酱草 30g、生大黄 10g（后入）。

服上药 7 剂后，左下肢疼痛及左内踝部红肿疼痛明显减轻，大便每日一行，舌淡红，苔薄黄腻，脉沉细。继以上方改桂枝 10g、水蛭 10g、大黄 20g（后入）、金银花 50g、连翘 25g，加黄柏 6g、蒲公英 15g 以加强活血通脉、清热化湿之力。又服 7 剂，上症进一步好转，亦可下床缓慢行走，复加大通脉化湿解毒之力。共服药 30 剂，上症尽解，已可漫步 30 余分钟而无不适，再服 7 剂巩固后停药。6 月 2 日来院复查血管彩超，示："双下肢静脉血流速度较前明显加快，左侧大隐静中度反流"。

［分析］该患者曾右下肢水肿，按"右下肢深部静脉炎"，以补阳还五汤加味益气活血通脉治疗，腿肿消，症除自认病愈。本次发病不仅有左下肢水肿、疼痛，尚出现左内踝部红肿疼痛不能持重及行走，超声波诊断"左大隐静脉重度反流"，仍属中医学脉痹范畴。从临床症状分析原为气虚血瘀，脉络瘀阻失治，化热伤络而致红肿。从左下肢水肿疼痛而言，属气虚血瘀脉络不通；从左内踝部红肿来看，属因瘀化热瘀阻脉络，治疗应整体论治，益气活血，温通经脉，清热化湿。用补阳还五汤加桂枝、水蛭、大腹皮益气活血、通脉利水，配合金银花、连翘、败酱草、蒲公英、生地、黄柏、牛膝等清利下焦湿热、解毒，补泻同施，寒热并用。另外，方中加入大黄，使下焦湿热毒邪自大便而排泄，对于急性热证有加强、加速药力之功。共服药 30 剂，临床症状皆除，此后复查血管超声亦显示明显改善。

肺系疾病

本章共选六种肺系疾病介绍，均系中医治疗。有急性肺炎与肺内感染合并多种并发症，经治疗主证取效，兼症好转。有久病难医过敏性哮喘（螨虫、多型霉菌过敏），每月发病一次，需急诊或住院抢救，静点激素与氨茶碱，经肺肾同治而控制发病。支气管扩张咯血以平肝清肺止血而取效。肺心病按虚喘治疗，以益肺肾、活血解毒而取效。双肺组织纤维化，急性呼吸衰竭，经多家医院住院门诊建议其肺移植，家属未同意，来中医诊治，就诊时呼吸 32次 / 分，心率 156 次 / 分，随身携带氧气吸入，治疗后患儿可背大书包上四楼而不喘；流感中，同班同学 70% 均感冒咳嗽，而他却未被传染；1997 年复查CT，肺较前显著好转；2014 年前来看望诊治医师，述说现已工作，身体健康，每次体检，肺部未见异常，使一例双肺组织纤维化危重症患儿得以治愈，且无后遗症，健康生活 20 余年，体如常人。肺痨、空洞型肺结核两年经抗结核治疗空洞均不闭合，改服中药，以培土生金法治疗 4 个多月，空洞闭合。

以上介绍几种急慢性与难治性的案例，说明中医学对肺系疾病是有很好疗效，应努力发掘、整理、提高。

验案1　高年多病，复受外邪，邪犯少阳，营卫失和，热邪蕴肺，新病痼疾兼治，使新病愈，痼疾缓解（急性肺炎）

——新病痼疾兼治，清热解毒为主治急症，补肾益气养阴扶正气调痼疾

王某，男，71 岁。初诊日期：1992 年 2 月 9 日。

发热伴胸胁部痛 6 天。患者 1992 年 2 月 3 日恶寒、发热，体温 38.3℃，

午后热重，多汗而热不解，咽痛，胸胁疼痛，曾用螺旋霉素及感冒清热冲剂治疗未效而来诊。

[刻下] 上症仍在，尚头胀而木，心烦，不思饮食，小便黄，大便五六日未行。素有高血压、糖尿病、慢性胆囊炎病史。

[检查] 体温 37.8℃，双肺可闻及细湿啰音，唇暗舌暗，苔薄白，尺肤多汗，脉浮弦小数，重按无力。血常规：白细胞 8.6×10^9/L，中性粒细胞 67%，淋巴细胞 31%；尿常规：尿蛋白（++），尿胆原（+++），尿胆素（+）。空腹血糖 206mg/dl，血清胆红素 11.4mg/dl，尿素氮 23mg/dl，肌酐 1.24mg/dl。2月10日拍胸片示"右下肺部感染"。

[中医诊断] 外感发热，证系邪居少阳蕴毒。治法：和解少阳，调和营卫，佐以解毒。

[方药] 以桂枝汤合小柴胡汤加减化裁：桂枝 10g、白芍 15g、生姜 6g、大枣 5 枚、甘草 6g、柴胡 15g、党参 15g、半夏 15g、金银花 25g、连翘 20g、葛根 25g、鱼腥草 30g。3 剂，水煎服。

服上药后恶寒解，体温下降至 36.3~36.7℃，白昼汗少，夜汗尚多，仍感体内有热，胸及右胁肋部仍疼痛，大便已解，小便仍黄，血压 170~180/90~120mmHg，舌质暗，苔微黄，脉弦滑。改以清热解毒，佐以和解。

[方药] 金银花 25g、连翘 20g、生石膏 30g（先下）、知母 15g、党参 15g、半夏 15g、柴胡 10g、鱼腥草 30g、茵陈 25g、菊花 15g、甘草 6g、夏枯草 15g，3 剂。

服上药后体温正常，咽及胸、右胁肋部疼痛消失，头身痛止，心烦消失，小便清亮，仍夜间汗出，汤药改以和解加养阴益肾之品。

[方药] 党参 15g、柴胡 3g、半夏 10g、鱼腥草 15g、茵陈 10g、菊花 10g、黄连 6g、女贞子 30g、生熟地各 30g、龙牡各 30g（先煎）。

服上药 6 剂，盗汗较前减少，但感心中空虚，身疲乏力，舌暗苔薄白腻，脉弦滑。2月19日汤药改以滋阴泻火止汗。

[方药] 黄芪 30g、黄柏 6g、生熟地各 20g、白芍 15g、浮小麦 50g、女贞子 30g、黄精 10g、连翘 10g、鱼腥草 15g，3 剂。

2月22日，服药后盗汗已止，余证亦减轻，复查空腹血糖 152mg/dl，餐后 2 小时血糖 271mg/dl，舌苔白厚腻，脉弦滑，新病已解，汤药改以补肾益气，治疗痼疾。

[方药] 枸杞子 20g、菊花 15g、生熟地各 20g、山萸肉 20g、山药 20g、泽泻 10g、鱼腥草 15g、夜交藤 15g、党参 15g、黄连 6g、粉丹皮 15g、茯苓 10g、天麻 15g。另配合服用消渴丸 10 粒，每日 3 次；六味地黄丸 6g，每日 3 次。

服上药至 3 月 14 日，自觉身无不适，复查血糖、尿糖均正常，两肺听诊未闻及干湿性啰音，胸片示"右下肺部感染已吸收，肺纹理稍粗"。此后停服汤药，用六味地黄丸、消渴丸及复方丹参滴丸巩固治疗。

[分析] 该病例之特点为患者年高，且多种疾病缠身，如高血压、糖尿病、慢性胆囊炎等，病情复杂，本次患者骤然间恶寒、发热、咽痛、身痛等，西药及中成药物不能控制病情，经胸片确诊为肺炎，除此以外尚有尿常规异常、肾功能异常、血糖升高、血压升高。患者年老久病，正气虚衰，复感外邪，邪气正盛，多脏腑病症并存，内伤外感同时并见，针对如此复杂的情况，中医辨证抓住主证，辨清病位，首先解决主要矛盾，此后根据病情变化及时更换药物，新病、痼疾兼顾调治而使病愈。病之初期，患者恶寒、发热、发汗，汗出而热不退，伴有胸胁疼痛，不欲食，辨证示邪在少阳，尚有营卫失和，故以小柴胡汤和解少阳，桂枝汤调和营卫，3 剂药后体温恢复正常。2 月 12 日热已退，但仍有胸胁疼痛，胸片示"右下肺部感染"，尿黄，血压高，舌暗苔黄，脉弦滑。在此期辨证辨病相结合，营卫虽和，少阳之邪有解，但热邪蕴肺，肝经热炽，仍属邪实病盛，故改以清肺解毒，清肝泻热，佐以和解，3 剂后则血压正常，尿蛋白得消，但此时又出现多汗、口干等热病之后伤气耗阴之象，2 月 19 日汤药则加强养阴益气，少用三黄泻火清热，坚阴为辅，盗汗得止。2 月 22 日新病已解，但糖尿病之痼疾仍存，血糖异常。若痼疾不治，正虚于内，尚易招致外邪内侵，频发诸疾，故汤药改以补肾益气，佐以解毒之法并配合消渴丸，使血糖控制在正常范围，复加六味地黄丸滋补肾阴，佐以活血，巩固治疗。经 1 月余调治，使高年患急慢性多种疾病患者得以康复。

验案 2　宿疾复感新邪、邪在太阳少阳之间肾劳（肺部感染、肺水肿）

——清热解毒、宣肺利水治新病，益气养阴控宿疾（肾衰）

朱某，男，68 岁，初诊日期：1993 年 10 月 11 日。

发热 6 天。患者持续发热 6 天，每于凌晨体温渐升，最高达 39℃，热前微寒，发热时思凉饮，头痛眩晕，不咳无汗，曾用吲哚美辛栓纳肛，亦无汗出，其热不退，手足凉，脘腹胀，皮肤瘙痒，大便色黑溏软，小溲正常。

［查诊］面色㿠白，面颊微红，舌体大质淡，苔薄黄而腻，脉沉细数。体温 39℃，血红蛋白 80g/L，血沉 120mm/h。患者慢性支气管炎 20 余年，肾性高血压 10 余年，慢性肾衰，肾性贫血，近日查血尿素氮 65.3mg/dl。

［辨证］系宿疾肾劳，复感新邪，其邪在太阳少阳之间。治以和解少阳、疏散表邪。

方以柴胡桂枝各半汤加味，3 剂未效，体温高达 39.3℃，无恶寒，但发热，身无汗，恶心不思饮食，身疲乏力。苔中心黄厚而腻，脉滑细数。听诊双肺可闻及湿性啰音，胸片提示"双侧肺部感染，肺水肿"。10 月 4 日中药改以清热解毒，宣透化湿。

［方药］金银花 40g、连翘 15g、生石膏 25g、杏仁 15g、佩兰 15g、藿香 15g、白豆蔻 10g、苏叶 15g、荆芥 10g、黄芩 10g、西洋参 10g（另煎兑）、腹皮 15g。6 剂，每日服 2 剂，每 6 小时服 1 次。

10 月 18 日二诊：服药 3 天体温渐退，晚间体温最高 38.5℃，咳痰黏稠，气短，不思饮食，尿量每日 1600ml，大便日 3~4 次，舌苔中心黄褐，脉滑细数。继以上方加强清肺化痰，宣肺利水之力，减去藿香、佩兰、白豆蔻，加入炙麻黄 3g、甘草 6g、葶苈子 10g、蒌仁 10g、炙杷叶 15g、茯苓 30g，仍每日服药 2 剂，6 小时 1 次。3 日后，10 月 21 日体温降至 37.7℃，咳嗽及胸闷均减轻，食纳增加，小便量正常，大便日二行，尚口干思饮，舌脉同前，继以前方稍适加减。

［方药］金银花 25g、连翘 20g、杏仁 10g、炙麻黄 2g、生石膏 20g、甘草 6g、桑皮 10g、黄芩 10g、葶苈子 10g、炙杷叶 10g、瓜蒌仁 10g、地骨皮 10g、

西洋参 15g（另煎兑），服法同前。

至 10 月 29 日体温正常，精神体力均好转，食量又有增加，每日尿量 1700ml，大便日 2~3 次，尚有微咳，肺内啰音减少。复查血尿素氮 47.5mg/dl，肌酐 4.9mg/dl，均较前下降，汤药继以宣肺化痰、益肾利水以兼治其痼疾。

[分析] 患者高年，素有慢性肾衰、肾性高血压、肾性贫血、慢性支气管炎病史，本次骤然起病，西医诊断"双肺感染、肺水肿"，病情复杂且严重，初治以和解少阳、疏散表邪不效，示体虚感邪之后邪热入里，蕴积于肺，立即改以清热解毒为主，以麻杏石甘汤加金银花、连翘、黄芩辛凉疏泄、清肺解毒，佐以疏表宣肺化湿：苏叶、荆芥、藿香、佩兰、白豆蔻，因久病加入西洋参益气养阴，每日 2 剂，每 6 小时服药 1 次，保持中药在血液中持续浓度，药后体温渐降。结合辨病，因其有肾功能衰竭及肺水肿，故于汤药中加入宣肺利水之品，从而使病情进一步缓解，直至体温恢复正常。同时在治疗中，驱邪辅以扶正，有助于正复驱邪外出。该患者通过中药治疗，不仅新病高热、肺部感染得以控制，并使原有宿疾肾功能衰竭得以改善，尿素氮、肌酐均有所下降，此符合肺气得开、秽浊易泄，为治疗肾衰之一法。

验案 3　肺肾不足，痰湿内阻哮喘（过敏性哮喘）

——补气益精定喘治本，清化热痰治标，固肾气，充肺气，治疗哮喘重症

祁某，男，2 岁半，初诊日期：1991 年 12 月 28 日。

反复发作哮喘 1 年余。每次发作均需住院静脉点滴肾上腺皮质激素、氨茶碱等药物，严重时并导致心功能衰竭，曾诊断为"过敏性哮喘（螨虫、多型霉菌过敏）"。哮喘由原半年发作 1 次发展至今每月发作 1 次，来诊时患儿咳嗽无痰，呼吸急促而喘，鼻塞，涕多清白，大便干，每日一行，小便频数，昼夜 17~18 次，每次量少。诊查：呼吸气粗，张口抬肩，喉间痰鸣，口唇发绀。体温正常，心率 180 次 / 分，双肺散在哮鸣音，舌质淡红，苔薄白而腻，脉滑细而数。

[中医诊断] 哮喘证（肺肾不足，痰湿内阻）。

[西医诊断] 过敏性哮喘。治法：补养肺肾、化痰定喘。

［方药］以人参蛤蚧散加减：太子参 6g、五味子 3g、麦冬 9g、杏仁 6g、浙贝母 10g、核桃仁 1 个、知母 6g、沙参 10g、连翘 6g、蝉衣 3g、瓜蒌仁 7g、枸杞子 6g。7 剂，每日 1 剂，水煎，早晚分服。另蛤蚧 1 对，焙干，分 20 包早晚各用汤药送服 1 包。

1992 年 1 月 15 二诊：患儿服上方 14 剂，咳喘已明显减轻，本次发作未经住院抢救即得缓解。现仍咳痰、涕较多，黄白相间，动则多汗。肺内偶闻散在哮鸣音，心率 150 次 / 分，舌质稍暗，苔薄略黄，脉滑数。前方已效，继以原方加入清肺化痰之品：太子参 6g、五味子 3g、麦冬 9g、杏仁 6g、浙贝母 10g、知母 8g、沙参 10g、连翘 10g、瓜蒌仁 7g、丹皮 7g、胆南星 1.5g、蝉衣 3g、牡蛎 10g（先下）、枸杞子 3g。7 剂，每日 1 剂，早晚分服。另：蛤蚧 1 对，服法同上。

1992 年 2 月 19 日三诊：患儿服前方 7 剂后咳喘已止，自停药。本次因外感后发热 1 周，体温 39~40℃，咳而未喘，痰量较多，大便 2 日未解，小便正常，左下肺可闻及散在小水泡音，舌质暗红，苔薄黄腻，脉数。此证系外感肺热，痰热内阻，治以清肺化痰通腑。

［方药］杏仁 6g、浙贝母 10g、金银花 20g、连翘 10g、生石膏 25g、地骨皮 10g、桑皮 10g、知母 10g、瓜蒌仁 10g、炙杷叶 10g、熟大黄 3g、羚羊角粉 0.6g（分冲）、生草 3g，稍加减共服 10 剂。

药后热退，咳止痰消，肺内湿啰音消失，食纳、二便正常。哮喘未作。1992 年 3 月 14 日四诊时上症皆无，唯偶夜间尿床。治以益肺肾。处方：太子参 6g、麦冬 6g、五味子 3g、桔梗 6g、浙贝母 10g、炙麻黄 1g、枸杞子 10g、蝉衣 3g、蛤蚧 1 对，服法同前。患儿坚持服用该方 14 剂，哮喘痊愈，此后未见有发作，夜尿床已好，随父母去美国就学，其外祖母归国言其身体健康，已上学。

［分析］本病例是久喘不愈，日渐加重，咳喘发作甚则心衰，需要抢救的重症病例，久咳肺虚，气阴不足，气失所主而致气短喘促，日久肺之气阴不能下荫，由肺及肾，肾元亏虚，肾不纳气则久喘不愈，心与肺居于胸中，肺肾相互影响，致心气不足，肾脉上络于心，肾的阳气衰微与心密切相关，肾虚肾不纳气，喘重致心阳衰微故引起心衰。此患儿肺肾同治，以生脉饮、人参蛤蚧散补气益精定喘治其本，以杏仁、瓜蒌仁、浙贝母清化痰热治其标，

连翘、蝉衣清热解毒，服 14 剂后咳喘大减。在 3 个月间断治疗过程中，没有因咳喘进行抢救再用西药。肾气固、肺气足、腠理密，故而无外感，肺肾同治，使一例哮喘重症而愈。

验案 4　劳后动怒，肝热上攻，伤及肺络哮喘（支气管扩张咯血）

——平肝清肺，清热凉血，标本兼顾治发作；柔肝凉血，清肺止咳，巩固疗效

付某，男，40 岁。初诊日期：1965 年 1 月 22 日。

患者于去年 9 月因咯血前往某医院诊治，未查出异常。今年 1 月 19 日因劳后复怒，晚间咯吐鲜血 3 次。21 日夜又咳嗽咯血，到某医院检查，诊断为"支气管扩张"。为进一步治疗来我院。

［刻下］咳嗽，痰少色白，时杂有鲜血。胸闷，四肢乏力，耳鸣，夜间咽干。二便食欲均可，眠安。

［诊查］面色黄，精神不振，舌苔薄黄，脉象弦细。

［诊断］中医：咯血；西医：支气管扩张咯血。

［辨证］劳后动怒，肝热上攻，伤及肺络。治法：平肝清肺，佐以止血。

［治疗经过］第一阶段：1965 年 1 月 22 日至 2 月 10 日。方药：白芍 12g、生地 24g、黄芩 9g、荷叶炭 9g、赤芍 9g、茜草 9g、藕节 15g、棕炭 12g、侧柏叶 9g、广角 5g、瓜蒌 15g、荷梗 9g、川大黄 6g、杏仁 9g、苦桔梗 9g。

第二阶段：1965 年 2 月 11 日。经上方治疗后，咯血已止，咳嗽亦清，痰不多。余无新苦。舌苔薄白，脉弦细，再以前法，巩固治疗。方药：白芍 12g、生地 24g、黄芩 9g、荷叶炭 9g、杏仁 9g、贝母 9g、滑石 9g、桃仁 6g、赤芍 9g。

［分析］该病例为支气管扩张伴咯血。患者劳后复怒，肝气不舒，郁热上攻，伤及肺络，遂致咯吐鲜血。方中白芍、生地入肝肺二经，功能调肝缓急，清热凉血；赤芍主入肝经，专清肝火，除血分郁热而凉血；黄芩亦善清肺火。四药相合，共奏平肝清肺、清热凉血之功。同时，佐以广角等大量凉血止血之品，和瓜蒌仁、杏仁、苦桔便等宣肺化痰利气之品，全方标本兼顾，用药

准确精当，直达病所。在治咯血用药巩固治疗中，用药简练，旨在柔肝凉血，清肺止咳。

验案5 肺肾两虚，肺脉瘀阻化热，热结成毒虚喘（肺心病）

——病症结合，补肺肾治本；降气活血解毒治标。慢病缓攻，丸剂取奇效

孙某，男，59岁。初诊日期：1992年5月13日。

咳喘20年，加重5年。患者自1972年间断咳喘至今，1990年因肺心病住院治疗。

[刻下]动则气短，气喘，稍活动则气喘加重，浑身出汗，晨起、午后咳白泡沫样痰，量多，服氨茶碱、硝酸异山梨酯、丹参片有一定疗效，但常年住院、急诊，曾在余处就诊服中药后诸症减轻，感冒减少，大便日2~3次，有时失禁，小便正常。

[诊查]颜面萎黄无华，喉中痰鸣，双肺布满干鸣音，右下肺呼吸音降低，心音被哮鸣音掩盖，听诊不满意，舌黄腻满苔，质红，脉左弦右沉细。

[中医诊断]虚喘（证系肺肾两虚，肺脉瘀阻，久而化热，热结成毒）。治以益肺肾、活血解毒。

[方药]西洋参150g、蛤蚧4对、诃子100g、五味子100g、核桃仁60g、丹参150g、丹皮80g、金银花200g、连翘120g、黄连60g、杏仁60g、厚朴60g、党参80g、肉豆蔻60g、前胡100g。上药炼蜜为丸，每丸6g，每次1丸，日3次，患者来函，自服上方曾配两料，咳喘又减，未曾住院，已上班工作多时。

[分析]本例咳喘长达20年不愈，病史长，病情重，久喘当伤及肺肾，肺失肃降，肾不纳气所致。肺司呼吸，肺虚气失所主，少气不足以息而作喘，肾为气之根，肾虚而不纳气，亦可致喘。喘重则累计心脏，心脉上通于肺，肾脉上络于心，肺肾俱虚则心气、心阳亦不足。本患者往外地，首诊因住院不能来诊，托其他患者带来病例摘要与肺片要求调治。因系久喘，故开方配丸药以缓缓调之，方中以西洋参配蛤蚧补肺益肾，核桃仁补肾助阳增其力，以治肾不纳气之喘，选厚朴、杏仁以降气，本例长期咳喘、时而发

热，源于毒热内扰，故加金银花、连翘、黄连清热解毒控制感染，久病入络加丹参活血。便泻失禁为肺肾两虚下元失固所致，故加诃子、肉豆蔻上敛肺气，下涩肠止泻，和五味子敛肺止咳平喘。全方从多方化裁，辨证与辨病相结合，治以补肺肾为主，以求治本，辅以降气活血解毒，以治其标。慢病缓攻，故以丸剂调治，以取奇功，患者近诊两年，未再犯本病，坚持正常上班。

验案6 肺失宣降，肾不纳气，心气阴两虚，痰瘀阻肺喘证（双肺组织纤维化、急性呼吸衰竭）

——当以心肺肾论治，补气阴，泻肺浊，益精补气定喘获殊效

金某，男，11岁，初诊日期：1995年10月18日。

喘憋、咳嗽2月。患者2月前因受风寒引起发烧，服用氯芬黄敏片及对乙酰氨基酚后发热即退。但2天后患者突发喘憋，呈阵发性加重，伴有口周及指（趾）端青紫，活动后加重，在通辽某医院住院7天，未能确诊，2周后患者仍以喘憋干咳、疲乏无力、夜汗多、食欲差在沈阳某医院住院治疗。

［检查］呼吸32次/分，心率156次/分，双侧扁桃体肿大Ⅱ°，双肺呼吸音弱，肺动脉瓣区第二心音亢进，鼻煽，三凹征（+）。胸片检查：双肺点片状阴影，以右肺中下野为著。心电图为窦性心动过速。血红蛋白186g/L，白细胞16.4×10^9/L，红细胞5.59×10^{12}/L。胸部CT：双肺组织纤维化。临床诊断为双肺组织纤维化、急性呼吸衰竭。经过吸氧，静点红霉素、氢化可的松等抢救治疗，症状好转，激素改为口服泼尼松40mg，日1次。患者10月初来京在某医院就诊，诊断为"肺间质纤维化"，建议住院治疗，患者未住院而求治中医。

［刻下］喘憋气促，咳嗽少痰，疲乏无力，夜汗多，消瘦，二便可，尚服泼尼松25mg/日。

［诊查］呼吸短促，32次/分，气短乏力，干咳，舌质暗，津多，脉弦滑数，心率156次/分。

［中医诊断］肺痿；喘证。证系：肺肾两虚，虚实相兼，痰瘀阻于肺络。治法：补肺益肾，养血活血，清泄肺浊，宣通肺络。

[方药] 西洋参 3g（分冲）、北沙参 10g、杏仁 10g、橘络 15g、桑白皮 10g、地骨皮 10g、当归 10g、生地 10g、川芎 10g、赤芍 15g、丹参 15g、麦冬 10g、五味子 10g、苏梗 10g、细辛 3g。另蛤蚧一对，去头足连体压粉，分 7 天服，每日 2 次。

　　以上方加减化裁，服药 20 剂，患者病情好转，喘促减轻。又服 35 剂，喘促复减轻，体力好转，活动量增加，又服 20 剂，此时增加活血药量，改丹参 35g、赤芍 30g，继服 5 个月，约 300 剂药，患儿可以背大书包上 4 楼而不喘。又坚持服药 5 个月正值东北冬季，家中室温 18℃，室外 –20℃，同班同学 70% 咳嗽感冒，但他却未感冒，未被传染。患者共服用汤药 1 年余，1997 年 7 月追踪复查，患儿身高已 1.78 米，可以打球、踢足球、负重骑车，学习成绩优秀。复查 CT 较前显著好转。

　　[分析] 小儿特发性肺纤维化，是一种原因不明的弥漫性进行的肺间质纤维化，可能是不是一种疾病，而只是多种原因所致的慢性间质性肺炎之终末阶段。临床常见刺激性干咳、气促、进行性呼吸困难和低氧血症为特征，病情常持续进展，最终呼吸衰竭而死亡。发生于青少年，起病多隐匿，预后不良。其发病机制不明，可能为炎性反应、免疫反应、肺损伤、纤维素形成等综合作用的病理过程，目前尚无一种有效的治疗方式，临床常采用的治疗为免疫抑制治疗为主，而以肺移植作为强烈推荐治疗，成为目前唯一有效手段。但鉴于双肺移植及移植后排斥反应、供体少、费用高昂等原因，造成患者术前死亡或移植失败，而移植成功患者虽可提高生存率，部分患者可生存 10 年及以上，但需长期服用抗排斥药物以避免排斥反应。

　　本病属于中医学中的肺痿范畴，是多种慢性病的转归，其发生因有多种疾病在前诱发，多为继发性，可首先考虑一则久病伤及肺，二则萎缩不张，可存在津液不足，无以滋养于肺，使肺枯萎失用。肺主气司呼吸，而肾藏精而主纳气。在人体的呼吸运动中，肺气肃降，有利于肾的纳气，以维持呼吸的深度。肾精、肾气充足，摄纳有权，亦有利于肺气的肃降。故说"肺为气之主，肾为气之根"。此外，肺肾阴阳，相互滋生，肺肾二脏息息相关。而肺病日久，病必及肾，故此治疗时需肺肾同治。且肺之功有宣发肃降，肺宣发肃降不足，则水液代谢不利，日久积聚为痰为饮，病久气虚，虚则化瘀，故此病有虚实夹杂，治疗时应补化同用，补益脾肾，化痰化瘀，上下同治，重在固本培元。

患儿所患"双肺间质纤维化"，临床上治疗很棘手，其根治的办法为"肺移植"，但存在经济上、供体及自身免疫等等问题。中医学无此证名、根据其临床表现可以归属于"肺痿"范畴。

病初突发于外感发热有外邪，继则喘憋阵阵加重，口唇指甲青紫，呼吸达 32 次/分，脉率达 156 次/分，为痰瘀阻肺，肺失宣降，心气阴两虚，肾不纳气所致。来中医就诊时，实象未衰，因病已 2 月，虚象已露，声低气短，其气若断，动则加剧，气促似喘，此因痰瘀阻肺，未得清除，致肺气不降，气阻于上，久之心气阴两虚，肾气虚于下而不能纳气，呼吸不能相顺接，致使病势日渐发展而成危候。中医本"呼出心与肺，吸入肾与肝"的生理功能，当以心、肺、肾论治，补气阴，泻肺浊，清心之虚热，益精补气定喘。方选生脉散、泻白散、四物汤、人参蛤蚧汤加减，以达到益气阴、泻肺热、养心血、活血补肾纳气的功效，而获殊效。使一例危重症得以治愈，今已 20 年，体健如常人，多次在体检中未发现异常，工作生活正常。2014 年来京看望诊治医师，医患双方亲如家人。可见祖国医学是一座伟大的宝库，合理使用其理论与中药不仅可以挽救危亡，还可以使其拥有健康未来。

验案 7 脾肺气阴两虚肺痨（空洞性肺结核经治闭合）

——阴虚日久，阴损及阳，气阴两虚，治以肺脾同治，培土生金

验案 7-1 谷某，男，30 岁，初诊日期：1973 年 2 月 26 日。

咳嗽，胸痛 2 年。患者 2 年前出现咳嗽，右上胸部疼痛，拍胸片示："右上肺 2.5cm×2.5cm 空洞"，诊断为"空洞性肺结核"。曾注射链霉素共 156g，空洞仍未闭合，1972 年在某疗养院住院 1 年，出院时复查右上肺空洞缩小为 0.5cm×0.5cm，出院后未坚持治疗，1973 年 1 月 30 日拍胸片示"右上肺部空洞又较前增大为 2.5cm×2.5cm"，要求中医治疗。

[刻下] 咳嗽无痰，右侧胸痛，纳少乏力，睡眠不佳，腰酸痛，无盗汗及发热，二便正常。查形体消瘦，面色苍黄不泽，舌质淡红，苔薄白，脉弦细。

[中医诊断] 肺痨。证系肺痨日久，阴损及阳，以致脾肺气阴两虚。治

法：培土生金，佐以养肺阴解毒。

[方药]党参20g、白术20g、山药25g、沙参20g、白及20g、桔梗15g、白芍15g、百部25g、山楂25g，每日1剂，早晚分服。

服上方6剂后胸痛消解，食量显增，睡眠好转，但咳嗽黄痰。舌尖偏红，苔薄白，脉弦细，继以上方加桑白皮25g、地骨皮25g、生石膏20g以清肺热。

上方稍加减共服40剂，咳嗽大减，无黄痰，饮食大增，每日主食1斤半，体重增加，体力佳，不觉疲劳，腰痛亦消失。4月3日复查胸片示："右上肺叶1~2肋间有浓淡不均、边缘不清之片絮影，右肺上叶中外带有边缘清晰之斑点影"，印象"肺结核浸润期、空洞闭合"。此后改为丸药。

[方药]党参100g、白术50g、山药100g、沙参100g、白及100g、川贝母25g、桔梗75g、白芍100g、百部100g、桑白皮100g、地骨皮100g、冬虫夏草50g、蛤蚧10g、阿胶100g、山楂100g。以上诸药共研细末，炼蜜为丸，每丸重9g，每次2丸，每日2次。

[分析]肺结核临证以咳嗽、咯血、潮热、盗汗为四大主症，属中医学"肺痨"范畴。该患者患病2年之久，西医抗结核治疗无效，结核空洞日久不闭，此后虽住院疗养治疗1年，结核空洞缩小，但停药又反复，空洞大小同治疗之初。从初诊时症状分析，以咳嗽、胸痛明显，整体看身疲乏力，食少纳呆，消瘦，舌淡苔白，脉弦细，其阴虚、虚火症状不显，而以脾气虚表现突出。故分析病机系阴虚日久，阴损及阳，肺脾气阴两虚，故而肺脾同治。方药中用党参、白术、山药以健脾益气，取培土生金法，脾健气充，使空洞闭合；沙参、白芍以养阴，用桔梗、百部以清肺杀虫，用白及收敛生肌，山楂消食导滞、促进食欲，摄取水谷精微以自养。二诊诸症皆减，但咳嗽黄痰，故加入桑皮、地骨皮、生石膏以加强清泻肺热之功，共治疗46天，肺结核空洞得以愈合。恐其复发以益肺肾健脾丸药巩固之。1973年7月5日来函，回家后体力、精神、饮食均甚好，复查肺片较上次好转。

验案7-2 张某某，男，62岁，初诊时间：2014年8月28日。

患者2014年4月于北京309医院诊断肺结核，4月、8月先后两次于解放军309医院住院治疗，检查胸片示空洞型肺结核，8月查血沉96mm/h，痰涂片抗酸杆菌阳性，诊断为开放性空洞型肺结核，经抗结核药物治疗空洞未能闭合，痰中带菌。前来中医求治。患者就诊时神疲无力，盗汗，消瘦，背痛，纳差，寐不安，舌中心裂纹白苔，脉沉细无力。给予培土生金法治疗，药用：西洋参、党参、白术、山药、黄芪、沙参、白及、桔梗、白芍、百部、山楂、鸡内金等，患者服药4个月余，期间11月6日、1月8日两次复查胸CT，示空洞较前明显缩小；11月6日血沉60mm/h；1月8日血沉22mm/h；痰涂片抗酸杆菌：12月10日、1月8日、2月5日三次复查均示阴性。患者自觉药后精神体力好转，饮食增加，已无明显盗汗、背痛，睡眠、二便均已正常。现仍继续服药治疗巩固。

[分析] 肺结核临证以咳嗽、咯血、潮热、盗汗为四大主症，属中医学"肺痨"范畴。患者患结核1年，又系高年，经抗结核药物治疗空洞未能闭合，且为开放性结核，痰中排菌，血沉加快。从症状看患者食少纳呆、消瘦，神疲无力，舌中心裂纹白苔，脉沉细无力，分析病机系阴虚日久，阴损及阳，肺脾气阴两虚，故而肺脾同治，治以培土生金法，使脾健气充，取水谷之精微以自养。方中大量使用参、术、芪，尚加用西洋参以增加滋阴益气之功。患者为空洞型肺结核不闭合，又系开放性肺结核，治疗3个月余后，血沉下降，接近正常，痰涂片连续3个月结核杆菌呈阴性，11月、1月2次胸CT空洞缩小明显。

余对于本病患者通过健脾益气治疗，使机体得水谷精微自养，辅以百部、白及，取白及治劳伤肺气、补肺虚，百部作为治肺痨咳嗽的要药润肺下气止嗽，以及二者对结核杆菌有抑制作用，共同取效，治疗结核。通方共有三个特点以治疗本病：①培土补气，使脾健肺充，重用补气药：参、术、芪以及山药等，以培土益气生金；②以百部、白及入方，取其有抗结核、治肺痨之效；③使用开胃消食之品，使食增以自养。

本人偶遇患者求治，根据五行五脏相生之理，取培土生金之法而治之取效，1973年曾用此法应患者所求治疗，今隔四十余年仍用此法治疗，虽未观察更多有效病例进行总结，但用此法取效不减当年，可以重复应用取效，广大从事结核病研究的医生可观察、使用、验证，完善其法，中西医结合共同治疗空洞型肺结核，使其早日康复。

消化系统疾病

验案1 中焦虚寒、气滞血瘀胃痛

张某，男，49岁，诊断"慢性萎缩性胃炎"2年余，胃痛2年，2年来多于餐后出现胃脘部不适，间断中西医药物治疗病情无明显改善。1999年5月24日在本院纤维胃镜及病理检查示：慢性浅表性重度，部分区域呈慢性萎缩性中度，肠上皮化生轻度，黏膜水肿轻度，Hp（－）。近9个月来病情加剧，体重下降10kg，曾服其他医生汤药2个月，症状亦无明显改善，故来诊治。

［刻下］平素胃脘部隐痛不适，喜温喜按，呃逆气多，每餐饮食只能吃七八成饱，否则胃胀痛加剧，1~2小时后方可缓解。大便质稀不爽，日2~3次，舌质偏暗，苔薄白，脉沉细。

［中医诊断］胃脘痛；辨证：肝胃不和，寒凝血瘀；治法：疏肝理气和胃，温中活血。

［方药］柴胡15g、川芎10g、枳实15g、白芍10g、香附10g、良姜10g、砂仁10g、丹参30g、延胡索15g、川楝子15g、半夏15g、桂枝6g、旋覆花15g（包）、炒白术25g。每日1剂，水煎早晚分服。

患者服上药7剂后，胃脘部疼痛不适较前明显减轻，疼痛发作时间缩短，由原1~2小时变为20~30分钟，食量略有增加，仍胃脘部堵满及呃逆气多。仍以上方为主加减调治，病情逐渐好转，时常因饮食不慎而致病情反复，稍适加减多可迅速得以纠正。至12月大便已正常，餐后有时已无胃脘部堵闷感，并可食水果。

2000年春节期间，饮食失调，常出现夜间胃脘部胀满不适，打呃频，大便质稀，日2次，舌偏暗，苔薄白，脉沉细。汤药调以和胃降逆、理气消导。

[方药]橘皮15g、竹茹15g、半夏15g、党参20g、炙杷叶20g、旋覆花15g（包）、生姜3片、麦冬15g、苍术10g、厚朴10g、鸡内金15g。

患者服上药后食纳略增，打呃减少，仍便溏，方中加入生黄芪30g、党参23g以健脾益气，药后一般情况均有改善，大便正常，进餐后呃逆多，7月21日方以香砂六君子汤、二陈汤、苓桂术甘汤三方加减，以益气温阳化饮、理气降逆和胃调治。

[方药]党参40g、炒白术40g、木香20g、砂仁10g、半夏15g、茯苓25g、桂枝8g、延胡索10g、良姜6g、陈皮10g、乌贼骨25g、浙贝母15g、鸡内金15g、荜澄茄8g、旋覆花10g（包）、丹参15g。

患者服药后诸症悉除，以汤药减半，2日1剂，巩固治疗。

[分析]该患者为"慢性萎缩性胃炎"，病程较长，病情重，曾中西药物治疗效果不佳，患者来诊时临证一派中气不足、中焦虚寒之表现，治应温中健脾为大法，但考虑到前医所用方剂均属此类，而未奏效，抓住其餐后胀痛为主、呃逆上气、舌质微暗之特点，久病入络，辨证为肝胃不和、胃腑瘀滞，故首先舒肝和胃、活血通络，使胃腑气机顺畅，方可补益。方用柴胡舒肝散、金铃子散、良附丸合方，舒肝和胃，加丹参疏通胃腑之瘀滞。因其脾虚明显，故加炒白术、桂枝温养中焦，药后胃痛缓解。春节期间，复因饮食不慎，致病情反复，以胃脘部堵满、呃逆上气、便溏为主，改以和胃降逆、理气消导，佐以健脾益气使症状缓解，唯餐后呃逆不解，系饮邪阻碍气机所致，以益气温阳化饮、理气降逆和胃收功。余治疗慢性胃痛，强调理气通降，纵然中焦虚寒，亦不可单纯用补益，此方符合"六腑以通为用"之理论。

验案2　气滞血瘀、湿浊化热成毒胃痛

韩某，男，46岁，主诉：胃痛胃胀3个月，初诊日期：1979年7月4日。

1个月前曾因胃痛呕吐，以"幽门梗阻"入外科治疗。经上消化道造影示：不除外溃疡新生物。外科动员手术，因患者不同意而转锦州某医院。于6月13日至及7月3日锦州及天津胃镜检查提示：①胃角溃疡；②慢性胃炎。病理报告：①胃窦重度萎缩性胃炎伴中度肠化；②胃窦角慢性溃疡，周围黏膜中度不典型增生；③贲门左壁慢性炎症伴鳞状上皮增生，偶见腺体鳞化。

［刻下］胃痛胃胀 3 个月，少进食水则痛重，进硬食冷食尤甚，进肉食则恶心，胃内发热，痛处拒按，溲正常，便干。望之面色晦暗褐黄色，口唇紫暗红，舌质暗红，右边有瘀点与紫色条状瘀斑，舌下静脉瘀暗而粗，上行至舌边，舌苔白腻，脉弦滑数。

［中医诊断］胃脘痛；辨证：气滞血瘀，湿浊积于胃中，郁而化热，久而成毒，耗伤正气；治法：活血行气，化湿解毒，兼以扶正。

［方药］桃仁 15g、红花 10g、赤芍 15g、乌药 15g、延胡索 15g、当归 15g、川芎 15g、五灵脂 15g、香附 15g、山楂 15g、郁金 15g、半枝莲 30g、丹皮 15g、党参 25g、薏苡仁 50g。

此后上方增加白花蛇舌草 40g，又加大活血行气药共服 36 剂，胃痛胃胀消失，饮食增加，二便调，舌苔稍白，唇舌紫暗减轻，脉弦滑。

8 月 29 日赴天津复查胃镜：胃底散在陈旧出血点，胃体明显红白相兼，以白为主，血管网粗糙，活检 3 次。胃窦全胃体胃角小形糜烂，活体检查 5 次。幽门正常。病理报告：胃窦前壁重度萎缩性胃炎，伴中度肠化。胃体大弯中度萎缩性胃炎伴轻度肠化，胃角小弯中度萎缩性胃炎。继服中药。

复查后仍以上方改党参 40g、半枝莲 40g，加黄芪 40g、石斛 15g，另山楂 15g、乌梅 5g。煎汤代水饮。又服药 138 剂，患者饮食佳，每餐 4 两，体力日增，可以正常劳动，身无所苦，停药观察 2 个月，饮食体力如常。

1980 年 2 月 1 日复查胃镜：食道、贲门、胃底、胃体均正常，胃内少量清亮胃液，胃壁柔软蠕动良好，黏膜中度充血较粗糙，未见肿物及溃疡。复到天津肿瘤研究单位做四环素荧光试验为阳性，因无临床症状故停药观察。

［追踪］1984 年 2 月 10 日随访，患者发病 5 年，停药观察已 4 年，饮食正常，体力佳，未用其他药物治疗，因无所苦亦未再作胃镜与其他检查。

［分析］关于本例西医诊断，根据患者多次胃镜检查：除有溃疡外尚有重度萎缩性胃炎，伴中度肠化。肠化的胃黏膜在生物化学形态上都与正常胃黏膜不同，很可能这种变异构成了癌变的基础。肠化常在早期胃癌中见到。有人检查 500 例老人的胃，发现其中大部有黏膜萎缩与肠上皮化生，其中有胃癌者 66 例，占检查人数 13.3%。

患者症状消除，体力恢复，检查四环素莹光试验尚为阳性，综合以上各方面检查，本例患者西医诊断：①胃角溃疡；②重度萎缩性胃炎；③溃疡早期癌变？虽然没找到确切的癌细胞，但早期癌变亦不能排除。

本案患者根据其胃痛拒按，面色暗滞，舌有瘀斑及舌下静脉粗大瘀暗，苔白腻，脉弦滑数，故诊为瘀血、湿浊阻于胃脘。方选膈下逐瘀汤，活血祛瘀、行气止痛。肠化生作为一种癌前病变，类似于中医的"湿毒"，故又加入既有清热化湿作用，又有抗癌作用的半枝莲、生薏仁、白花蛇舌草等清热解毒，抑制癌细胞。药后瘀消、湿化，故胃痛明显减轻。以后又相继加重党参、黄芪等补气扶正，以防活血行气伤正，亦补其不足。且活血药得大剂黄芪之补，益增其流通之性。因病理报告有重度萎缩性胃炎，故加入山楂、乌梅煎汤代水饮，以化瘀生津益胃。共服药164剂而临床症状基本消除，胃镜复查：胃底、胃体、胃角、胃窦均正常，未见肿物及溃疡。仅存四环素试验阳性。

以上检查证明经中医药治疗后该患者恢复了健康，胃溃疡与重度萎缩性胃炎已愈。通过追踪观察，虽然四环素试验为阳性，但因患者临床无所苦，已做多次胃镜检查而不欲再查，亦未作其他治疗，仍健康生存，达到临床痊愈。

从此例患者治疗效果看，活血行气、补气解毒、化瘀生津，对溃疡与重度萎缩性胃炎有祛瘀生新、使黏膜修复的能力。使溃疡愈合、萎缩的胃黏膜组织改善，控制其恶性发展，是值得重视的一个新的发现。可惜早期胃癌均手术治疗，此例因坚决不手术得以用中药治疗观察，其效果尚为满意。

验案3　脾虚气滞、瘀血阻络胃痛

尹某，女性，52岁。初诊日期：2014年3月12日。主诉：胃痛多年。

患者2014年1月20日胃镜检查提示：十二指肠球部及球后部数十枚大小不等溃疡，直径0.2~0.5cm，上覆白苔，周围黏膜充血、水肿、反流性食管炎，慢性浅表性胃炎伴糜烂。2014年1月4日幽门螺杆菌（＋）Ⅱ型，2014年1月4日B超检查提示：肝右叶强回声，考虑钙化灶，直径约0.8cm，胆囊壁息肉样病变，直径约0.3 cm。末次月经：2014年2月末，量少，持续10余日。

［刻下］胃痛，痛时脊背部收缩痛，饥饿时及饮食寒凉刺激后疼痛，胃中胀气，嗳气反酸，遇凉疼痛，遇热可缓，夜寐易醒，醒后难以入睡，口干、口渴，二便调，舌暗苔薄白，边齿痕瘀斑，脉沉细弦。

［辨证］脾虚气滞，血瘀阻络；治法：健脾益气，理气活血。

［方药］厚朴 10g、炙黄芪 30g、红参 10g（另煎兑）、炒白术 10g、茯苓 30g、陈皮 10g、木香 10g、丹参 15g、白及 6g、姜夏 10g。

至同年 3 月 19 日患者复诊时诉服药后胃已不痛，胃凉、胃胀气、嗳气、返酸、夜寐不安、醒后难以入睡、口干等症状减轻，食纳可，二便调，舌边齿痕瘀斑，苔薄白，脉沉弦细，继以上方改白术 20g、炙黄芪 40g，加乌贼骨 20g、浙贝 15g。

服药至同年 4 月 22 日患者复诊诉服药后胃凉已愈，恶心、嗳气吞酸等症状减轻，体重增加，气力好。尚晨起口苦、矢气多，背畏寒，目干涩，食纳可，睡眠可，二便调，舌边齿痕瘀斑，苔薄白，脉沉细。上方加减继服，幽门螺旋杆菌转为阴性。后患者诸不适悉除，随访至今未再复发。

［分析］该患者患有十二指肠多发溃疡，浅表性胃炎伴糜烂，反流性食管炎，幽门螺杆菌（+），来诊时胃痛，饥饿时及饮食寒凉刺激后疼痛，胃胀，嗳气返酸，舌边齿痕瘀斑，脉沉细弦。诊断胃脘痛"脾虚气滞、瘀血阻络"，治以调补中焦、理气活血，以补中益气汤加减，复加厚朴、丹参理气活血化瘀，用半夏和胃降逆止嗳气，用乌贼骨、浙贝母制胃酸，保护胃黏膜，石斛补气阴，用白及敛疮生肌，治疗胃黏膜溃疡。上方加减，共服药 42 剂，诸症悉除，复查胃镜，胃黏膜溃疡修复。

验案 4　气郁血瘀、痰热互结（慢性贲门炎）

——属气郁痰瘀互结，阴阳易位；治以小陷胸汤清热化痰宽胸散结，加辛香下降之品治其上，以苦寒行气通其下，加活血逐瘀通其脏腑致关格通顽疾愈。

吴某，女，45 岁，主诉：胃脘部堵闷难忍 5 年，加重半年。初诊日期：1997 年 8 月 15 日（自唐山来诊）。

［现病史］1992 年因生气后致胃脘部堵闷，进食加剧，重则呕吐，在当地医院纤维胃镜检查示"慢性贲门炎"，经中西药物治疗效果不佳。今年上症加剧，7 月份在当地医院复查胃镜结果同上，上消化道造影示"胃炎"。

［刻下］胃脘部堵闷难忍，进食加剧，重则痛苦哭泣，须自行引吐，方可缓解痛苦，以致不敢进食，冷食则症状更剧。大便干结如球，三四日一行，

小便正常。

[诊查] 形体消瘦，面色灰黄无泽，痛苦表情。腹诊：上腹部饱满，压痛，无肌紧张及反跳痛，未触及肿物。舌质淡红，苔薄白，脉沉滑而细。

[中医诊断] 关格病；辨证：气郁痰热互结、久而气滞血瘀，阴阳易位；治法：活血化瘀，行气通腑。

[方药] 瓜蒌 30g、半夏 15g、黄连 3g、丁香 6g、木香 15g、沉香 6g、香附 15g、槟榔 20g、旋覆花 20g（包）、鸡内金 15g、水蛭 4g、山甲 6g、良姜 3g、大黄 10g（后下）。14 剂，水煎服，每日 1 剂，分 2 次服。

1997 年 8 月 29 日二诊：服上药后，近半个月来未出现胃脘部堵闷及呕吐，饮食正常，大便每日一行。昨晚进食蒜苗过多，上症复作，呕吐 1 次，嗳气则适。舌象正常，脉滑略细。药已中病，需再加强活血行气之力，故上方改水蛭 5g、穿山甲 8g、沉香 8g、黄连 4g、良姜 6g、槟榔 25g，以加强活血化瘀、降气行气之力。20 剂，每日 1 剂。

1997 年 9 月 19 日三诊：食纳正常，面色红润，体重增加，大便每日 1~2 次，成形便。舌脉同前，上病至今未发。继服药巩固。

[分析] 关格病名始见于《内经》中，一是指脉象，二是指病理，后世《伤寒论》对关格病定义为上呕吐、下小便不通。《诸病源候论·大便病诸候》认为关格是指大小便不通。后世《鸡峰普济方》指出关格病上有呕吐、下有二便不利。本病例进食则胃脘部堵闷难忍，需引吐方解，且伴有大便不通，当属关格病范畴，持续 5 年，加重半年，身体消瘦，痛苦难言，多方求医未效，可谓顽疾。辨其证为气郁痰热互结，久病入络而成瘀，致阴阳易位而难愈。用经方小陷胸汤加辛香下降之品：丁香、沉香、木香、香附四香并用，以利通窍下降治其上，再加苦寒利气下泻之药槟榔、大黄通其下，加水蛭破陈血逐瘀，取穿山甲走窜行散，通其脏腑，使诸药直达病所，少佐辛热之良姜，防方中苦寒之药伤胃。药后效如桴鼓，使多年之顽疾药到病除。此方虽辛香峻烈，因其为久病痼疾，令其多服数剂以去其病源，防其复作。

验案 5　气滞血瘀、湿热中阻胁痛

赵某，女，13 岁。主诉：厌油腻、恶心 3 年。初诊日期：1993 年 8 月 14 日。

患者于 1990 年春检查谷丙转氨酶及碱性磷酸酶升高，乙肝表面抗原阳性，厌油腻，恶心，迄今已 3 年，经中西药治疗肝功能改善不明显，乙肝 5 项"大三阳"。

[刻下]厌油腻，右胁胀痛，食后慎胀，食少，足跟痛，睡眠可，大便 3~4 日一行，小溲黄。月经 7~9/20~25 天，血色红，有白带，8 月查谷丙转氨酶 270IU/L，碱性磷酸酶 345mg/L，血清胆红素 1.3mg/dl，谷草转氨酶 201IU/L。

[诊查]体胖，神清，面色正常，腹软，肝区叩击痛（+），肝肋下 1cm，脾（-），舌质暗尖有瘀斑，苔薄黄腻，脉弦滑。

[中医诊断]胁痛（慢性活动性肝炎）；辨证：气滞血瘀，湿热中阻；治法：疏肝活血，清热祛湿。

[方药]当归 10g、白芍 15g、丹参 20g、赤芍 20g、柴胡 15g、川楝子 10g、佩兰 15g、藿香 15g、丹皮 15g、砂仁 10g、龙胆草 10g、鸡内金 10g、熟大黄 10g、栀子 10g。

8 月 28 日上方加减，共服 14 剂，食纳佳，可进油腻食物，多食仍腹胀，大便 1~2 日一行，身疲好转，月经 25 日来潮，血较多，平时自感燥热，舌苔薄黄腻。复查谷丙转氨酶 70IU/L，谷草转氨酶 201IU/L，血清胆红素 1.2mg/dl，上方减藿香、佩兰，加青蒿 20g，改栀子 15g。

9 月 14 日~11 月 15 日，上方加减服用，分别于 9 月 28 日和 10 月 27 日两次复查肝功能均正常，复查乙肝 5 项为小三阳。10 月 8 日后减清利湿热之品，加入枸杞子、何首乌、五味子益肝肾之品，患儿体力恢复正常，食量增大，仍有腹胀，心慌已好，大便 1~2 日一行，小便不黄，睡眠好，已恢复体育课，正常活动，上方改为 3 日 1 剂，巩固治疗。

[分析]本例是慢性活动性肝炎已 3 年，虽经中西药治疗，但肝功能一直异常，就诊时查乙肝 5 项为"大三阳"，根据其症状为血瘀气滞、湿阻化热，故用当归、白芍、丹参、赤芍养血活血，柴胡、川楝子疏肝理气，龙胆草、熟大黄、栀子、丹皮清肝湿热，藿香、佩兰、砂仁、鸡内金化湿浊开胃，服 14 剂中药肝功能大有好转，40 剂中药后肝功能正常，乙肝"大三阳"转"小三阳"，此时湿热渐除，正虚为主要矛盾，故减清热利湿之品，加入枸杞子、首乌及五味子，补益肝肾以善后。最终患者食欲大增、体力康复，体重增加，恢复上体育课。两年后见其母随访患儿，自中医药治疗后曾多次复查肝功能

均正常，"乙肝 5 项"检查 1、4 为阳性，余均转阴。

验案 6　气虚血瘀、湿毒内蕴胁痛

宋某，男，44 岁，主诉：肝区隐痛、腹胀半月。初诊日期：1997 年 3 月 20 日。

患者 1995 年体检发现乙肝"大三阳"，但无所苦，肝功能正常，因此未进行治疗，照常工作而较忙累，1996 年 6 月因身疲乏消瘦，检查肝功能异常，仍为"大三阳"遂进行西医治疗，肝功能时好时坏，一直未恢复正常，故来中医诊治，自今年 3 月发现牙齿出血，腹胀，肝区隐痛，偶有刺痛身痒，身疲无力，小便色深黄，大便溏。乙肝 5 项检查：乙肝表面抗原（＋），e 抗原（＋），核心抗体（＋），肝功检查：血清总胆红素（T–Bil）30mg/dl、直接胆红素（D–Bil）10mg/dl、谷丙转氨酶（ALT）320IU/L、谷草转氨酶（AST）120IU/L、碱性磷酸酶（AKP）380IU/L、谷氨酰胺转肽酶（r–GT）360IU/L、血清总蛋白（TP）6Ig/L、A/G：1。

［西医诊断］慢性活动性肝炎，早期肝硬化。

［中医诊断］①黄疸；②癥积；辨证：气阴两虚，气滞血瘀，疫毒内伏，湿热上蒸；治法：益气阴、活血凉血、化湿解毒。

［方药］黄芪 30g、当归 10g、沙参 15g、赤芍 10g、鳖甲 30g、水牛角 20g、丹皮 10g、茵陈 20g、炒白术 40g、茅根 20g、枸杞子 20g、苦参 15g、贯众 20g、土茯苓 30g、生甘草 10g、竹叶 10g。配合乌鸡白凤丸，早晚各 1 丸。

上方服 14 剂，黄疸减退，精神好转，身已不痒，牙出血已止，溲黄减轻，继服上方 14 剂。4 月 22 日来诊：复查肝功，血清总胆红素已正常，谷草转氨酶 60UI/L、谷氨酰胺转肽酶 160IU/L、碱性磷酸酶 280IU/L、血清总蛋白 8g/L、A/G：1.2。舌质暗绛好转，脉同前。上方减丹皮、竹叶，改黄芪 40g、苦参 20g、贯众 30g，加龟板 6g、鹿胶 6g、党参 10g、陈皮 10g。

上方服 2 个月后 6 月 28 日复查肝功能谷丙转氨酶、谷草转氨酶、谷氨酰胺转肽酶均已正常，血清总蛋白 7g/L，A/G1.4，乙肝病毒仍为"大三阳"。患者精神体力均好转，腹已不胀，饮食睡眠大便均正常，已恢复工作，劳累时肝区尚有隐痛。检查脉弦细稍数，舌质暗红稍体胖，面色已不晦滞，改为凉血解毒扶正消减疫毒之法。

［方药］水牛角30g（先煎）、白芍10g、败酱草20g、丹皮10g、柴胡6g、黄连6g、苦参20g、黄芪35g、炒白术20g、龟板10g（烊化）、龟胶6g、枸杞子25g、首乌20g、丹参10g、陈皮10g、生草6g。继服乌鸡白凤丸早晚各半丸。

9月21日复诊，上方坚持服，一直上班工作，自感体力转好，稍累肝区未痛，饮食睡眠均可，大便已正常，小便稍黄，9月初复查肝功正常，乙肝5项表面抗原阳性，核心抗体阳性，摘掉"大三阳"帽子。患者特别高兴，送来礼物被谢绝。脉弦细，舌质稍暗微白苔，嘱上方2日服1剂，再服3个月以巩固疗效。

［分析］此例患者用益气活血、化湿解毒法配合乌鸡白凤丸改善肝功能，使蛋白倒置与症状均得以改善至正常，唯乙肝病毒仍为"大三阳"，改以凉血解毒犀角地黄汤加减为主，辅以龟鹿二仙胶以黄芪易人参，加白术、首乌气阴双补而使e抗原消失。

验案7　肝郁湿阻、毒热内蕴胁痛

薄某，男性，37岁，初诊日期：1991年12月21日。主诉：右胁不适，间断发作13年。

患者于1979年发现乙肝（大三阳），谷丙转氨酶增高，右胁不适，在某医院诊为慢性迁延性肝炎。未经系统治疗，今年9月体检发现肝左叶及右前叶各有2个低密度灶，诊为"多发性肝囊肿"。

［刻下］右胁肋隐痛，生气后明显加重，大便溏，小溲黄，时有身疲。唇暗干燥，舌质暗绛，舌苔黄厚腻，脉沉弦滑细。

［西医诊断］①多发肝囊肿；②慢性迁延性肝炎（乙型）。

［中医诊断］胁痛；辨证：肝郁湿阻，毒热内蕴；治法：疏肝理气，解毒化湿。

［方药］青皮15g、栀子15g、苍术15g、厚朴15g、陈皮15g、甘草6g、延胡索15g、川楝子15g、白芥子10g、板蓝根15g、大青叶15g、滑石20g、香附15g。

服上方2周后右胁仍不适，压之痛减，曾腹泻3天，日3次，腿仍疲乏，舌苔黄厚腻，舌质绛，脉同前，改以育阴清热，疏肝解毒。

　　[方药] 丹皮 15g、青蒿 15g、白薇 15g、女贞子 15g、生地 15g、水牛角 10g、竹叶 15g、丹参 20g、黄连 6g、大青叶 15g、白芥子 15g、柴胡 10g、延胡索 15g、川楝子 15g。

　　1992 年 8 月 19 日上方间断服用 7 个月，肝区痛减，大便正常二日一行，饮食正常，舌质暗红，黄厚腻苔，脉沉，改以化湿养血舒肝。

　　[方药] 当归 10g、白芍 15g、半夏 15g、陈皮 15g、丹皮 15g、水牛角 20g（另兑）、黄连 10g、柴胡 10g、青蒿 15g、白芥子 15g、玄参 15g、麦冬 15g、丹参 15g、延胡索 10g、川楝子 15g。

　　1993 年 2 月 6 日，服上方半年，腹已不胀，右胁时痛，食纳欠佳，身疲，大便二日一行，小便正常，思饮水，舌质红暗，舌苔黄，脉同前。治以清肝凉血解毒。

　　[方药] 玄参 20g、生地 20g、水牛角 20g（另兑）、丹皮 15g、赤芍 20g、黄芩 10g、佩兰 20g、青蒿 20g、地骨皮 20g、延胡索 15g、川楝子 15g、龙胆草 20g、土茯苓 30g、贯众 30g。

　　1993 年 5 月 26 日肝区已不痛，感舌中不爽，经常刮舌，舌苔黄厚腻，舌质暗。改以清营化湿。

　　[方药] 连翘 20g、竹叶 15g、麦冬 20g、黄连 6g、水牛角 15g（另兑）、人工牛黄 2g（分冲）、土茯苓 30g、贯众 30g、柴胡 10g、白豆蔻 6g、丹皮 15g、龙胆草 20g、槟榔 10g。

　　1993 年 9 月 8 日脐上腹痛好转，身疲好转，舌中不爽显减，尚怕热，夜寐多梦，脉弦滑细，舌质红绛。治以清营热化湿。

　　[方药] 生地 30g、麦冬 15g、玄参 20g、连翘 20g、金银花 30g、竹叶 15g、丹参 30g、黄连 10g、佩兰 15g、夏枯草 15g、水牛角 30g（另煎）、牛黄粉 1g（分冲）、柴胡 10g、太子参 20g。

　　上方间断服用半年，后期加入女贞子、旱莲草、枸杞子等药。

　　1994 年 3 月 9 日复查肝功能正常，乙肝 5 项已连续 4 次转阴，"B 超"示：脾缩小至正常范围，胆囊息肉消失。

　　[分析] 本例是慢性迁延性乙型肝炎长达 13 年之久的病人，同时又有肝多发囊肿、胆囊息肉、脾肿大、脾功能亢进的重病人。本例特点：①乙肝大三阳、谷丙转氨酶、谷草转氨酶升高。②右胁隐痛，大便溏薄，身疲乏力，

舌黄厚腻苔，质红绛，此为肝阴不足、湿热中阻，临证要注意养阴不助湿，利湿不伤阴。③首用舒肝解毒化湿法，疏肝理气、解毒化湿，故药后痛减；继以疏肝养阴、凉血解毒、清利湿热之法，最终以清营解毒法收功，以清营汤为主方，加用水牛角 20~40g 凉血活血，人工牛黄 1.5~3g 解毒开窍。④疗效显著：经以上方法治疗后，乙肝 5 项检查 4 次均转阴，谷丙转氨酶、谷草转氨酶降至正常，B 超检查提示脾肿大已回缩到正常范围，胆囊息肉消失。患者身无所苦，已正常工作。

验案 8　肝郁湿阻胁痛

张某，女，48 岁。初诊日期：1998 年 12 月 25 日。主诉：右胁隐痛 1 年 9 个月。

1997 年 3 月份查体 B 超发现肝囊肿直径 8cm×9cm 大小，先后在本院 B 超引导下穿刺抽液 5 次，9 月 25 日抽液后 B 超检查示肝内囊肿 2.5cm×2.9cm，1998 年 3 月 10 日长至 7.2cm×5.8cm，11 月 11 日至 8.9cm×6.4cm。并有脂肪肝、血甘油三酯升高，患者拒绝再次抽液治疗而来中医内科门诊。

［刻下］肝区隐隐作痛，胀满，牵引至胃脘部不适，有时可痛窜右腰部，食纳可，大便质稀，黏腻不爽，日一二行。舌质微暗，苔薄白，脉滑。

［中医诊断］胁痛；辨证：肝郁湿阻；治法：疏肝理气，化湿散结。

［方药］柴胡 15g、半夏 15g、茯苓 30g、陈皮 20g、苍术 20g、厚朴 20g、白芥子 20g、赤芍 20g、延胡索 10g、川楝子 10g、当归 6g、生牡蛎 30g（先煎）、党参 20g。

服上方 14 剂，患者大便畅快，每日一二行，肝区隐痛、胀满均有减轻，服药 1 月余，肝区不适已消失。1999 年 2 月 3 日，加大化湿之力，改茯苓 40g，同时加用软坚散结、逐瘀之品：昆布 20g、猫爪草 30g、蜈蚣 2 条、全虫 3g，改赤芍 30g。服药月余，复查甘油三酯正常，4 月 16 日复查肝囊肿大小较前略有缩小（8.0cm×5.5cm）。此后继以上方稍适当加减并加大散结通络之力（改猫爪草 45g，并加桂枝 6g），佐以扶正（加黄芪 15g）。10 月 13 日复查 B 超，囊肿大小同 4 月份。该患者共服汤药 8 个月，临床症状消失，控制其囊肿生长，并且略有缩小，免于针吸穿刺之苦。

［分析］本案患者肝区隐隐作痛，胀满，肝血亏虚，因虚致秽浊痰湿瘀

于内，大便质稀，黏腻不爽，说明该病患体内痰湿秽浊积聚，脾不运化，且大肠功能失调，故此治疗时本案以疏肝理气化湿浊为主，以二陈汤、平胃散为主方，并加用柴胡、川楝子疏肝理气，当归、赤芍、延胡索养血活血、理气止痛，牡蛎软坚散结，并佐以党参健脾益气、扶正祛邪，攻补兼备，以化湿浊、散结逐瘀为主而奏效。尤其在降血脂（甘油三酯）方面疗效较为理想，说明中药降血脂一定要辨证论治，而非简单的活血化瘀。

验案9 湿浊积聚胁痛

赵某，女，60岁，初诊日期：1985年5月6日。主诉：右上腹疼痛1年。

患者近1年来每劳累时发现右上腹部隐痛不适。1984年5月在当地医院腹部B超发现肝右叶有一小肿物如蚕豆大小，未引起注意。1985年1月复查肿物长至3cm×4cm大小，考虑为"多囊肝"，即肝左叶10.5cm×6.5cm，右叶14.4cm，肝右叶内可见多个无回声区，最大直径7.2cm，边缘清晰，后壁回声增强。患者于5月6日收住院。

[刻下] 劳累时肝区隐痛不适，腹部胀满，肝区痛甚时常及右侧腰部。口苦，大便偏干，每日一行。舌质暗，苔薄白，脉弦细。

[中医诊断] 癥积；辨证：气滞血瘀；治法：化瘀行气，软坚散结。

[方药] 桃仁6g、丹皮10g、赤芍15g、乌药10g、延胡索15g、当归15g、川芎10g、五灵脂10g、红花9g、枳壳6g、香附10g、牡蛎30g、鳖甲30g、土鳖虫6g、黄芪20g。水煎，每日1剂，早晚分服。

患者服上药7剂后肝区隐痛不适、腹胀及腰痛均已缓慢解，唯左、右侧卧位时右胁下疼痛，只可平卧。继服前方。此后汤药减去五灵脂、赤芍、川芎，加入海藻40g、昆布40g、柴胡10g等以加强散结之力。药后出现上腹部饱满、胀痛、便稀，6月24日调整汤药，养血活血行气散结：当归30g、白芍20g、柴胡15g、青皮10g、党参30g、桂枝10g、莪术6g、香附15g、槟榔20g、土鳖虫10g、海藻25g、黄芪20g、茯苓30g、泽泻15g，并用"十香暖脐膏"外敷肝区。服用上药后症状减轻，至7月2日已可短时间侧卧而无不适，上腹部饱满胀痛消失，复查腹部B超示肝大基本同前，肝内最大囊肿直径6.5cm，较前有缩小。7月10日出院，返当地巩固治疗。

[分析] 多囊肝依其临床症状，多考虑属中医学"右胁癥积""胁痛"等

范畴。《杂病源流犀烛》云："癥者……其原由胃气衰，脾元弱，邪正相搏，积于腹中。"故其病总属本虚标实，肝血不足、脾气虚弱，以致气滞、血瘀、水停于肝经，而成癥积、囊肿、胁痛。就该患者而言，初来诊时以右胁下癥积、疼痛并窜及腰部、口苦、便干为主症，邪实突出，故首以化瘀行气、软坚攻结之膈下逐瘀汤加减治疗，使临床症状迅速得以改善。但病人年高病久，肝虚失养，脾气不足，且泻实之品久用易伤正气，后一阶段汤药攻补兼施，治以养血益气、软坚散结、温通血络之法，并用"十香暖脐膏"外敷，共治疗不足 2 个月，肝内囊肿得以缩小。

验案 10　肝郁血虚、肝气犯胃癥积

李某某，男，45 岁，初诊日期：1996 年 10 月 27 日。主诉：疲乏 8 年，腹胀 2 年。

患者因腹胀、肝区不适就诊于石景山区医院，查腹部 CT：肝脏大小形态正常，肝内可见散在多个大小不等圆形低密度影，直径为 0.8~2cm，脾大。诊断为多囊肝、脾大。患者同时有乙肝小三阳病史多年。为求中医治疗就诊于我处。

［刻下］面色晦暗，疲乏无力，步行较短距离即感乏力，需休息。纳差，无食欲，睡眠差，伴有腹胀，两胁不适。舌苔黄厚腻，脉弦。

［中医诊断］癥积；辨证：肝血不足、肝脉失养、胃失和降；治以疏肝理气和胃、养血柔肝、软坚散结。

［方药］黄芪 30g、当归 10g、白芍 10g、柴胡 10g、茯苓 20g、焦槟榔 10g、煅牡蛎 30g、鳖甲 20g、北沙参 15g、鸡内金 10g、焦山楂 15g、猪苓 20g、何首乌 20g。

患者服此方 30 余剂后，觉疲乏明显减轻，食量增加，睡眠转好，尤以两胁不适及腹胀明显缓解，可行走较长距离，但未复查 CT。一直以前方加减治疗，患者治疗半年后停药，一直未再诉腹胀及两胁不适，精神状态佳，纳眠均好转。

［分析］多囊肝属常染色体显性遗传性疾病，其囊肿生长甚为迅速，并且不断产生新的小囊肿。囊肿内的压力也较高，导致肝脏的体积不断增大。常需要进行手术及肝移植治疗。因囊肿不断生长导致肝脏体积增大压迫其他脏

器会出现黄疸、恶心、呕吐、疲乏、腹痛、腹胀、两胁不适等诸多症状，患者常很痛苦，中医中药虽不能完全根治此病，但可帮助患者减轻临床症状，控制多囊肝生长速度，乃至可以使部分小囊肿逐渐缩小。余在治疗本病时多从肝脾肾三脏着手，针对本患者辩证采取疏肝理气和胃、养血柔肝、软坚散结之法。患者病程长，发现时已有脾大，久病肝失所养，治以养血柔肝，选用当归、白芍、首乌养肝血以柔肝，柴胡疏肝理气并引诸药归于肝经；槟榔、鳖甲、牡蛎软件散结治疗脾大；沙参、内金、焦山楂清热生津，理气消食；茯苓、猪苓淡渗利湿消囊肿；同时用黄芪补益正气，以利扶正祛邪。整个方子攻补兼施，养消结合，最终患者虽未复查 CT，但其不适诸症明显减轻，生活质量得到明显提高，8 年疲乏终于得到明显缓解，精神状态亦佳。

验案 11 肝郁血瘀、毒邪内侵胁痛

李某，男，43 岁，初诊日期：1997 年 9 月 2 日。主诉：肝区隐痛 4 月余。

患者 4 月前无明显诱因出现肝区隐痛，伴有阵发性刺痛，身疲乏力，在单位体检时发现肝功能多项指标异常，在某医院腹部 CT 示"肝左叶前方占位性病变"，不除外恶性病变，9 月 9 日在本院 MRI 确诊"肝左叶血管瘤"，并发现"在肝左叶及肝右叶后段各有一病灶，直径约 2~3cm 大小，性质不清"。

［刻下］肝区隐痛，阵发性刺痛及跳痛，神疲乏力，面色褐暗，情志郁闷，胃脘部及脐周疼痛，左侧髂前窜痛，饮食及二便正常，舌体小质红，苔少，脉滑细稍数。

［中医诊断］胁痛；辨证：肝郁血瘀，邪毒内侵；治法：疏肝活血解毒。

［方药］当归 10g、白芍 10g、柴胡 10g、川楝子 10g、郁金 10g、延胡索 15g、木香 10g、板蓝根 20g、山豆根 10g、黄芪 30g、桃仁 10g、乌梅 10g、甘草 10g、鸡内金 10g、山楂 15g、薄荷 6g。

患者服上方 10 余剂后脘腹疼痛消失，肝区隐痛亦解，精神好，体力佳，仍有肝区短阵刺痛，数秒钟即过，左髂前窜痛亦不明显。10 月 14 日上方改黄芪 50g，加大益气之力，同时减桃仁、木香加入龙葵 20g、蛇莓 30g，加强解毒之力。

药后患者一般情况继续好转，有时肝区疼痛数日不发。至 12 月上旬，肝功能复查各项指标正常，方中加大益气解毒之力，并加入水蛭活血逐瘀，促

进肝区肿物消散。至 12 月 31 日在本院复查肝 MRI+CT，示"肝内血管瘤与 1997 年 9 月 4 日片比较变化不大，肝左叶及肝右叶后段病灶与前片比较已不明显近消失。全肝无恶性病变征象"。

按：该患者病情复杂，西医诊断：①肝功能损害；②肝内血管瘤；③肝内两处占位性病变，性质不清（未行肝穿难以确诊）。中医辨证本病当从肝论治：一辨肝痛，肝区隐痛示肝之阴血不足，肝失濡养；二辨肝区阵发刺痛跳痛，结合肝内血管瘤及占位性病变，示肝血瘀阻气滞所致；三辨面色褐暗、舌红脉数，结合肝功能异常，示毒邪内侵、肝体受损。在治疗方面，紧扣以上三点，治以滋养肝血，补益肝阴，在此基础上，理气活血，化浊解毒。养肝阴药选用当归、白芍、首乌、枸杞子；敛肝化阴选用乌梅、甘草；疏肝理气选用柴胡、郁金、青皮、薄荷，且用量均不大，与上药相合，使行气而不化燥伤阴；用丹参、延胡索、川楝子、桃仁活血理气止痛；加板蓝根、山豆根、龙葵、蛇莓解毒化结。

《金匮要略·脏腑经络先后脉证》谓："见肝之病，知肝传脾，当先实脾"，该患者症见身疲乏力、极易疲劳、大便溏稀等，知肝病犯脾，方中加黄芪益气健脾，加木香、鸡内金、山楂以行气开胃消导，以防因肝病犯脾致食积内停。

该患者服药 4 个月，临床症状消失，肝功能恢复正常，复查 MRI 肝内 2 处病灶几近消失，体重增加 2.5kg。

验案 12　湿热郁阻胸膈噎嗝（食道憩室炎）

——患者食道两处憩室致食道重度气机阻滞，无法进食，诊为"噎嗝"，治以化浊行气降逆而愈。

刘某，女，58 岁。初诊日期：1978 年 2 月 22 日。主诉：进食噎痛 1 周。

该患者 20 多天前曾患感冒，经治疗后好转。但饮食日渐减少，口淡无味，少进食物则感食物通过处不适，有堵闷感，后背处亦不适。1 周前复因不思食曾吃一小片酸菜，吃后胸膈部堵闷加重，继则进食如刀割样疼痛。四肢无力，不欲动。2 月 18 日做食道钡餐造影，有两处食道憩室，诊为食道憩室引起憩室炎。

[刻下] 已 1 周多不能进食，少进流食一二匙则感到食物通过处热痛如

刀割，旋即吐出。近3天水米未进，卧床不起。但胸膈部仍痞满而胀。后背部热而跳痛，吐白沫，口干胸痛，稍有咳嗽，已3天未大便，身重四肢无力。

[诊查] 精神萎靡，面目虚浮，脉沉弦细稍数，舌苔厚腻而垢。

[中医诊断] 噎膈；辨证：湿热秽浊郁阻胸膈，气结于上，湿郁于中，下焦不通，以致关格；治法：清化湿热，通关化浊。

[方药] 杏仁15g、薏苡仁（炒）20g、白豆蔻15g、厚朴20g、半夏15g、滑石20g、竹叶15g、槟榔30g、木香15g、郁金20g、菖蒲15g、黄芩15g、佩兰15g、藿香20g、火麻仁20g。

上方服2剂后大便已通，昨晚稍进油茶面，未见刀割样痛，后背跳痛显减，但仍身疲无力不欲动。脉同前，舌苔厚腻显退。继服上方6剂后，胃脘食管进食已不噎，晨起能食一碗高粱米饭，但多食胃脘尚有胀感。后背酸痛，但可耐受，大便两日未行，身疲无力好转，脉沉滑细无力，舌苔垢腻退尚有白腻苔，热势已去，关格已通，但正气已虚。再以上方加益气、行气，活血化瘀之品，以去其瘀滞，调理善后。

[方药] 杏仁15g、薏苡仁（炒）20g、厚朴20g、半夏15g、滑石20g、竹叶15g、槟榔30g、郁金25g、菖蒲15g、佩兰15g、藿香20g、党参40g、丹参20g、没药10g、白豆蔻15g。

3月6日，追踪观察，服上方3剂后，胸膈后背部痛胀悉除，饮食正常，可以进行正常家务劳动。

5月23日，食管钡餐检查尚有一憩室，余未见异常。

[分析] 本例患者中医诊为"噎膈"，往诊时已8天未进食物，且食管部位堵闷，疼痛，少进流食则噎痛而吐，面色苍白，精神萎靡，卧床不起，经西医诊断为食管憩室炎，无特效疗法，经用中药清湿热、化浊通关法，方以三仁汤加行气润肠通便药，6剂药后病衰其大半，可进食一碗高粱米饭。又加入补气活血药3剂，诸证悉除，经过2次追踪，临床无噎痛症状，复经拍片尚存一个食管憩室，已无炎症。

根据辨证，治以清化湿热、化浊邪、行气通关，一次知、二次效、三次愈，共服9剂药，诸症均除。

验案 13　气滞痰阻、胃气上逆呃逆（膈肌痉挛）

——呃逆病因皆为痰湿气滞交阻于中，腑气不通，胃气上逆。治疗当以化痰湿理气通腑降脾胃之气，尚可加用"苏合香丸"辛温开窍，芳香化痰浊，减少复发。

徐某，女，49岁，初诊日期：1997年10月22日。主诉：反复呃逆2年余。

患者无明显诱因近2年多次反复呃逆，每次持续数月之久，发作时呃声连续不断，痛苦难忍，以致无法正常生活。1996年曾在本院住院治疗2月余，诊断膈肌痉挛。曾用理气、活血化瘀、健脾温阳等法配合静脉点滴而奏效。出院后半年又复发（即本次），曾在北京多家医院治疗，服汤药几十剂不见效，来本院门诊请余医治。

［刻下］呃逆不断，声音短促而有力，在说话、进餐、睡眠时止，余时发作不能自制，伴有胃脘部堵闷如窒，前额及双侧太阳穴发紧如裹，大便干燥，4~5日一行，舌质偏暗，苔黄薄而腻，脉沉弦而滑。

［中医诊断］呃逆；辨证：胃中气滞痰阻，胃气上冲；治以理气化痰，降逆通腑。

［方药］瓜蒌40g、焦三仙20g、厚朴20g、木香15g、郁金20g、莱菔子20g、藿香15g、佩兰15g、白豆蔻10g、砂仁10g、槟榔20g、大黄10g（后下）、红花10g，每日1剂，水煎分2次服。

患者服上药7剂后，呃逆频度减少，头紧如裹好转，大便每日1次。仍感胃脘部堵闷，继以上方增其制继服。再服7剂后病情无明显变化，呃逆未止。11月12日，汤药不变，并中用苏合香丸，1丸/次，2次/日。

7日后复诊：呃逆止，每日只偶发二三次，每次发作四五下自止，头部及胃脘部不适已解，大便正常，身无不适。继以汤药7剂加苏合香丸早晚各1丸巩固，追访半年无复发。

［分析］呃逆是胃失和降，胃气上逆动膈所致，以气逆上冲，喉间呃呃连声，声短而频，不能自止为主要表现的一种脾胃病证。西医认为是由膈肌痉挛所致。现代医家将呃逆分为8类，包括胃中寒冷、饮食停滞、胃火上逆、痰饮内阻、肝气犯胃、脾胃虚寒、胃阴不足、瘀血阻滞等。而该患者之呃逆，

非上述单一类型，证症为痰湿气滞交阻于中，腑气不通，胃气上逆，病情复杂。其中痰湿、气滞交阻表现在头紧如裹，胃脘部堵闷不适；腑气不通表现为大便秘结，数日一行，日久化热则苔黄而干。胃气壅滞，下行不通，则上逆致呃逆连续不断。余采用化痰湿（瓜蒌、郁金、藿香、佩兰、白豆蔻），理气（厚朴、木香、莱菔子、砂仁）、通腑（槟榔、大黄、全瓜蒌）降脾胃气之方，加用焦三仙以化滞，红花以活血，使患者症状有所减轻，但未尽除。分析其为药中芳化不足，痰浊气滞，胃气不降，故在汤药基础上加用"苏合香丸"辛温开窍，理气药芳香化痰浊，终使药到病除。在辨证论治的前提下，加用苦香开郁散滞之品，治疗此类疾病，依余之经验乃有效之法。

验案 14 肝郁气滞、腹气不通腹痛（急性胰腺炎）

——以大柴胡汤为主方，辅以行气导滞，疏肝理气通腑，活血清热而效。

朱某，女，30岁，初诊日期：1981年8月22日。主诉：左上腹部疼痛、发热2日。

患者前日上午生气后致左上腹部突然疼痛，呕吐1次为胃内容物，继则左上腹胀痛难忍，去医院急诊，查血淀粉酶128单位，诊为"急性胰腺炎"，给予西药对症处理，效果不显，此后又呕吐2次为胃内容物及清水，吐后腹痛不减，昨晚体温38℃，不能进食水，今日急来中医就诊。

[刻下] 左胁肋及脘腹部胀满，阵阵如钻钉样上冲疼痛，剧烈难忍，呻吟不止，未吐，无排气，不敢进食，二日无大便。查：急性病容，左右腹部叩之如鼓，触痛（+++），无反跳痛。舌红，苔黄厚腻而干，脉弦稍数。

[中医诊断] 腹痛。辨证：肝郁气滞，秽浊瘀滞，腹气不通。治以疏肝理气，通腹化浊。

[方药] 柴胡15g、枳实25g、黄芩15g、半夏15g、郁金25g、延胡索15g、厚朴25g、槟榔30g、大黄15g、金银花25g、连翘15g。

8月28日二诊：服上药1剂即大便通解，腹胀消，腹痛显减，证衰其七八，继服上药至今共7剂，腹已无胀痛，体温正常，左上腹部压痛（-），大便通畅，饮食正常。复查血淀粉酶正常，上方减量服之以巩固。

［分析］该患者发病急骤，病情进展迅速，血淀粉酶升高，西医诊断为急性胰腺炎。并出现呕吐，但吐后腹痛不减，病前有情绪改变，肝气郁结，而有胁肋脘腹胀满，钻顶样剧痛难忍，为气滞难通之象，下有便秘，秽浊内阻，体温升高，化热而致，舌苔黄厚干腻，脉象弦数。中医辨证示肝气郁滞，秽浊中阻，使中焦气机逆乱，秽浊不清，郁而化热，腑气不通而致关格。"六腑以通为用"，故治以疏肝理气，通腑泻浊，以大柴胡汤为主方，复加以行气导滞、活血清热之品，药后便通，秽浊得以外排，气通腹胀、腹痛得以缓解，发热退，体温正常，淀粉酶亦恢复，本例急症得以治愈。

验案 15　气虚湿阻腹痛（溃疡性结肠炎）

——先行气化湿益气扶正，配合锡类散、三七粉灌肠，后以黄芪健中汤、芍药甘草汤加活血药改善其肠中血运，温中补气而收功。

凌某，男，52 岁，初诊日期：1992 年 6 月 10 日。主诉：大便下黏液 5 年余。

患者腹痛 5 年余，曾 7 次肠镜检查诊断为"慢性结肠炎"，均有不同程度红肿，经中西药灌肠等治疗无效。

［刻下］腹痛位于脐部，左下腹隐痛较重，按之无改善，与冷热无关，大便黏液黄色，小溲正常，身乏力。检查：神清，舌体大，质暗，苔薄白，脉弦，脐周腹部有压痛。

［中医诊断］腹痛；辨证：气虚血瘀、湿浊下注；治法：益气理气缓中之药内服，以活血止血、消炎止痛药灌肠。

［方药］内服：黄芪 25g、党参 15g、白术 15g、陈皮 10g、升麻 10g、炒当归 15g、柴胡 6g、砂仁 10g、白芍 40g、甘草 10g、木香 10g。

灌肠：锡类散、三七粉各 2g 加水 200ml，温水溶解保留灌肠 30 分钟。

1992 年 6 月 24 日：上方服 14 剂未效，舌脉同前，改以柴平汤加减，行气化湿益气，方药：柴胡 10g、半夏 15g、厚朴 15g、陈皮 15g、苍术 15g、砂仁 10g、白豆蔻 10g、乌药 15g、党参 20g、丹参 20g、黄芪 15g。灌肠药加附子 6g，煎后用汁化锡类散、三七粉灌肠。

7 月 1 日：上方服 7 剂，腹痛时轻，大便不稀，有少量黏液日一行，饮食尚可，矢气减少，舌质暗体大，脉滑细力差，改以温中健中：黄芪30g、白芍40g、桂枝10g、生姜3片、大枣10枚、冰糖30g、延胡索15g、乌药15g。

7月11日：上方服10剂，大便未见黏液，舌脉同前，上方加大温中补气药，并加入活血通络以巩固治疗：黄芪40g、白芍50g、桂枝15g、吴茱萸6g、白术20g、党参25g、生姜3片、大枣5枚、没药10g、甘草10g。14剂。

［分析］本病系慢性结肠炎，横结肠、降结肠、乙状结肠、直肠均有不同程度的炎性改变，大便呈黏液便长达5年余，曾经中西药治疗、灌肠等方法均未取效。今以补中益气汤、芍药甘草汤（白芍40g），缓急止痛，外用锡类散、三七粉活血止血、解毒消炎仍未效，改用柴平汤加味：党参、黄芪、砂仁、白豆蔻、乌药行气扶正，药后腹痛减轻，大便中黏液减少，矢气亦减。最后以黄芪健中汤、芍药甘草汤加活血之没药改善其肠中血运，温中补气而受功。

验案16　脾肾阳虚泄泻（过敏性结肠炎）

——健脾祛湿、泻木安土、温肾固涩三法同用治其久泻而愈。

金某，女，32岁，初诊日期：1978年6月29日。主诉：频繁腹泻1年余。

患者自1977的四五月份开始频繁腹泻，最多每日大便8~9次，粪质多为消化不良之食物，且含有白色黏液。平素大便日2~3次成形软便。今年3月份在天津某医院诊断为"过敏性结肠炎"，且症状加剧，并出现腹痛，在锦州某医院先后住院2次共3个月，中西药物治疗效果不显，出院后来求余治疗。

［刻下］每日大便5~6次，粪质稀，多为不消化食物，且伴有白色黏液，腹胀，左下腹部疼痛，怕冷，左侧腰部酸痛，舌体大，舌质淡红，苔根部薄白稍腻，脉沉滑细。

［中医诊断］腹泻；辨证：脾虚肠风；治以温中健脾，化湿疏风。

［方药］党参30g、白术30g、茯苓30g、泽泻20g、陈皮15g、山楂15g、白芍20g、防风15g、乌梅15g、甘草5g、破故纸20g、诃子15g、肉桂5g。

患者服用上药约20剂，大便次数逐渐减少，便质溏稀，不消化物及黏液消失，左腹痛及左腰痛亦不明显，唯仍腹胀，排气量多。于上方加入厚朴15g继服。

服药至 7 月底，大便已日 1~2 次，溏软，左少腹部轻微热胀感，晚间腹中肠鸣明显。食量明显增加，一餐主食 3~4 两，舌脉同前，继以上方加减：改白术 20g、山楂 25g、诃子 20g。

8 月上旬，因饮食不当出现症状反复，水样便，日 1~2 次，腹胀肠鸣，有振水音，并阵发性左少腹胀痛，继以上方减甘草，加官桂 15g、川椒 3g、厚朴 15g、苍术 15g。

服药至 8 月底，上症完全缓解，大便每日一行，稀便，腹痛腹胀消失，继以上方巩固至 9 月中旬，大便已成形，偏软，方中去防风、诃子、川椒，继续巩固治疗，至 10 月中旬停服汤药，改为人参健脾丸 1 丸，2 次 / 日，并以乌梅 15g 煎汤每日服用。至 10 月底，舌根部黄厚腻苔已退去。此后坚持成药治疗，偶出现便溏时，服上方药数剂即愈，至 12 月份，病已痊愈。

[分析] 该患者西医诊断"过敏性结肠炎"，病史 1 年有余，其临床表现特点以腹泻为主，而腹痛不剧，故中医诊断为"腹泻"。大便质稀，多为不消化食物，伴有白色黏液，腹痛而冷，伴有腰痛，舌质淡体大，脉沉滑而细，中医辨证应属脾虚，脾虚而不健运，致完谷不化而致泄泻；清浊不分，故至水样便，久泻伤及脾阳，肾阳亦虚，故方中用人参、白术、茯苓、陈皮、泽泻以健脾化湿止泻；因其泻阵阵加剧，又采用泻木安土法以理脾胃，以酸收之，加乌梅、甘草、白术相伍；再温肾以健脾。《医学入门·泄泻》中曰："凡泻……久则升提，必滑脱不禁，然后用药涩之"。故用破故纸、诃子、肉桂以温肾固涩。诸药合用，将健脾祛湿、泻木安土与温肾固涩三法融为一体而速收佳效。

验案 17　脾肾两虚泄泻（肠易激综合征）

——本病病在脾肾，治当温补，以四君子汤与四神丸合方加味，温补先后天，尚可加入行气和胃与收敛之药，对久泻可取效。

司马某，男，61 岁，主诉：食后腹胀、腹泻 1 年半。初诊日期：1997 年 8 月 29 日。

患者自 1996 年春季开始无明显诱因出现食后半小时即腹胀、肠鸣，继则腹泻 3~6 次则安，稀便，重则便如水样，无黏液及脓血，伴小腹部下坠，无恶心呕吐。曾多次行胃肠镜检查及腹部CT检查，未发现有占位性病变及其他异常所见，诊断为肠道激惹综合征，经中西医药物治疗均无效，今来我院中医内科门诊治疗。

[刻下] 食后半小时即腹胀，肠鸣，继则腹泻3~6次，稀便或水样便，自发病以来体重下降10kg。神疲乏力，头晕，手足僵木无力，持物不稳，手足麻木，口干。

[诊查] 双目少神，面色㿠白无华，形体消瘦。腹部软，无压痛、反跳痛及肌紧张，未触及肿物，肠鸣音活跃，舌体大，质暗，苔薄而微黄，脉沉细力弱。

[中医诊断] 泄泻；辨证：脾肾两虚运化失常；治以温肾健脾，固肠止泄。

[方药] 西洋参（另煎）10g、炒白术40g、茯苓30g、党参10g、陈皮10g、破故纸10g、肉豆蔻10g、吴茱萸6g、五味子15g、赤石脂15g、煅牡蛎（另煎）30g、石斛20g、山楂20g、鸡内金10g、青皮10g、砂仁6g、当归6g。每日1剂，早晚分服。

9月3日二诊：患者服上药5剂，药后排气增多，腹胀明显减轻，进餐后无腹胀，肠鸣，稀便，近2日来未解大便，亦无不适，身疲无力好转，仍感力弱，舌象同前，脉较前有力。上方改炒白术30g，减赤石脂，加黄芪10g，减青皮10g，以增强其补气之力。

9月10日三诊：大便已正常，每日一行，无腹胀、肠鸣，体力增加，已不头晕，面色已有光泽，上方改黄芪30g，加白芍6g，继服，体力逐渐恢复，再无腹泻而愈。

[分析] 肠易激综合征以食后腹痛、肠鸣、腹泻、便无脓血、形体消瘦为特征，中医学无此病名，依其症状，按泄泻论治。分析该病人乃脾胃气虚，水谷运化失常，脾气不升，胃气难降，进食肠鸣，继则泄泻，因无邪扰肠间，无热盛肉腐，故便无脓血。其病史已久，久泻致命名命门火衰，不能温煦脾阳，愈泻愈重，一般止泻药物难以奏效。又患者面色㿠白无华、形体消瘦、四肢麻软无力等，此乃脾肾阳虚，水谷之精微不能濡润之征。综合分析，病在脾肾，治当温补，余选用了四君子汤与四神丸合方加味。《太平惠民和剂局方》之四君子汤是根据"衰者补之""损者温之""形不足者，温之以气"

的治疗原则而立，用人参、炙甘草、茯苓、白术益气补中、健脾养胃，治疗脾胃气虚便溏、肠鸣泄泻之方剂；四神丸用肉豆蔻、补骨脂、吴茱萸、五味子以温肾暖脾止泻，泻尚有肾命火衰，不能专责脾胃，余将以上两方结合适用，先后天之本同治共补，同时加入西洋参、赤石脂、牡蛎以加强其益气收敛之功，复用青陈皮、砂仁、鸡内金、山楂以行气和胃消除腹胀，助消谷纳食，补中有行，补而不滞；久病入络而用当归和其血。诸药合用，使补而不滞，温而不燥，涩而不塞，行气而不伤正，共奏健脾、温肾和胃、止泻之功。患者服药后，很快症状减轻，胀除泻止，精神体力恢复正常。

验案18　表解里未和，湿热秽浊内阻（呕吐泄泻）

——外感汗后，表解里未和，治当以和胃顺气清化湿浊而取效。

石某，女，60岁，初诊日期：1963年10月26日。主诉：呕吐腹泻4日。

患者1周前因感寒后发热，服发汗药后热退仍头晕身无力、恶心呕吐及腹泻已4日，呕吐初为胃内容物，后为清水及苦水，腹痛，腹泻稀水样便，每日5~6次，便无脓血，无里急后重，已4日不能进食。舌质绛苔白厚腻，脉沉弦滑数。

[中医诊断]呕吐、泄泻；辨证：外感表解里未和，湿热秽浊停滞中焦；治法：芳化和胃，透营达表。

[方药]厚朴花6g、扁豆衣15g、清半夏9g、嫩竹茹12g（煎汤代水）、鲜藿香9g、砂仁2g、陈皮9g、生姜6g。2剂，另周氏回生丹10粒，2次/日。

10月28日二诊：服药后恶心、呕吐均减轻，腹痛大减，腹泻次数明显减少，日2~3次，已能少量进食，口水多，舌绛减，脉弦滑已不数。继以上方去竹茹，加茯苓。继服周氏回生丹，每次6粒日2次。

10月30日三诊：药后呕吐腹泻均止，腹痛未作，二便正常，已能正常进食，精神佳，体力恢复。舌质如常，腻苔已去，脉象沉弦。继以下方清理络中余邪：丝瓜络9g、西瓜翠衣20g、荷叶9g、扁豆衣15g、砂壳3g，1剂后病已愈停药。

[分析]该患者因外感发热，汗后虽热退，但导致上吐下泻，腹痛不能进食。观其舌脉，结合症状，中医辨证示表解里未和，湿热秽浊内停，使中焦气机壅滞，上下隔拒不通，浊气上逆则呕吐，秽浊下行则泄泻，且浊邪内滞，则脾胃传导、运化失司而不能食。总之，其病位在中焦，病邪为湿浊停滞，

气机不顺，故治疗以清化湿浊、和顺胃气为主，湿浊得化则气无所阻，气机和顺则吐泻自止，自能纳谷。因无器质病变，故药少量轻而收速效。最后以清络饮清除余邪，而使病愈。

验案 19　脾肾两虚、热伤血络（便血泄泻）

——此例为卵巢癌放疗后便血腹泻，从脾肾入手益气治其腹泻，凉血活血治其灼热伤肠之便血，使其腹泻减，便血止。

徐某，女，42 岁，初诊日期：1993 年 2 月 20 日。主诉：腹泻便血 10 个月。

患者在 1991 年 11 月 13 日卵巢癌术后行放疗 5500rad，出现便血、腹泻，1991 年 12 月 27 日在某医院肠镜诊断为放射性结肠炎，经化疗治疗后 1992 年 8 月出现贫血，血红蛋白 44g/L，经常输血。

［刻下］腹泻，日 7~8 次，便中带血，大便为完谷水样便，便前腹痛，饮水多则双下肢肿，不思饮食，身疲乏力，夜尿频，几乎每 2 小时尿 1 次。

［检查］颜面㿠白，唇淡，舌质淡，苔薄白，爪甲苍白，脉沉细无力，双胫前按之凹而不起（+++）。

［西医诊断］①放射性肠炎；②卵巢癌术后放化疗后。

［中医诊断］①泄泻（炮热伤及肠络久而脾虚）；②血劳（脾肾双虚）；辨证：脾肾阳虚，热伤血络而出血；治法：温补脾肾，清热养阴止血。

［方药］人参（另煎兑）10g、黄芪 25g、白术 30g、陈皮 15g、升麻 10g、柴胡 6g、破故纸 15g、肉豆蔻 15g、地榆 20g、棕炭 20g、三七粉（分冲）6g、鸡内金 10g、焦山楂 20g。

1993 年 2 月 27 日：服药后腹泻减少，日 3~4 次，大便上午成形下午不成形，便前已不腹痛，晚间有微腹痛，1 周内有 1 次大便出血，腿肿明显见消，继服上方 7 剂。

1993 年 3 月 6 日 ~20 日：上方服 14 剂，患者精神好转，可做简单家务劳动，大便日 3~4 次，初为成形便，后便溏，出血减少，腿肿消，输血时间延长到 20 天，舌质淡苔白，脉沉细稍数，上方改黄芪 50g、白术 50g。

3 月 20 日 ~4 月 24 日：共服药 21 剂，精神体力均较好，足稍肿，大便日 3~4 次，2~3 天便中有血 1 次，舌脉同前，上方加诃子 10g、紫河车 15g，改三七粉（分冲）9g、棕炭 10g。

4月24日~5月22日：服上方21剂，已2个月未输血，大便日3~4次，偶有出血已很少，腿有时肿，饮食佳，舌质淡，苔薄白，脉细数，上方改白术 20g，加阿胶、鹿胶各 15g，以血肉有情之品补其精血。

［分析］本病例是卵巢癌术后放、化疗引起放射性结肠炎，腹泻血便长达 10 个月的重症病人，贫血严重，血红蛋白44g/L，需经常反复多次输血方以维持生存。治从脾肾入手，以补中益气汤加破故纸、肉豆蔻，取其补火以生土以治本；本病之出血，当责之于放射性治疗灼伤血络，故以三七、棕炭、地榆凉血止血以治其标，标本兼治病人可以延长至 2 个月不输血，并平稳地生存下去，中药调治使其提高了生存质量。方中重用黄芪达每剂 50g，白术 50g，患者药后精神好，体力渐复，血红蛋白可维持在 50g/L，可做简单家务，腹泻亦显著好转，使该晚期癌症合并放射性结肠炎之病人提高了生存质量。

验案20 湿热中阻、中气下陷（糜烂性直肠炎）

——以葛根芩连汤清热化湿，香连丸治下痢赤白，重用葛根、黄芪、肉桂升举清阳之气而病愈。

李某，男，18岁，初诊日期：1997 年 7 月 8 日。主诉：肛门下坠伴有黏液便半年。

患者半年来感肛门下坠，每日黏液便 6~7 次，在外院查结肠镜检示"距肛门 11cm，浅表黏膜水肿，慢性炎；距肛门 5cm，直肠黏膜水肿，慢性炎症，伴有腺体轻度增生"，诊断"直肠炎性隆起，直肠糜烂"。曾用中西药物治疗不效。

［刻下］肛门下坠，大便每日 6~7 次，粪便量少，便中带有大量黏冻，赤白相间，纳少，身疲乏力，腹胀。舌暗，苔薄白而腻，脉弦滑。

［中医诊断］痢疾；辨证：湿热蕴结，下迫肠间，伤及血络，久病中气下陷；治法：清利湿热、理气和血，佐以益气。

［方药］葛根25g、黄芩15g、黄连10g、木香15g、槟榔15g、厚朴15g、当归10g、赤芍20g、白芍30g、生甘草10g、鸡内金10g、山楂20g、黄芪25g。每日 1 剂，水煎服，早晚分服。

患者服上药 7 剂后腹胀、肛门坠明显好转，食纳增加，乏力亦减轻，大便仍日 6~7 次，但粪质增多，黏液略减少。继以上方加大补气升阳、止泻消食化积之力，改黄芪 40g、葛根 30g、山楂 30g。继服 7 剂，大便减少至每日 4~5 次，腹胀消，食纳好，精神佳。此后继服上方加大健脾益气升阳之药量，并加入补肾温阳之品，如补骨脂 10g、肉桂 4g。服药至 8 月 26 日，肛门下坠感消失，大便成形软便，日 1~2 次，无黏液，纳佳，精神好，体重亦增加，停药去外地上学，此后家属来诉，病无复发。

［分析］该病例西医诊断"直肠糜烂"，其临证特点主要为肛门下坠，大便带赤白黏液，日 6~7 行，纳少腹胀、神疲乏力，苔薄白腻，脉弦滑，显然为湿热中阻，脾虚中气下陷，而以邪实为主，故治疗宜清利湿热，佐以补气升清，方选葛根芩连汤清热化湿，香连丸治下痢赤白，加槟榔、厚朴行气化滞。"调气则后重自除，理血则便脓自愈"，故在上方基础上加用当归、赤白芍以理下痢之血；其病久必伤正气，加之肛门下坠示中阳之气不升，故余重用葛根、黄芪、肉桂升举清阳之气。全方清补兼施，以清为主，以补为辅而取效。

验案 21　心脾两虚、脾失统摄便血（消化道出血）

——脑出血术后合并消化道出血，大病伤及心脾，方以归脾汤加养血活血止血之品而取效。

李某，男，58 岁。会诊日期：1988 年 10 月 26 日。

患者于 1988 年 9 月 3 日发生高血压脑室出血，经脑室引流术后，合并消化道持续出血近 1 个月。经西药治疗未能控制出血，故请中医内科会诊。

［刻下］患者身体蜷卧，意识朦胧，呈嗜睡状，鼾声而作。二便失禁，大便日 5~6 次，黑便如漆。可进少量流食。

［检查］体瘦如柴，仰头而卧，面色晦暗少泽。神志不清，呼之似知，二目不闭。舌质淡，被覆白苔与食物，脉弦滑细数。

［西医诊断］①高血压脑室出血；②消化道出血。

［中医诊断］便血；辨证：气虚脾失统摄；治法：益气统血止血。

［治疗经过］一诊 1988 年 10 月 27 日至 10 月 31 日。

［方药］人参（另煎兑）15g、白术 15g、黄芪 20g、炒当归 6g、远志 10g、桂圆肉 15g、血余炭 15g、地榆 30g、阿胶（烊化）15g、棕炭 15g、三七粉（分三次服，8 小时 1 次）10g。5 剂。

二诊（1988 年 11 月 2 日至 11 月 9 日）：经上方治疗后，精神较前好转，意识较前转清，入睡可以闭目而眠。药后未见便血，但亦未大便。饮食增多，但均为米粥、面及半流食，无蔬菜。喉中痰多。舌苔稍退，脉同前。继以上方加减。

［方药］人参（另煎兑）15g、白术 15g、黄芪 20g、炒当归 15g、远志 10g、桂圆肉 15g、杏仁 10g、贝母 15g、半夏 10g、阿胶（烊化）15g、棕炭 15g、血余炭 15g。5 剂。

三诊（1988 年 11 月 10 日至 11 月 16 日）：经上方治疗后，便血已止。自昨日大便色为黄色、成形便。神清，能回答简单问题，体力日渐恢复，可自行进半流食，稍咳嗽。睡眠尚可。舌苔微黄白，脉弦滑。继以上方加减。

［方药］人参（另煎兑）15g、白术 15g、黄芪 20g、炒当归 15g、远志 10g、桂圆肉 15g、杏仁 15g、贝母 15g、半夏 10g、阿胶（烊化）15g。7 剂。

［分析］该病例为脑室出血术后伴消化道出血，中医辨证属大病体虚，心脾不足，脾不统血。便血日久，心失所养，而致意识朦胧、身体蜷卧、二便失禁，有血脱气陷之势；脾失统摄，便血不止。方选归脾汤加味。方中参、芪、术温补脾气，当归、远志、桂圆肉养血安神，并佐以血余炭、地榆、阿胶、棕炭、三七等大量养血、活血、止血之品。全方共奏益气健脾、统血止血之功。治疗中依据病情变化酌加化痰止咳之品，并调整止血药量，但始终根据辨证与辨病相结合的原则以归脾汤为主方加减。故药后血止正复，转为为安。

验案 22 久病体虚、下焦蓄血（消化道出血）

——肝硬化消化道出血神志不清，立即以桃核承气汤加人参治其肠中蓄血导致神志改变，此为"通因通用"药后下柏油便共 400ml，神清，血氨下降，转危为安。

于某，男，56 岁。初诊日期：1986 年 8 月 7 日，急查房。

患者有肝硬化病史。昨日发热，体温 39.1℃，对症治疗后体温降至正常。今日发生便血伴发热，急查房。刻下：便血，伴发热，夜间热甚。腹胀，按之疼痛。神志时清时寐。诊查：舌红少苔，脉细稍滑，沉取稍感无力。

[西医诊断] ①肝硬化；②消化道出血。

[中医诊断] 便血；辨证：久病体虚，下焦蓄血，瘀热互结；治法：活血逐瘀，益气扶正。

[治疗经过] 1986 年 8 月 7 日 11:00AM；辅以桃仁 10g、大黄 12g、芒硝 6g、桂枝 6g、炙草 6g、人参 15g，2 剂。嘱服药后随时观察泻下瘀血、发热、血压及血氨情况。

1986 年 8 月 8 日 3:00PM：吐少量咖啡样胃内容物，约 60ml。

1986 年 8 月 8 日 5:00PM：体温正常。

1986 年 8 月 8 日 7:00PM：便下柏油便 300ml。此时患者神志清楚，心音有力，血压 90/60mmHg。

1986 年 8 月 9 日 1:00AM：又便下柏油便 100ml。

患者药后总共排柏油便 460ml，然后大便转为棕黄色。血氨水平逐渐下降，8 月 12 日：271mg/dl，8 月 14 日 244mg/dl，8 月 18 日 172mg/dl。

[分析] 该患者有多年肝硬化病史，合并门静脉曲张，出现消化道出血及神志改变，病情危重。观其腹胀，按之疼痛，及便血、发热 (夜间热甚)，可知其瘀热互结下焦 (肠道)、气机不畅。血瘀下焦，扰乱神明，故神志时清时寐。方用桃核承气汤加味。其中桃仁、大黄活血逐瘀，且大黄亦入血分，推陈致新，使瘀血得以下行。芒硝清胃肠积热，稍佐桂枝活血通脉、温通气化，助瘀血消散。毕竟患者久病体虚，元气不足，故又加入人参补元固本，使祛邪而不伤正。

此案病情危重而仍用通法治疗便血，其目的是通过排出蓄血改善神志，清除蓄血毒热，以免伤及神明。该案根据仲圣《伤寒论》蓄血可以导致神志异常的理论。本病例便黑有蓄血、神志改变、血氨的升高，说明肠中有蓄血。故以桃核承气汤清泻肠中蓄血。随着瘀血、热毒的排出，血氨的下降，患者的神志逐渐恢复。一般的出血常用止血法，但本例出血毕竟为肠中蓄血，故当"伏其所主，而先其所因"，选用仲景桃核承气汤通下蓄血。但治疗过程中医生必须要有高度的责任感，严密观察病情，包括神志、血压和大便等情况的改变，以免因通下导致患者出血过多。此为通因通用之法，非常法乃为变法，使用中医生应严密观察患者诸变化，药中病即止，是为至安。

验案 23 肝肾亏虚、气滞血瘀积聚（多发性肠息肉）

吴某，女，64岁，初诊2013年8月23日。

患者初因自觉消化不良1年，前来就诊，大便干，初硬后软，日2~3次，大便不畅。3月胃镜示"反流性食管炎，浅表性胃炎"；肠镜示"多发性肠息肉"，自2008年，已行3次肠镜下肠息肉电灼切除术。大便日2~3次，耳聋耳鸣10余年，耳鸣如蝉。舌暗苔白微腻，脉弦细滑。诊断证系肝肾阴虚，湿郁脉络受阻。治宜养血通络。

[方药] 当归10g、白芍15g、熟地30g、山萸肉15g、山药40g、丹皮10g、炒栀子10g、牛膝20g、木香10g、砂仁10g、夏枯草10g、菖蒲10g、郁金10g。患者服药38付后，便秘不爽好转，纳可，口干，尚舌尖烧灼感，舌红有裂纹苔黄，脉沉弦细。自10月11日转而治疗多发性肠息肉。

[肠镜检查] 2008年：肠镜下，距肛缘8cm可见1枚山田型息肉，大小约0.2cm×0.3cm×0.3cm；病理为炎性息肉。2010年：升结肠可见1枚山田型息肉0.3cm×0.4cm，未送病理。2012年：距肛缘30cm以内远可见3枚山田型息肉，大小约0.2cm×0.3cm；送病理：（距肛缘8cm）增生性息肉。

[中医诊断] 积聚；辨证：气滞血瘀；治法：消瘀理气。

[方药] 川楝子10g、小茴香10g、木香10g、吴茱萸3g、当归10g、白芍15g、砂仁10g、郁金10g、菖蒲10g、赤芍20g、丹参20g，并加服杞菊地黄丸。患者服药35剂后，大便明显改善，患者口干、口苦、眼干涩，加重活血药：乳香、没药、牡蛎、谷精草、夏枯草、香附及黄连、莲子芯等药物。患者坚持服药4月余，于2014年4月10日，于二龙路医院复查肠镜，示：未见溃疡、息肉及肿物。患者无明显不适，诸症皆愈。继服前方2日一剂一月，巩固疗效。

[分析] 患者系高年久病，宿有中焦气滞、胃失和降之疾，"反流性食管炎"与"浅表性胃炎"，又由于肝肾不足，耳聋耳鸣10余年，经治诸症消。唯尚有"多发性肠息肉"，因反复发作，多次肠镜切除，病理示"炎性息肉"及"增生性息肉"，患者常虑其复发癌变，又惧肠镜切除之苦，希望能治疗防

其息肉再生。西医一般治疗本病以肠镜切除，无其他特殊有效治疗；中医于《灵枢·水胀》篇在肠覃的论述中曾论及息肉生成的原因，属于肠腑气滞血运不佳，以致痰瘀秽浊易于留注，久而肠肉生成瘀积（息肉）。如治以消瘀理气、温肾散寒，使肠腑血运通畅，浊痰难于瘀积留住，可防止息肉再发。故选用小茴香、吴茱萸温肾以助气化，川楝子、木香、郁金、香附理气，当归、白芍、丹参、乳香、没药养血活血，夏枯草、牡蛎散结，使肠腑内气血通畅，纵有瘀浊欲生，被诸药消之于前，防止息肉再生。选用此法此方加减服药4个多月，复查肠镜肠内未见息肉与溃疡。亦无临床不适。

用中医中药初步防止息肉复发，此为一创新之举，尚应积累更多病例共同观察之。

肾　病

验案 1　三焦失职癃闭（急进性肾炎、肾衰竭治愈）

芦某，男，40 岁，初诊日期：1976 年 8 月 25 日。

患者于 6 天前发烧，继则面部、四肢相继水肿，少尿，每日尿量 < 100ml，门诊治疗无效，于本月 23 日以"急进性肾炎"收入院治疗。经用青霉素、链霉素、萝芙木、双氢克尿噻、氨茶碱、利尿合剂、呋塞米、甘露醇等治疗，尿量仍 < 100ml/d。尿常规：蛋白（++++），红细胞 3~4 个 /HP，白细胞 1~2 个 /HP，颗粒管型（+），细胞管型（+）。电解质：钾 3.2mmol/L，钠 118mmol/L，钙 100mmol/L，血中非蛋白氮 70mg/dl，二氧化碳结合力 60.5%。诊断为"急进性肾炎，肾功能衰竭"。停链霉素，请中医会诊。

[刻下] 全身浮肿，恶心，呕吐，不思饮食，心中不适，腹胀而痛，尿极少，虽用多种西药利尿剂，尿量仍不足 100ml/24h，大便量少，体温正常。检查：望之面部浮肿苍白，全身水肿，皮肤光亮，舌苔少而色白；闻之呻吟不已；切之脉沉而缓。

[中医诊断] 水肿；辨证：外感风邪，肺气郁闭，失于宣降；浊阴中阻，清气不升，浊气上逆；下焦水道不通，膀胱气化失常，水湿溢于肌肤发为水肿；治法：上疏风开肺气，中辛开降浊，下通调水道助膀胱气化。

[方药] 炙麻黄 15g、杏仁 15g、桔梗 10g、甘草 10g、半夏 15g、陈皮 15g、木香 15g、官桂 10g、茯苓 50g、猪苓 20g、泽泻 20g、防己 25g、腹皮 15g。

8 月 27 日：服上方 2 剂，排尿量增加至 300ml/d，呕吐止，身肿有所消退，能进牛奶 150ml/d，血压 150/100mmHg。舌脉同前，继服上药 3 剂。

8 月 30 日：患者尿量增多 > 400ml/d，身肿又有消退，整日皮肤有微汗，饮食量增加，精神好转，有时腹痛隐隐。舌苔微白，脉沉缓。上方减猪苓、腹皮。继服 3 剂。已于 8 月 29 日停用西药利尿剂。

9 月 3 日：尿量已 > 600ml/d，全身水肿尽消，精神好，饮食佳，已下床活动。复查尿蛋白（++），红细胞 8~10 个/HP，白细胞 3~4 个/HP，舌苔少，脉沉稍缓。上方减杏仁、半夏，加连翘、茅根以凉血解毒。

9 月 17 日：共进上药 15 剂，水肿退尽，精神好，饮食佳，时感头晕。9 月 10 日、14 日 2 次尿常规正常。舌红少苔，脉弦细。参以脉症示有水去阴伤之象，改以滋阴清血热，少佐宣肺化瘀之品。

［方药］女贞子 20g、旱莲草 20g、枸杞子 10g、连翘 20g、茅根 50g、陈皮 15g、山楂 20g、杏仁 15g、木香 15g、夜交藤 40g。5 剂。

患者于 9 月 25 日病愈出院。出院后予肾气丸 1 丸，2 次/日，服药一个月，巩固疗效。追踪观察 6 年，病无复发，正常工作。

［分析］该患者发病急骤，病情进展迅速，少尿无尿（尿量 < 100ml/d）达 7 日之久，用多种利尿药均无效。尿蛋白（++++），管型（+），高度水肿，迅速发展至肾功能衰竭，西医诊断符合急进性肾炎，预后差。从中医分析，因外感风寒，上焦风邪郁闭，致肺失宣降，中焦气滞，气化失常，水湿不得下行于肾，肾阳蒸化功能失常，使膀胱气化无能，故尿量极少，浊阴不得外排，水湿内停不得化，溢于肌肤发为水肿。秽浊之泛于胃，中焦壅滞，胃气上逆而呕吐，治以三焦同开法，麻黄、桔梗开宣肺气，"提壶揭盖"；半夏、腹皮、木香、开中焦气滞；大剂量茯苓、猪苓、泽泻、防己健脾利湿、降泄肾浊，官桂温煦下焦助气化，使水湿从小便而去。服药五日奏效迅速，尿量恢复正常，水肿消退、化验尿常规正常。后期患者舌红少苔，脉弦细，说明水去阴伤，改以育阴解毒调治，方用二至丸加连翘清热解毒，陈皮、木香、山楂行气导滞，茅根清热凉血利尿，共治疗 1 个月，病愈出院。患者水肿虽消，尿量正常，尿蛋白消失，为防其复发，嘱其服肾气丸 1 个月，"正气存内，邪不可干"固其肾气以巩固疗效而收功。

验案 2　三焦失职癃闭（急进性肾炎，急性肾衰竭经治撤消血透而愈）

患者张某某，女，49 岁。初诊日期：2002 年 12 月 18 日。

患者于 2002 年 10 月底发病。感冒后突然出现呕吐、腹痛、腹泻、尿少，经用利尿药无效。收入我院肾内科行肾穿等有关检查，诊断为"急进性肾炎，急性肾功能衰竭"即刻予血液透析，并予对症治疗。经定期血透，患者病情趋于稳定。期间又发现白细胞、血小板进行性下降，经骨穿后诊为继发性骨髓异常综合征难治性贫血（MDS-RA），静点激素治疗近 1 个月后改口服泼尼松，并予升白细胞药物治疗。2002 年 12 月 15 日出院，出院诊断为：①急性肾功能衰竭；②高血压病；③继发性骨髓异常综合征难治性贫血（MDS-RA）。

患者于 2002 年 12 月 18 日因肾性贫血来诊。患者仍定期血透，并等待换肾，口服降压药以及升白细胞药物利可君、鲨肝醇等，激素改用泼尼松 20mg/d。白细胞 2.73×10^9/L，血红蛋白 50g/L，血小板 36×10^9/L，血肌酐 752μmol/L，钾 4.3mmol/L。

[刻下] 全身轻度浮肿，四肢为重，无尿，胸闷气短，乏力，面色苍白无华，不思饮食，舌质暗淡，边有齿痕，苔薄白，脉沉细滑。

[中医诊断] 水肿、虚劳；辨证：外感风邪，肺气郁闭，失于宣降，清气不升，浊气不降，下焦水道不通，膀胱气化失常，水湿溢于肌肤发为水肿；治法：三焦同开法，即上焦疏风开肺气，中焦辛开降浊，下通调水道助膀胱气化。

[方药] 苏叶 15g，薄荷后下 15g，蝉衣 10g，木香 10g，生白术 25g，大腹皮 10g，云苓 30g，泽泻 16g，猪苓 30g，车前子草各 15g，砂仁 10g，肉桂 2g，决明子 30g，黄芪 15g，川军（后下）6g。

患者服上方 1 剂即可排尿 80ml，尿量日渐增多，身肿见轻。2003 年 1 月 8 日停止血透，每日尿量约 1000ml，血压 190/110mm/Hg，肾功功能改善，余诸症皆减轻。将上方改大腹皮 20g，云苓皮 40g，泽泻 20g，川军为 10g，以加强利水泄下之功，使邪有出处，水肿得消；改黄芪为 20g，加当归 16g，牛膝 15g，以益气补肾养血，祛邪不忘扶正；加石决明 25g，以消脂降浊。

2003 年 2 月 12 日，患者每日尿量约 1500ml。复查白细胞 3.8×10^9/L，红

细胞 3.83×10^{12}/L，血红蛋白 97g/L，血小板 62×10^9/L，尿蛋白（－），血肌酐 212μmol/L，尿素氮 5.7mmol/L。此时已停血透 34 天，激素停服 2 周。此时浮肿已消失，但感心悸时作，纳差身疲，口中无味吐清水，思睡，舌淡红苔微黄，脉沉细无力。治以益气补血解毒，继以上方加减。加陈皮 15g，赤芍 20g，焦山楂 20g，鸡内金 15g，炒谷麦芽各 10g，枸杞子 20g。

患者至 2003 年 3 月 19 日就诊时，血压 135/85mmHg，血肌酐 220μmol/L，尿素氮 10mmol/L。每日尿量 1300ml，大便一日三行。此时感觉腰酸痛明显，久立后甚，舌微苔，脉弦细滑。因标实已去，正虚显著，恐久攻伤正，则改以益气补肾，通腑泄浊为主。

〔方药〕黄芪 35g，当归 10g，川断 10g，杜仲 20g，车前子^包20g，熟地 25g，山药 30g，枸杞子 25g，破故纸 10g，川军^{后下}10g，苏叶 10g，防风 10g，砂仁 10g，桑寄生 15g，鸡内金 10g，焦山楂 20g。

服药半年后，复查白细胞 4.6×10^9/L，红细胞 4.24×10^{12}/L，血红蛋白 120g/L，血小板 83×10^9/L，尿蛋白（－），血肌酐 97μmol/L，尿素氮 5.9mmol/L。刻下：四肢紫暗，色素沉着，水肿已消，每日尿量 1400~2000ml，仍有头晕气短，乏力，腰疼痛，舌质暗淡，边有齿痕，苔薄白，脉沉细。辨证为肾气不足，湿浊内蕴。治以益肾扶正，宣畅通下，清除秽浊。

〔方药〕黄芪 25g，当归 6g，川断 10g，杜仲 10g，熟地 20g，山药 20g，枸杞子 25g，首乌 20g，女贞子 20g，旱莲草 15g，山药 20g，川军（后下）10g，苏叶 10g，防风 10g，丹皮 10g，白茅根 10g，蝉衣 10g，焦山楂 10g，决明子 30g。

服药半月，患者腿部褐斑无新起，血压 135/85mmHg，大便每日至少 3 次，故以上方改川军 6g，加赤芍 10g。继服之，诸症日渐减轻。

本例患者诊断明确为急性肾功能衰竭，曾行血透 20 余次，并拟行换肾。根据其临床表现辨证施治，服药 10 个月左右后，各项化验指标均在正常范围，终使疑难痼疾得除，疾病得愈。

〔分析〕患者发病急，初起即病情重，不仅原发肾病尿少，同时继发性骨髓异常综合征难治性贫血，治疗使用利尿剂无效，血透 20 余次，仍病情严重，患者系因外感风寒，风寒侵袭肺卫，肺气失宣，上焦不通，气道不利，水湿郁遏于内，不得下行，肺为水之上源，通调水道，下输膀胱的作用，三焦为水之通路，运送水液，肾为水之下源，司水之排泄，《素问》有"饮入于胃，游溢精气，上输于脾，脾气散精，上归于肺，通调水道，下输膀胱，水精四布，五经并行"之说。上焦肺失宣降，水液通路阻塞不通，中焦脾失于疏布，水液不行，清阳不升，浊阴不降，下焦肾失开合，膀胱气化不利，水液向外排泄无路，溢于周身肌肤，而成水肿，故《素问》中有水肿形成"其本在肾，其末在肺"的论述。治疗时应开肺气、宣通水道、疏通中焦，辛开降浊，畅其郁滞，温通下焦，利水泻浊，使三焦水道通畅，则水浊外排，三焦同开，使小便通水肿消。

本例患者原发病与继发病并见，原发急性肾衰，继发骨髓异常综合征难治性贫血，先治疗原发病，后治继发病以苏叶、薄荷、蝉衣宣肺开上焦，木香、砂仁辛开降逆行气理中焦，云苓、泽泻、猪苓、大腹皮、车前子、车前草利水通下焦，黄芪益气，肉桂温阳，共用助膀胱气化，气行则水行。诸药共用，使三焦同开，邪有出处，水肿得消，1剂药后即排尿量增加，药效明显。本方药力强，患者病久体虚，故中病即停，不宜久服，以免竭阴，改以扶正治疗，巩固疗效同时治疗继发病，骨髓异常综合征难治性贫血主因脾肾亏虚，邪毒内伏为病，前发通利三焦，亦有驱邪之用，故此后以补益脾肾为主，配合泄浊通下，使诸症日减，各项化验指标均在正常范围，终使疑难痼疾得除，疾病得愈，免换肾治疗之苦。

验案3　肾虚不固，邪毒伤络，精微下注（慢性肾小球肾炎）

刘某，男，10岁，初诊日期：1996年7月7日。

患儿1996年1月因眼睑及双下肢水肿住儿童医院，经肾穿诊断为"慢性肾小球肾炎"，经西药治疗70天，水肿消退出院。现已停西药，要求中医治疗。临床表现：有时眼睑尚水肿，晨起小便色偏红，余无明显不适。舌质微红，苔薄白，脉细弦。7月3日尿常规检查示：蛋白（+++），红细胞5~6个/HP，白细胞3~7个/HP。

［中医诊断］水肿；辨证：肾阴不足，邪毒内侵，扰伤血络，精微下注；治法：滋肾阴固精、凉血解毒。

［方药］生地20g、山药25g、山萸肉10g、茯苓20g、泽泻15g、丹皮10g、仙鹤草20g、小蓟25g、藕节20g、茅根30g、当归10g、连翘20g、赤小

豆 50g。

患者服上药 7 剂后眼睑水肿消失，复查尿常规：蛋白（++）、红细胞及白细胞亦有减少。此后方中渐加重益肾、凉血、解毒之力，如加益智仁 10g、菟丝子 20g、小蓟 30g、茅根 35g、连翘 35g 等，病情稳定渐好转，7 月 28 日尿蛋白仍（++），红细胞 2~3/HP、白细胞 1~2/HP，方中加入炒蒲黄 3g 以化瘀止血，并以汤药配合五子衍宗丸 30 粒每日 3 次口服。治疗至 8 月 11 日，尿蛋白（+）、红细胞 0~1/HP。

1996 年 8 月底，患儿外感后牙龈肿痛，虽经抗感染治疗而愈，但尿中出现脓球，尿蛋白（+）~（++），至 9 月 29 日，化验尿蛋白（++），脓球，红细胞（++）。舌质红，苔薄，脉稍数。汤药改以凉血解毒，益肾健脾。

[方药] 小蓟 30g、藕节 20g、炒蒲黄 6g、茅根 20g、木通 6g、生地 20g、黄柏 6g、金银花 30g、连翘 15g、赤小豆 30g、竹叶 10g、黄芪 15g、炒白术 20g。并加用五子衍宗丸与六味地黄丸各 20 粒，每日 2 次。

服上药至 10 月 6 日，复查尿蛋白（+）、红细胞 1~3 个 /HP，脓球消失，白细胞（-），精神好转。

1996 年 12 月 1 日：因饮食不慎，致近日胃脘部不适，肠鸣辘辘，呃逆，查尿蛋白（++），红细胞 7~15 个 /HP，先以调理肠胃至症解后，12 月 15 日查尿同前继以凉血止血、益肾健脾消导。

[方药] 小蓟 30g、藕节 30g、炒蒲黄 10g、生地 20g、赤芍 20g、仙鹤草 15g、茅根 30g、益智仁 15g、炒白术 15g、焦三仙各 15g。

上方服至 12 月 22 日，查尿蛋白（+），镜下未见红细胞、白细胞。此后一直以上方随证稍适加减服用，1997 年 1 月查尿蛋白 30ml/dl 即（±），3 月查尿蛋白 20ml/dl。继续服药，5 月尿蛋白 10ml/dl，7 月将汤药改为 2 日 1 剂，继服五子衍宗丸与六味地黄丸各 20 粒，2 次 / 日；9 月尿蛋白阴性，汤药仅为 3 日 1 剂，至 12 月停服汤药及中成药，此后多次复查尿常规正常，追踪至 2000 年 6 月份仍一切正常。

[分析] 该患者经肾穿诊断为"慢性肾小球肾炎"，其临床症状不多，主要依据尿检，中医辨证参以辨病施治。在治疗初期，尿蛋白（+++），加之少量红细胞、白细胞，考虑小儿肾气未充，感受外邪，血络受损，故以六味地黄丸补肾固精为基础，加仙鹤草、小蓟、藕节、茅根、赤小豆凉血止血为主，

辅以连翘20g少量解毒。后配合服用五子衍宗丸补肾填精，肾之封藏作用增强则精微不致外泄，从而使尿常规大有改善，蛋白（+），红细胞0~1个/HP，白细胞（－）。第二阶段，即1996年8月底，患儿因外感，牙龈肿痛而使病情反复、加重，尿中蛋白（++），红细胞（++），且有脓球，此时急则治标以小蓟饮子加金银花、连翘清热解毒、凉血止血，同时兼顾补益（黄芪、白术、六味地黄丸、五子衍宗丸益气填精），从而使病情迅速得以控制且好转。第三阶段患儿因饮食不慎致病反复，尿蛋白（++），红细胞7~15个/HP，调整汤药在小蓟饮子凉血止血，益智仁、生地益肾基础上调其脾胃，用炒白术、焦三仙健脾和胃导滞，复使病情好转，此后渐减汤药而以五子衍宗丸与六味地黄丸补肾固精之成药代之，巩固肾之根本而使病愈。

验案4 肾劳，肾气阴两虚，瘀热伤及血络（慢性肾小球肾炎）

彭某某，女，59岁。初诊日期：2005年10月。

2005年10月，查体时发现有血尿、蛋白尿，在外院肾内科就诊，临床诊断：慢性肾小球肾炎。查尿蛋白（+++），尿红细胞80个/HP，24小时尿蛋白5g。来求中医治疗。

［刻下］腰酸乏力，尿频，尿不尽，平素口干，易上火，饮食睡眠可，舌质暗，苔白，脉沉细。

［中医诊断］肾劳；辨证：肾气阴两虚、瘀热伤及血络；治则：益肾气、滋肾阴、清虚热，少佐凉血活血。

［方药］左归丸、赤小豆当归散加减：生黄芪25g、炙黄芪25g、山茱萸15g、山药30g、熟地20g、生地10g、枸杞子30g、菟丝子25g、女贞子20g、桑螵蛸15g、党参15g、茅根40g、小蓟40g、连翘20g、赤小豆30g、当归6g、丹皮10g、仙鹤草15g，每日1剂，早晚分服。

患者病情较稳定，每2周就诊一次，一直予前方加减治疗，共服药8个月，口干、易上火等症状好转，尿蛋白减少，至2006年6月，尿蛋白（+），尿红细胞减少为10个/HP，24小时尿蛋白定量为0.3~0.48g。仍有尿频、尿不尽，偶有尿痛等不适，继续随证加减治疗。2006年8月，尿蛋白及尿潜血已转阴性，24小时尿蛋白定量为0.285g，无明显腰酸腰痛，复出现口干易上火，食油腻后口腔溃疡，舌质淡红苔白，脉沉细。处方减少益气药用量。

[方药] 生黄芪 20g、炙黄芪 20g、生地 15g、茅根 30g、小蓟 30g、赤小豆 40g。

患者共坚持就诊两年余，每两周调药一次，均以上方加减，至 2008 年 1 月，查 24 小时尿蛋白定量 0.164g，尿潜血一直阴性，随访至今，未再复发。

[分析] 该患者就诊时以血尿、蛋白尿为主要表现，西医诊断为"慢性肾小球肾炎"，其应属中医"肾劳""血尿"范畴。①中医辨证要点：本患者年近六旬，肾气渐衰，腰酸乏力，脉沉细，均为肾虚证；口干，平素易上火，辨证为肾阴虚、虚火上炎于上之阴虚火旺之象。同时存在肾气虚，膀胱气化失司，故导致小便频，尿不尽；肾虚固涩失常，而出现蛋白尿和血尿。四诊合参病性属虚，辨证为肾气阴两虚，虚火上炎。②治疗：法用补肾阴、益肾气、清虚热为主，处方以左归丸加减，此为治其本。因虚火上炎而口干口渴、易上火，故在治本的基础上少佐清虚热解毒药物：连翘、赤小豆。③用药据小便频、尿不净，蛋白尿和血尿，考虑为脾肾气虚、下元不固所致，重用生炙黄芪，生黄芪升提，炙黄芪、党参补气，升提可助补气之力，补气可助升提之功，补升并用治疗虚证小便不利效如桴鼓；补气升提亦可使水谷精微得以固涩不外泄。针对血尿加用茅根、小蓟、丹皮、仙鹤草等药物凉血止血，标本兼治，效果尤佳。整个治疗过程体现了治疗慢性肾小球肾炎的主要思想：补肾少佐清虚热、凉血活血，升提脾肾之气以固涩精微不使下注。

验案 5　肾虚气弱、精微下注（IgA 肾病）

卢某某，青年男性，2010 年 8 月因尿中有泡沫到北京大学人民医院进行肾穿刺活检，结果回报"局灶增生性 IgA 肾病"，2010 年 8 月 30 日至解放军空军航空医学研究院附属医院住院治疗，查尿中蛋白为（+++++），尿潜血为（+++~+++++），24 小时尿蛋白定量为 2000mg/L（每日尿量约为 1500ml），肾功能未见异常，诊为"慢性肾炎，局灶增生性 IgA 肾病；慢性扁桃体炎"，开始服用激素治疗，初始剂量为醋酸泼尼松片 60mg，每日 1 次，来氟米特 20mg，每日 1 次，阿魏酸哌嗪片 150mg，每日 3 次，及百令胶囊 1.0g，每日 3 次，咪哒普利 10mg，每日 2 次，葡醛内酯 100mg，每日 3 次，正清风痛宁片每次 3 片，一日 3 次。患者已于 2010 年 10 月行扁桃体切除术，既往无高血压、冠心病、糖尿病病史。

该患者首次于 2010 年 12 月 29 日就诊于我处门诊，就诊时激素已减量为 40mg/d，余药剂量同前。就诊时腰酸痛，尿中泡沫多，满月脸，小便频，色深黄。大便秘，一周一次，尿潜血（++~+++），尿蛋白（++~+++），血压 160/90mmHg，舌质暗，苔心有裂纹，苔薄黄，脉沉弦。

［辨证］系肾阴虚精微下注，治以补肾阴益气固精。

［方药］女贞子 30g、旱莲草 30g、生地炭 30g、熟地 25g、三七粉 6g（冲）、黄芪 50g、煅龙骨 30g、煅牡蛎 30g、太子参 30g、知母 20g、黄柏 15g。

该患每一到两周就诊，均以上方为基础加减，并逐渐减少激素剂量，血压高肝火旺时常加入草决明，腰膝酸软乏力明显时加杜仲，气虚明显重用黄芪，常生、炙黄芪同用，且量较大，多用至 30~50g，潜血多时用小蓟、三七粉凉血活血，同时激素逐渐减量，至次年 6 月停服激素，查 24 小时尿蛋白定量 586mg/L，24 小时尿量 1650ml，尿潜血（−），饮食及睡眠可，舌苔稍白，脉沉弦细，效不更方，继续以首方为基础进行加减，2011 年 10 月 12 日复诊时，已停激素 4 月余。查 24 小时尿蛋白降至 229mg/L（尿量 1750ml），尿常规尿蛋白阴性，尿潜血阴性。

［分析］本病例为青年男性，既往慢性扁桃体炎病史，因泡沫尿就诊，以"血尿、蛋白尿"为主要临床表现，行肾穿刺活检确诊为"局灶增生性 IgA 肾病"，符合 IgA 肾病诊断。西医给予规律服用激素治疗，因服用激素已出现库欣氏综合征表现，为求中医治疗就诊。考虑患者肾病日久，舌脉症提示为一派肾虚精微不固之象，治宜补肾益气固精。患者就诊时已开始口服激素，出现肾上腺皮质功能亢进症状，激素相当于中医补肾阳范畴，其性热，热耗阴液，壮火食气则有阴虚内热，见舌苔心有裂纹，苔薄黄表现，宜滋补肾阴为主。方以熟地、知母、黄柏、女贞子、旱莲草等养阴清热，黄芪、太子参益气固脱，补中焦之气以升提，改善精微下注（蛋白尿），煅龙骨、煅牡蛎收敛固涩下注之精微，三七粉、生地炭活血止血，生地既可补肾阴，取其炭又可凉血止血。

经此法治疗半年余，患者已停服激素，尿潜血转阴，尿蛋白减少为微量，加服中药治疗后效果显著，2014 年 3 月 19 日电话随诊该患者 24 小时仅有微量蛋白尿，一直未再有血尿，血压正常，无其他不适。

刘某，女，39 岁，初诊日期：1996 年 12 月 29 日。血尿 1 月余。

患者 1996 年 8 月份无明显诱因发现肉眼血尿，即去北大医院就诊，经肾穿确诊为"IgA 肾病"。当时查尿蛋白（+++），用雷公藤治疗，每日 3 片，药后尿蛋白（+），减少雷公藤用量，改用他药则尿蛋白（+++），且足跟痛、腰痛，要求中医治疗而请余会诊。

[刻下] 双足踝疼痛，站立则腰痛疼痛，腰软无力，肠鸣不适，二便正常。舌质暗，苔薄白，脉沉滑细。查尿蛋白（+），服雷公藤 3 片 / 日。

[辨证] 肾虚不固，清气不升，精微下泄；久病入络而致瘀。故治以益肾健脾固精，佐以化瘀。

[方药] 熟地 20g、首乌 20g、山萸肉 15g、菟丝子 15g、杜仲 10g、牛膝 10g、生黄芪 20g、炒白术 30g、丹参 20g、赤芍 20g、红花 6g，每日 1 剂，水煎服。

1997 年 2 月 23 日复诊：经会诊后一直服上方，药后足跟及腰背疼痛已消失，精神好，体力增加，2 月 7 日停用雷公藤，查尿蛋白阴性。已出院，正常工作，身无不适。舌质淡红，苔薄白，脉沉滑。继以上方改生芪 25g、炒白术 40g、红花 10g，加强益气活血之力以巩固疗效。

[分析] IgA 肾病是一类特殊免疫学类型的原发性肾小球肾炎，西医目前无特效治疗，有些医者试用皮质激素和免疫抑制剂，疗效不肯定，前者能暂时减轻血尿，但无持续作用，病情虽发展缓慢，约半数患者最终导致肾功能不全。该患者为成年女性，出现肉眼血尿及蛋白尿 1 个月，肾穿确诊为"IgA 肾病"。经雷公藤治疗血尿得以控制，尿蛋白减少，但随之出现足跟痛、腰背疼痛不适等症状，且雷公藤不能减量，久服该药可影响肝肾功能。会诊后从中医辨证分析，腰为肾之府，足跟乃肾经所经之处，肾虚则腰及足跟失其所养而出现虚性疼痛。肾藏精而固摄精微，脾气升清使体内精微物质得以转输为用，脾肾两虚，精失固摄，清气不升，则致精微下注而出现蛋白尿、血尿。故余治疗从脾肾入手，补肾强腰固精，用熟地、首乌、山萸肉、菟丝子、杜仲、牛膝；健脾益气升清用生黄芪、炒白术，脾肾双补以治其本。另外，结合现代医学研究，本病乃属一类特殊免疫学类型的原发性肾小球肾炎，即一

种免疫复合物沉积病，用免疫荧光检查可见广泛的 IgA、IgG、C3 沉积在肾小球系膜区，此乃属中医血瘀范畴，参见患者舌质暗，亦为瘀血之征，故在补肾的基础上加用丹参、赤芍、红花以活血化瘀。三法结合施治，服药近 2 个月，原服雷公藤尿蛋白（＋），停服则尿蛋白（＋＋＋），自服中药后停用雷公藤，其尿蛋白多次复查均阴性，已上班工作。

验案 7　肾虚饮停、瘀浊阻络（肾结石、肾盂积水）

盛某某，女，56 岁，初诊时间：2006 年 1 月 14 日。

［病史］患者右肾萎缩积水已于 2005 年 3 月行手术切除，既往曾有肾结石，曾多次体外碎石，现左肾尚有积水，患者感腰酸沉重胀痛，腰部喜热怕冷，尿中有泡沫，无尿痛，大便干，脉沉细力弱，舌淡苔微白，检查尿蛋白阳性，B 超检查左肾增大，肾下极肾盏轻度扩张，左肾下极局限性肾盏积水。辨证属肾虚饮停，治以温肾化饮活血，予肾着汤合补阳还五汤加减治疗。

［方药］茯苓 30g、炮姜 6g、生白术 25g、炙甘草 6g、黄芪 40g、赤芍 30g、川芎 6g、当归 15g、地龙 10g、桃仁 10g、红花 6g、厚朴 10g。

上方服用 21 剂后查 B 超显示肾积水已消，肾结石已排。至同年 2 月 9 日诉大便溏，舌脉同前，余症消失。改炮姜 4g、炒白术 20g、赤芍 20g、当归 6g，减地龙、桃仁，加枸杞子 15g、菟丝子 15g。其后患者肾积水及肾结石未再复发。

［分析］患者一侧肾萎缩已手术切除，仅剩左侧肾脏，但其有结石并积水，体外碎石效果差，尿中有泡沫，已影响肾功能。肾结石的病位主要在肾和膀胱，肾与膀胱气化不利，膀胱湿热煎熬水液，日积月累，聚为砂石；肾阳不足，正气亏虚，膀胱气化功能障碍，无力将砂石排出，终成砂石阻塞之证。肾结石并非是单纯的实证，而是本虚标实、虚实夹杂，肾结石日久多伴有肾盂及输尿管积水，因此治疗泌尿系结石伴有肾积水者应温阳化气消积水，故以补肾益气、消石化浊为主，治疗肾盂积水则以温阳化气行水为主，结合本患者辨证为肾虚饮停，根据本患者腰酸沉重胀痛，腰部喜热怕冷的症状选用肾着汤合补阳还五汤加减，《金匮要略·五脏风寒积聚病脉证并治第十一》中有："肾着之病，其人身体重，腰中冷，如坐水中，形如水状……

腰以下冷痛，腹重如带五千钱，甘草干姜茯苓白术汤主之。"使用肾着汤温阳利湿，选用补阳还五汤补气活血利水，最终患者结石得消，积水得利，未再复发。

验案8　烧伤多处骨折尿闭24天，创新针刺手法，持续针刺发生奇效尿通

刘某，女，30岁，1970年因重度烧伤住解放军第205医院，其病情除重度烧伤外尚有颅底骨折、脑脊液外流、双眼球视网膜挫伤、右前臂双骨折、尿闭、留置导尿已24天，经中西医药、针灸治疗仍尿闭。请余会诊，思之其病情复杂，恐内服药难以取速效，选用针灸，而患者曾针刺多次均无效。余分析患者尿闭是其实，其他诸症是其虚，无力排尿。因此用针灸治疗选穴当有补有通，手法亦当如此。随即选任脉三穴会阴、关元、气海用补法，又选肾经的水泉、胃经的水道，用强刺激通法，五穴均利小便，选穴已定，动员患者再针灸，因其已针过多次，拒绝再次针灸，告诉患者这次针灸治疗，医者彻夜查阅有关治疗尿闭方法结合，其重度烧伤与外伤对身体的伤害一同辨证针刺，应有效，希望患者配合，患者始同意针刺。补穴选会阴、关元、气海行弱刺激，通穴选水道、水泉行强刺激，坚持了2个多小时的针刺治疗，手法不断补泻交替，终于使留置导尿24天的尿闭患者能自行排尿，解除其尿闭之苦。

［体会］当我接到解放军205医院会诊单时对其治疗感到心中无底，重度烧伤、多处骨折、尿闭留置导尿24天，患者痛苦已极，虽心中无底，理应想尽办法救治她，中医学是个伟大宝库，我不行，古人尚有很多治疗方法，于是查阅有关治疗尿闭的方法，总结归纳还是针刺取效快，为了对病人负责，反复分析病情，拟定治疗方案，选用了既能补肾又有通调水道功能的穴位，根据病情补穴弱刺激，通穴强刺激，针刺时严密观察患者针刺反应，精神与脉搏的改变，增强患者信心，打破针灸常规留针方法，坚持为其针刺，针刺两个多小时，患者可以排尿，患者高兴，我心中也感到欣慰。

验案 9　肾虚不固、湿浊内蕴尿浊（乳糜尿）

——患者尿如米泔，溺而不痛乃尿浊之证，病机有虚实不同：实者因多食肥甘致脾胃湿热下注，虚者乃脾肾亏损，肾失封藏，脾虚气陷，清浊泌别失常。

马某，男，30 岁，干部，初诊日期：1964 年 6 月 25 日。

患者于 1956 年秋在南方某地工作，1957 年 3 月发现小便如米泔，经某医院检查血中有丝虫，经用海群松治疗 3 个月后，尿浑减轻，复查未见丝虫。1960 年 5 月上症发作，在某医院住院治疗又发现丝虫，经治疗后丝虫消失，尿浑显减。今年 6 月 4 日尿浑又如米泔，经某医院检查未发现丝虫。尿检查：蛋白定量 2.64g，红细胞 30~40 个 /HP、白细胞 2~4 个 /HP。经内、外科会诊，建议做淋巴管结扎术。患者不同意手术，遂来我院治疗。

［诊查］体瘦，舌质红，苔薄白，脉弦细。尿常规：尿蛋白（+++），脂肪（+++）、红细胞偶见，白细胞 0~1 个 /HP。

［西医诊断］乳糜尿。

［中医诊断］尿浊。

［辨证］肾虚不固，内蕴湿浊，以致精微与湿浊合而外流，致成尿浊之症。治法：补肾固精，分清化浊。

［方药］熟地 15g、山萸 9g、山药 30g、粉丹皮 9g、生杜仲 9g、茯苓 9g、泽泻 9g、川萆薢 9g、石菖蒲 4.5g、煅龙牡各 9g、滑石 9g、竹叶 9g。

服药 1 剂后尿已透明，未出现尿浊如米泔，白天仍尿频，但未出现小便间断情况，仍有淋漓不尽，易饥、口干喜热饮，饮后肘部汗出较多，身疲，苔薄质红，有齿痕，脉弦细。尿检查：尿蛋白极微量，脂肪球偶见，红、白细胞（－），复以原方继服 5 剂。尿浊未再出现，但汗出染衣色黄，原方加茵陈 15g，黄汗即退。又继服 5 剂，前后共服 18 剂而愈。

7 月 10 日尿检查：蛋白（－），红、白细胞（－），上皮细胞 0~1，无机盐少许，未见脂肪球，糖（－）。

同年 8 月 26 日与 10 月 19 日 2 次追访，患者已能正常劳动，进油腻时小便仍清白不浊，化验亦正常，唯舌质尚红，复以六味地黄加味配丸调服，以期巩固。随访8个月以上未复发。

验案10 脾肾两虚、湿浊下注尿浊（乳糜尿）

秦某，男，59岁，干部，初诊日期：1964年8月7日。

5年前曾患乳糜尿，经中医药治愈。自今年6月底复发现小便浊白如米泔，又经原中医治疗无效。

[刻下]尿混浊如米泔，尿时不痛，尿量少，次数不多，排尿时有白黏液堵塞尿道，须用力才能尿出。食辣椒、饮凉水后上症加重。腹不痛，腰不酸，食、睡均佳，大便正常。

[检查]体瘦，舌苔白，舌质暗，脉弦缓。尿常规：蛋白（+++），红细胞5~6个/HP、白细胞偶见，脂肪球（+++），糖（－）。

[西医诊断]乳糜尿。

[中医诊断]尿浊。

[辨证]脾失健运，下焦蕴郁湿浊，肾气不固，以致湿浊与精微下流而成尿浊之症。治法：先以健脾清化湿浊，少佐益肾之品。

[方药]萆薢15g、猪苓24g、泽泻9g、车前子15g、滑石9g、生草梢9g、白术12g、淡竹叶9g、苡仁24g、怀山药30g、熟地15g、枸杞子15g。

上方加减共服10剂，尿浊减轻，已无黏液阻塞尿道。小便化验：蛋白（+++），红细胞2~4个/HP、白细胞1~2个/HP、未见脂肪球。症见腰酸，舌、脉无大变化，复以六味地黄汤加分清固涩之药，重用萆薢30g、煅龙牡各15g，服4剂后，尿浑减轻，周身微微汗出（以往患者在暑天从不汗出），睡眠增多。小便化验：蛋白（+++），复于原方内加山萸肉9g，又服4剂，小便已呈清白之色，腰部微有不适，尿常规：蛋白（－），白细胞（－），未见脂肪球，上皮细胞0~1/HP，糖（－）。

[追踪观察]曾于同年9月中旬、11月9日2次追踪：患者小便清白，身无所苦，化验正常，已能正常工作。随访7个月以上未复发。

[分析]患者尿浑浊如米泔，且溺而不痛，绝非淋证，乃尿浊之证。本病的发生与脾肾有关。脾主运化水湿，输布水谷之精微，如多食肥甘，脾胃湿热下注；或脾虚气陷，寒湿下注，均可致成尿浊；肾主藏精，又为封藏之本，如肾虚不固，精微外流，亦可致成尿浊。由此可见尿浊之证应从

脾肾两脏论治。

两侧患者虽均为尿浊之证，但其症状却不相同。如验案 9 是以肾阴不足、精气不固为本，兼有脾胃湿热下注而成尿浊之症；验案 10 是以脾虚、湿浊下注为本，兼有肾虚不固而致尿浊之症。两例的病情虽同，病机却异，因此辨证治疗方面，前者治以益肾固精兼清湿热，后者治以健脾化湿浊兼以益肾。

两例尿浊证也有其相同点，如尿浊如米泔，且无尿痛，均属肾虚不固，体内阴精下流；身体均瘦弱，素日无汗，药后均得汗，说明两人素日阴分不足，营卫失和；两例均有腰酸，虽然出现的时间不同，但同为肾虚的表现。

改变两例尿浊的外观与化验，是在不同的阶段采用益肾固精气、兼化湿浊之法得以奏效。以六味地黄汤为主方用其填阴，重用山药补脾益肾，其中山萸肉有止遗精、固浊窍、使阴气不得下流之功。如验案 10 服此方后虽能使尿浊减轻，但化验无进展，待加入山萸肉之后，尿化验即正常。这说明了地黄汤中的三补颇为重要，而山萸肉尤为关键。六味丸虽能填阴，但其固下之力较差，故加煅龙牡以固涩阴精，因此填阴固精是治基本。另外，还有下焦蕴郁湿热，清浊不分一面，故需佐以分利湿浊之品。用量之大小，视尿浊之程度而定，浊甚则量重，浊轻则量轻，用脾肾兼治之法，使阴精得固，湿浊得清，改变了尿浊与化验之异常。由此看出，本症之本在脾肾，清利湿浊是治其标。

验案 11　肾精亏虚、湿热下注淋证（慢性尿路感染）

——治以调理肾中阴阳，扶正固本，再审湿热邪气轻重，选用清利之品，有补有泻，补中寓通，标本兼顾，减少复发。

刘某，女，62 岁。初诊日期：1998 年 2 月 17 日。

反复发作尿频，尿急，尿痛 2 年余，加重 2 个月。

近 2 年余，每因劳累、外感即导致尿频、尿急、尿痛，服用抗生素虽可缓解，但症状愈发愈频。本次发作已 2 个月，口服诺氟沙星 3 周无效，改服氧氟沙星片 10 天，仍效果不显，自停西药来中医科求治。

[刻下] 尿频、尿急、尿道涩痛，小腹胀坠，排尿有淋漓不尽感。腰部酸

痛，四肢无力，阵阵心慌，心率达 116 次 / 分，并伴冷汗，夜眠欠佳，甚则彻夜不寐。脉弦细而数，舌质暗，苔黄腻。尿常规：红细胞 0~1 个 /HP，白细胞 3~5 个 /HP，患者尚有冠心病史 12 年，间断出现心前区憋闷刺痛，现服"参芍片""地奥心血康"等药物。

　　[中医诊断] ①淋证（劳淋——肾虚、膀胱蕴热）；②胸痹（心血不足，小肠热灼）。治则：清利下焦湿热，补肾培本。

　　[方药] 当归 6g、连翘 25g、赤小豆 50g、木通 6g、金银花 30g、竹叶 10g、茯苓 20g、泽泻 15g、黄柏 10g、熟地 25g、枸杞子 20g、菟丝子 20g、砂仁 6g。

　　服上药 7 剂后尿涩痛、排不尽感及腰酸痛均减轻，间断发作心慌明显好转，心慌发作时心率最高已较前下降 20~30 次 / 分，冷汗减少，睡眠亦好转，夜间阵阵身热。尿常规正常，舌质暗，舌质暗，苔薄白，脉细稍数。上方加炒枣仁 20g、栀子 10g 继服。

　　以上方为主，随证稍适当加减，服药至 3 月 24 日，上症均解，平素已无心悸及尿道不适，唯在活动多时出现腰痛及尿频，已自停"参芍片""地奥心血康"。上方去竹叶、栀子泻心火之品，加覆盆子 15g、桑螵蛸 15g 以固肾气，自 4 月 21 日又加服五子衍宗口服液。此后方药中渐加入续断、杜仲、桑寄生、黄芪益肾强腰补气，至 7 月中旬，患者精神、体力明显好转，已可做一般家务劳动，去公园散步，外出旅游，身不畏寒，很少外感，至 7 月底停服汤药，坚持服五子衍宗丸及复方丹参滴丸调理。

　　[分析] 该例患者年过 60 岁，反复发作泌尿系感染，每遇过劳及外感诱发，就诊时尿内红、白细胞虽不高，但临床泌尿系感染症状突出，且有冠心病病史，反复发作心前区疼痛，综合临床表现及舌脉所见，中医辨证为本虚标实，其虚主要为肾虚，心血不足，实为下焦小肠膀胱邪热未清，故在治疗上虽应用抗生素而病不除。中医治疗祛邪补肾并用，以当归连翘赤小豆汤加味清利下焦湿热，同时辅以熟地、枸杞子、菟丝子、黄柏以益肾泻相火，肾精足则心血充，扶正有助于祛邪，祛邪有助于正复，故服 7 剂药见效，症状显减，心慌亦得以缓解。渐增加益肾之品并配合五子衍宗丸补肾固本，加黄芪益气固表以御邪防止外感。通过上述综合治疗，不仅慢性尿感得以控制，且心慌、心绞痛得平。此属治疗心阴血虚心绞痛之变证。

验案 12　三焦失宣、饮邪内停（尿毒症合并心衰）

——本例主抓饮邪内停，饮邪使阳气被遏，不能布展，肾气不足开阖不利，浊邪壅塞三焦，气机升降失常，选用小半夏加茯苓汤以利枢机，己椒苈黄丸泻肺利水，攻坚决壅，使水从二便排出，加参术芪益气健脾扶正，使一例心肾衰竭危证用中药治疗转危为安。

孙某，女性，61 岁，1995 年 2 月 26 日初诊。

[主诉] 胸闷、心悸加重 10 余日。

[刻下] 胸闷、心悸、气短喘促、呼吸困难，不能平卧，伴头晕、恶心、呕吐，双下肢浮肿，小便少，大便难。

[诊查] 血压 200/100mmHg。面色苍白，呼吸困难，鼻吸氧气，唇暗，舌质紫暗，舌苔黄腻。脉细数无力。双下肢按之凹陷。化验：尿素氮 17.8mmol/L，血肌酐 190umol/L，伴有胸水。

[西医诊断] 尿毒症，心功能不全Ⅱ度。

[中医诊断] 饮证（留饮）；证属：三焦气化失宣，饮邪内停，上凌心肺，下留肠间，饮郁化热；治法：通利三焦以利化饮。

[方药] 半夏 15g、茯苓 40g、生姜 3 片、葶苈子 15g、防己 10g、椒目 4g、大黄 10g（后下）、太子参 25g、白术 15g。7 剂，水煎服，小量分多次服之，日 1 剂。

3 月 6 日二诊：以上诸症均减，呼吸较前通畅，可以不吸氧气，大便通畅，小便量增多，舌苔薄黄腻，脉同前。仍用前方，改葶苈子 20g，椒目 6g，每日 1 剂。

1995 年 4 月 9 日五诊：喘停呼吸通畅，可以平卧，大便量少，小便量不多。血压降至 170/80mmHg（未服其他降压药），经检查胸水已消，尿素氮 9.8mmol/L，血肌酐 92mmol/L。继以前方，加大扶正之品。

[方药] 半夏 15g、茯苓 40g、陈皮 10g、葶苈子 20g、大黄 10g（后下）、防己 10g、生姜 3 片、大腹皮 10g、竹茹 10g、砂仁 6g、黄芪 10g、西洋参 10g（另煎兑服）。7 剂，水煎服，日 1 剂。

1995 年 4 月 18 日六诊：患者已不恶心呕吐，头晕已消失，活动后亦未发生心悸、气短，小便量增，大便通畅，饮食增加（一餐可食 4~5 两面），治疗收效，仍以原方加减调治。

[分析] 本患者属于尿毒症，选用小半夏加茯苓汤及已椒苈黄丸在《金匮要略》中早有论述："卒呕吐，心下痞，膈间有水，眩悸者，小半夏加茯苓汤主之。""腹满，口舌干燥，此肠间有水气，已椒苈黄丸主之。"使用此两方治疗尿毒症伴有心衰之症，主要是抓住饮邪内停这一主要矛盾，"留饮"，即指水饮留而不去，凡饮邪留居之处，阳气必然被遏，不能布展。加之肾气不足，开合不利，浊邪壅塞三焦，气机升降失常而致诸症。用小半夏加茯苓汤和胃降逆，燥湿化浊，辛开苦降，以利枢机。已椒苈黄丸泻肺利水、攻坚决壅，使水从二便排出。加人参、黄芪、白术，加大茯苓用量以益气健脾扶正。诸药合用，有补有泻，双方兼顾，以济危急。在治疗尿毒症时要给邪以出路，通大便利小便，"邪去则正自安"。而本病为本虚标实之症，补益之品当由少渐多，在服药方法上也要注意，开始用少量分服法，使患者逐渐适应药力，在治疗中注意攻补兼施，补泻得当是治疗本病辨证施治的特点。

验案13　肺肾两虚　水液失调消渴（范科尼综合征）

——本病是一种先天性代谢病，由于代谢失常致使体内多种精微物质排出体外，使患儿骨龄减低，生长发育缓慢，中医认为此乃先天肾气不足，当补先天固其后天，脾为后天之本，脾不健运，饮食难化成精微，失于统摄。脾肾双补最终使小便转为正常，对先天性疾病从脾肾论治是其大法。

顾某，男，1岁1个月。初诊日期：1995年9月3日。

患儿出生后3个月发现其前囟门有凸出，今年5月份在外院拍头颅CT示"脑积水"，自外地来京，曾服汤药治疗，6月15日出现呕吐，同时伴口渴、多饮、多尿，症状日渐加重，7月24日尿常规示尿糖（+++）。

[西医诊断] ①范科尼综合征，合并脱水、酸中毒，电解质紊乱（低钾、高氯、低磷）；②肠道感染；③肺炎，经治疗疗效不显，自动出院，来中医科诊治。

[刻下] 纳少、小便频多，口渴多饮，每日进水量约1600ml，睡眠不佳。大便每日一行，初干后溏，形体日渐消瘦，体重7kg。面色苍白，消瘦，舌

质淡舌面干，苔稍白，脉沉细数，指纹紫暗在气关。查尿蛋白（++），尿糖（++++），酮体（±）。

[中医诊断]消渴，证系先天不足，后天失调，气阴两伤，肺肾两虚。治以益气养阴，补肾缩泉。

[方药]西洋参（另煎）4g、麦冬10g、五味子10g、山萸肉10g、山药20g、当归3g、白芍6g、黄芪10g、石斛10g、女贞子6g、旱莲草6g、巴戟天6g、覆盆子6g，每日1剂，并配合服用补钾液。

患儿服上药2剂后精神好转，8剂后饮水量减少，尿量减少，已不遗尿，大便较前好转。仍饮食欠佳，时有呕吐，前囟有膨出。舌苔微白，脉沉细，查尿糖（++++），蛋白（++），尿pH9。继以上方减益气温阳之品，辅以和胃。

[方药]西洋参4g（另煎），麦冬10g、五味子6g、山萸肉10g、熟地10g、陈皮10g、当归6g、白芍6g、枸杞子10g、茯苓15g。服上方2剂。

9月12日来诊：精神又好，呕恶好转，小便间隔时间延长，睡眠改善，复查尿糖（+++），蛋白（++），尿pH8，继以上方加竹茹10g，服药7剂后9月19日诊：饮水稍多，吃奶量增加，并加进食瘦肉粥，二便正常，体力增加，能在学步车辅助下踏步。18日查尿pH9.5，尿糖（+++），蛋白（++），比重1.015，继以上方减西洋参改人参15g（另煎），并加鸡内金6g，服药5剂，患儿精神饮食，饮水及二便均正常，无呕吐，睡眠佳，查血气分析正常。此后方中加枸杞子，菟丝子，黄芪（人参）、炒白术，9月底在某医院复查血电解质及二氧化碳结合力，尿常规，均正常，每日饮水约1200ml，精神佳，玩耍如正常儿童。带上方回当地巩固治疗。

[分析]范科尼综合征是一种先天代谢病，由于肾近球小管功能多发性障碍，在正常人中应被近球小管回吸收的物质如葡萄糖、氨基酸、尿酸、磷酸盐、重碳酸盐（钠、钾、钙）都在尿中大量排出，而出现骨骼变化，骨龄减低和生长缓慢，并常出现营养不良、脱水、酸中毒等症。中医分析此乃先天肾气不足，气化不利，体内水液不能正常运行代谢，从而自尿中大量排出，并带走许多精微物质，故使机体失去精微、水液之输布和营养，而表现为口干多饮、形体消瘦。随阴液丢失，气随之脱，致气阴不足，脾不健运，故而纳少形消，且尿中出现蛋白、糖等。病情复杂且严重，余主要从肾与脾论治，以补肾阴为主，辅以温肾阳、健脾气以助气化及温运，用生脉散（以西洋参

易人参意在气阴双补），熟地、山萸肉、山药、枸杞子、当归、白芍，以滋肾养血，用巴戟天以助气化，用覆盆子以缩泉固肾。药后患儿尿量减少，饮水减量，精神体力好转，仍纳谷不佳，尿无改善，囟门微凸，故去温阳之品，减益气之量，加用茯苓、陈皮、竹茹以利浊水、和降胃气而使病情进一步改善。待病情稳定后加重益肾健脾补气之品，脾肾双补，最终使尿转正常，体内水电解质，酸碱度得以稳定，疾病得以康复。余体会：治疗小儿先天性疾病，当补其先天、固其后天，是治愈的关键。

神经系统疾病

验案 1　脾虚肾亏，肝失所养痿证（格林巴利综合征）

袁某，男性，22 岁。1993 年 10 月 13 日会诊。

[主诉] 四肢无力 3 周。1993 年 9 月底曾患上感、腹泻，10 月 7 日劳累后右下肢疼痛，次日四肢无力，且日渐加重，蹲下需扶持东西才能站起，曾摔倒 2 次，时有右肩及臀部疼痛，咀嚼无力，手抖，持物难，脱发严重，已服用泼尼松 40mg/d，共 60 天。

[刻下] 四肢无力，蹲下站起困难，举物费力，手颤抖，脱发严重。

[诊查] 神清，发育营养良好。蹲下站不起，手不能持重物，CT 未见异常，肌电图示神经源性损害。颅神经双眼可见水平眼震，向左斜视时明显，四肢肌力 V 级，近端力弱较甚，无肌萎缩及肌束颤动，四肢可疑感觉减退，双肱二、三头肌桡骨膜反射减弱，双膝反射消失，病理征（−）。双手鱼际肌萎缩，舌质暗苔薄白，脉弦细数。

[西医诊断] 格林巴利综合征。

[中医诊断] 痿证；辨证：脾虚肾亏，肝失所养，筋脉迟缓；治法：补脾肾缓肝急养血。

[方药] 当归 15g、白芍 20g、甘草 10g、党参 20g、黄芪 20g、赤芍 20g、鸡血藤 15g、白术 15g、巴戟天 20g、仙灵脾 15g、龟板 20g、阿胶 10g。14 剂。水煎服。

1993 年 11 月 12 日：药后双臂较前有力，已可持 5 磅暖瓶，原双手举小方凳困难，现一只手即可举起凳子。稍扶物即可站起，脱发明显减少，饮食、二便可。舌脉同前。复查肌电图：①正中神经损害已恢复；②上下肢运动神经原损伤。

1993 年 12 月 9 日：双下肢活动可，急行走则感疲乏，右上肢活动较前进步，体力日复，继以上方加减巩固，病愈出院。改方如下：

［方药］当归 10g、白芍 45g、甘草 10g、党参 20g、首乌 20g、黄芪 35g、白术 10g、巴戟天 25g、仙灵脾 20g、阿胶 10g、鸡血藤 15g。

［分析］本例系中医学痿证。历代医家对痿证的认识为"内脏不足""阴血不足""使之太过，肾精枯竭""元气败伤，精血虚不能灌溉"等等，气血津液所伤而致，其中肝肾之虚为本病主要病机，气血津液不足是形成痿证的主要因素。

余本"治痿独取阳明"的原则，选用党参、黄芪、白术、甘草补脾气。参以《丹溪心法》："痿之不足乃阴血不足也"。故在方药中重用归芍、阿胶养阴血。复根据其病机增用巴戟天、仙灵脾、龟板，于滋养肝肾、补肾阳。加入赤芍于补气血中佐以活血。与此根据痿证病机、与致病因素、严谨辨证与精当用药，故而效如桴鼓。

验案 2　脾肾亏虚，气滞血瘀目盲痿证（Chiari 畸形 Ⅱ 型伴脊髓空洞症）

郑某，女，48 岁，初诊日期：1997 年 2 月 16 日。

头晕，扭头则目盲已 1 年多。自 1994 年因头晕头痛诊为"左颈动脉供血不足"，服中药好转，1996 年 2 月，周身无力，扭头则双目视物不清，各关节酸痛不能远行，不能上楼，腿软无力，经眼科检查未见异常，至神经科检查：血压 170/90mmHg，颅神经双眼水平与旋转眼震，右耳听力下降，四肢肌力 Ⅳ（－），肌张力不高，腱反射亢进，右侧著。Hoffman 右（＋），巴彬斯基右（＋）左（±），右半身浅感觉下降。1996 年 3 月 27 日经头颅 CT 与 MRI 检查、颈椎 MRI 检查：颈椎顺列好，生理曲度直，锥体缘骨质增生，椎间盘信号减低，C4，C5、C5，C6 椎间盘向后突出，硬膜前缘受压变形，小脑扁桃体变扁，疝入枕大孔水平以下。C5、C6 水平脊髓中央可见管状扩张，呈长 T1 长 T2 信号，信号强度均匀，第四脑室扩大。检查示：①颈椎退行性变，符合颈部表现；② Chiari 畸形（Ⅱ型），疑伴有脊髓空洞症。经西医检查后建议颅内手术减压治疗。因不同意手术来中医诊治。

[刻下] 双目扭头则视盲，直行亦视物不清，但可见人影而成双。全身无力，腿软不能远行，终日卧床，多关节均酸痛，两臂无力，颈酸，头晕头痛，饮食少，二便可，睡眠佳。

[诊查] 走路需人搀扶，神清，回答切题，身体消瘦，右手握力低，握不紧。舌苔稍白，体大有齿痕，脉沉缓无力。

[西医诊断] ①颈椎退行性变；②Chiari 畸形（Ⅱ型），疑伴有脊髓空洞症。

[中医诊断] ①目盲；②痿证。辨证：脾肾亏虚，久而气滞血瘀闭阻督脉，致脏腑经气不能上承于目、荣于筋脉。治以益气养血、补肾活血。

[方药] 黄芪40g、当归10g、熟地30g、首乌30g、川芎10g、巴戟天10g、山萸肉15g、丹参20g、红花6g、赤白芍各15g、桑枝20g、鹿角10g。

1997 年 5 月 18 日二诊：诊后一直服上方未停，现体力好转，已不卧床，可以在室内活动，双臂无力好转，头晕头痛减轻，尚目盲，颈酸，视线增远，舌脉同前，上方已效，增其量。

[方药] 黄芪70g、当归20g、熟地40g、首乌30g、川芎15g、巴戟天15g、山萸肉20g、丹参30g、红花10g、赤白芍各20g、桑枝40g、鹿角20g、菊花10g、枸杞子20g。30~60 剂。

1997 年 10 月 15 日三诊：上方一直服，有时 3 天服 2 剂，将药多煎 1 次。病情好转，双臂有力，但右手尚力差，可以外出活动，视物较前清晰，直视已不成双影，敢自己行走，扭头尚有目盲，但较前减轻，扶楼梯可以上楼，可做简单家务。舌体大齿痕轻，脉沉缓较前有力，继以上方增其制，加大益气温肾阳之药以促其痊愈。

[方药] 黄芪70g、当归15g、熟地50g、首乌30g、川芎15g、巴戟天20g、山萸肉20g、丹参40g、红花10g、赤白芍各15g、鹿角胶20g、肉桂6g、枸杞子20g、党参15g、桑枝40g、菊花10g。继服 30~60 剂。

1998 年春节来电诉：上方 2 日服 1 剂一直服至春节，扭头目盲已愈，直行体力恢复如常，皮肤感觉已正常，已上班工作，行路如常，颈部有时稍酸，头晕头痛已好，右手已有力，患者为卖肉售货员，可以持刀砍肉。来电十分感谢。嘱其复查 MRI，继服上方可 1 周 2 剂以巩固。3 年后，2000 年 12 月追踪患者一切正常。病愈后一直从事卖肉售货员工作，因病已好，经济不宽裕，未再做核磁共振复查。

[分析]患者系先天颅内畸形—Chiari 畸形（Ⅱ型），疑伴有脊髓空洞症，另尚有颈脊髓退行性改变，其病为先天性疾病，至成年发病，颅内压改变出现诸症，西医治疗本应行颅内减压手术治疗。中医学中无此病症，此病为先天发育异常导致，其根本在于先天不足，后天亏虚引其发病。根据辨证属于脾肾亏虚，气滞血瘀闭阻督脉，致脏腑经气不能上承于目，荣养筋脉，《素问·阴阳应象大论》有"形不足者，温之以气；精不足者，补之以味。"本病患者，脑内病变小脑扁桃体变扁，疝入枕大孔水平以下，第四脑室扩大等异常改变，肾主骨生髓诸髓皆通于脑，当属脾肾亏虚，肾精不足，为气不足，形下陷，因此治疗上应益气填精，重用黄芪以补气，以改善颅内小脑扁桃体下陷枕大孔，气行则血行，企图改善颅内器官使其复原，大量补气之药以便于推动血行瘀化，熟地、首乌、巴戟天、山萸肉、鹿角调补肾阳，补先天不足，当归、川芎、丹参、红花、赤白芍养血活血，另以桑枝引药行于上。前后治疗一方到底，稍有增减，逐渐增量而取效，将一颅内先天畸形之目盲、痿证治愈。虽患者未再行 CT 及核磁检查，不知其颅内畸形改变，但临床诸症痊愈，使我深感，此先天颅内畸形之疾均能使症消康复，中医学是个伟大宝库，应努力探索取宝，继承创新发扬。

验案 3　肾虚气虚血瘀，气滞湿阻，经脉失养（高颈段脊髓病）

丛某，女，41 岁，左侧头面部及左上肢麻木、瘙痒，伴左上肢无力 2 月余。患者 1997 年 2 月初出现左侧面颈部皮肤麻木、瘙痒、闪电样疼痛，进行性加重，伴左上肢力弱不能持物，抬举困难。1997 年 2 月 24 日住我院神经内科，颈部 MRI 提示："颈髓及延髓交界处病变，考虑为软化灶"。临床诊断为"高颈段脊髓病"。经激素治疗，症状好转，但未尽除。1997 年 3 月 26 日请中医会诊。当时患者仍左侧面颈部皮肤麻木，发痒，触觉减退，左上肢麻木、无力，轻度肿胀，枕背部发紧，沉重，精神欠佳。舌质淡暗，苔薄黄而腻，脉沉细。

[中医诊断]不仁（气虚血瘀，气滞湿阻，经脉失养，肾精亏损）。治以益气活血，补肾通络。

［方药］补阳还五汤加味：黄芪45g、赤芍20g、川芎10g、当归10g、地龙10g、桃仁10g、红花10g、牛膝15g、续断15g、杜仲15g、水蛭粉2g（分冲），每日1剂，水煎服。

服药7剂后左侧面部麻木及背部沉重感明显减轻，于4月4日出院，继续门诊治疗，依前方黄芪逐渐加量至60g，水蛭粉加至4g，并加入党参10g、桑枝15g、丝瓜络6g。共服汤药50余剂，病人精神佳，颈、面、肢麻木，瘙痒消失，颈背部沉重紧硬感缓解，左上肢肌力正常，5月中旬开始恢复正常工作。巩固治疗至8月，精神体力正常，身无不适，故停药，至今仍健康。9月3日在本院复查颈MRI示："颈髓与延髓交界处病变与3月4日比较病灶明显缩小。"

［分析］依该病临床表现，属中医学"不仁""麻木不仁"范畴。中医学认为，肌肤筋脉必得气血濡养方有力，感触灵敏，动作灵活。若气血运行不畅，肌肤不得荣养，故而麻木不仁。《素问·逆调论》云："荣气虚则不仁，卫气虚则不用"。《医学原理》亦载有"气虚不能导血荣养筋脉而作麻木者，有因血虚无以荣养筋肉，以至经隧凝涩而作麻木者"。该病例肢体麻木不仁与不用均有，当属上症。乃气虚血瘀，经脉闭阻，肌肤失养，肾精亏损所致。故用补阳还五汤重用补气之品，久病入络，加水蛭、桑枝、丝瓜络益气活血通络；髓为肾所主，"肾主骨生髓，通于脑"，患者MRI检查颈髓与延髓交界处有"软化灶"，法当补肾活血，故加入杜仲、续断、牛膝益肾壮髓，以强健其髓，此乃补通并用，而收良效。

验案4　血虚、风邪上扰头痛30年顽疾药后病除（血管神经性头痛）

高某，男，49岁，初诊日期：1992年12月11日。

反复发作偏头痛30余年。曾经脑电图、头颅MIR、颈动脉多普勒检查均未见异常，颈椎片示C5，C6椎体边缘骨质增生，椎间隙无明显狭窄，前总韧带及项韧带钙化。在本院神经内科诊断为"神经性头痛"，曾用多种药物治疗不能控制病情，每日需服索米痛片3片，严重时服至9片。每日夜间2~3点钟头痛发作，以颞顶部为主，跳痛，痛常剧烈影响睡眠，怕冷，面色苍白，饮食及二便尚正常。舌体大，边有齿痕，苔白腻，脉沉弦细，其母亲及妹妹均有头痛病史。

［中医诊断］头痛，证系血虚、风邪上扰巅顶。治法：养血，疏散风邪。

［方药］白芍 50g、甘草 10g、当归 10g、熟地 20g、川芎 10g、荆芥 15g、防风 10g、细辛 3g、白芷 15g、牛膝 20g、薄荷 15g、赤芍 30g、僵蚕 15g。

患者服上药 7 剂后头痛大减，无须再服止痛片，夜间亦可安睡，继服上方 15 剂以巩固治疗，头痛痊愈，未再发作。

［分析］患者头痛反复发作 30 余年，已成痼疾难愈，多种治疗无效，只能用阿咖片短时间止痛对症治疗，但过时即复作。分析其病情具以下特点：①病程长，久治不愈，面色苍白，脉象沉细，且多在夜间发作，为血虚所致；②其头痛发作发有定时，痛时剧烈，以颞顶部为主，颈椎有增生、韧带有钙化，使通往精明之府脉络受阻，使清阳失养；③久病不愈，血脉阻滞不通，络脉空虚，风邪易入，使病愈发难治。根据以上 3 个特点，治以养血、疏风、活血，选用四物汤养血和血，其中重用白芍、配合甘草，取芍药甘草汤之意缓急止痛；又以川芎茶调散加减选用荆芥、防风、细辛、白芷、薄荷等辛味药疏散风邪；以僵蚕、赤芍活血化瘀，消散络脉间瘀滞，疏风止痛。全方具有养血活血、疏风之功效，头痛 30 余年之顽疾得以治愈。

验案 5　血虚风寒侵络，血瘀脉闭，4 剂中药痛止（三叉神经痛）

王某，女，66 岁，初诊日期：1992 年 12 月 16 日。

左面部刺痛间断发作 2 年余，1989 年左颜面部刺痛，严重时则咀嚼、洗脸、触摸颜面部时均可诱发疼痛发作，说话时则痛甚，在某医院经西医诊断"三叉神经痛"，间断服中药及止痛剂效果不显，近日左颜面疼痛又作。

［刻下］左面部刺痛，头胀痛时流涎流泪，纳差，大便干，小便正常。

［诊查］神情，颜面、五官左右对称，无口眼㖞斜及面部肌肉抽动，舌质红苔黄腻，脉弦滑数细。

［中医诊断］面痛（阳明经血虚风寒入侵面部，脉络闭阻不通，久而至瘀）。治法：养血活血祛风寒。

［西医诊断］三叉神经痛（颧及下颌支）。

［方药］当归 15g、白芍 40g、甘草 10g、荆芥 15g、防风 15g、细辛 3g、白芷 15g、僵蚕 15g、菊花 15g、钩藤 20g、丹参 20g。

二诊上方服 4 剂，唇痛、面痛均减轻，面部皮肤已敢触摸、洗脸，已能进食，尚气短，下颌部疼痛亦减，食后脘胀满、呃逆已减半，舌苔黄腻已退，质稍红，脉同前。上方加厚朴 10g、青皮 10g。

三诊上方服 7 剂，颜面疼痛大减，食欲佳，食后腹稍胀闷，尚有气短，大便干，二日一行，小便正常，舌黄厚腻苔已退，质淡红，脉弦滑，面痛已解，再服上方 7 剂以巩固，加活心丹每次 1 粒，日 3 次，以舒气活血助其恢复。

[分析] 本例面痛（三叉神经痛）证属阳明经血虚风寒入侵，久而致瘀血内停，脉见滑数细，舌苔黄腻，治法是舍脉从证，不管其舌红、苔黄腻、脉细数、大便干燥等一派血虚血瘀化热兼湿热之象，因其痛著，改抓其疼痛这一主症，不通则痛，寒凝久瘀而痛，为解其当时之痛苦，而用归芍养血和血，丹参活血，荆防、细辛、白芷一派辛温祛风寒之药疏散外风，僵蚕、钩藤清搜内风，内外兼治，所以 4 剂药后就使面痛达 2 年之久的疾病得以缓解。

验案 6　血虚生风，痰湿中阻（脊髓小脑病）

耿某，女，58 岁，初诊日期：1990 年 1 月 6 日。

进行性消瘦，伴手及头部抖动 8 个月，间断呕吐近 1 个月。患者自 1989 年 5~6 月无明显诱因出现消瘦，8 个月体重共减少 39 斤，伴有不思饮食，双手及头部不自主抖动，近 1 个月来经常呕吐。为明确诊断及治疗，于 1989 年 12 月 25 日住我院消化内科病房，1990 年 1 月 6 日转入中医内科病房。

[刻下] 每日反复呕吐，呕吐物为胃内容物，双手及头部抖动，日渐消瘦，身疲无力，终日卧床，二便正常。舌质略暗，苔白腻，脉滑细。中医辨证为血虚生风，痰湿中阻。治法：养血息风，活血，化湿和胃。

[方药] 当归 10g、白芍 15g、钩藤 25g、僵蚕 15g、全蝎 10g、天麻 15g、赤芍 15g、丹参 25g、橘皮 20g、竹茹 15g、西洋参 10g（另煎兑）。因有颅内高压，同时配伍甘露醇脱水治疗。

经上述处理后，呕吐渐有减轻，双上肢抖动较入院时减轻，但体重仍有下降，症状未完全控制。1 月 19 日复出现前额胀痛，午后低热，体温 37.5~37.8℃，夜间干咳，大便 2~3 日一行，质不干，体力弱，体重继续下降，周身发热酸楚，口干口苦口臭，舌微暗，苔薄白，脉沉细而弱。余查房考虑其为长期脾胃虚弱，而致湿热内蕴。汤药自1月31日改以升阳益胃、清除虚热为主，用东垣升阳益胃汤加减。

[方药] 人参15g（另煎兑）、黄芪15g、半夏15g、防风8g、羌活8g、白芍8g、陈皮8g、白术15g、茯苓15g、泽泻15g、柴胡10g、黄连6g、山楂10g、生姜5片、大枣4个。

患者服上药7剂后，双上肢颤抖较前减轻，恶心好转，每日呕吐次数明显减少。再服药3剂后呕吐已止，食渐知味，食量增加，体重未再下降，头及手颤减轻。腰穿后轻微头痛，体温仍37.6℃，2月12日加用安宫牛黄丸2次/日，每次1丸。服药3天，体温降至正常，面色好转，体力增加，二便正常。2月19日减安宫牛黄丸，继服上方至2月24日，身体无明显不适，出院。

住院期间查脑电图示"轻-中度不正常"，肌电图示"神经源性损害"。院内外专家会诊诊断为"脊髓小脑病"。出院后坚持中药治疗，3个月后复查神经系统基本恢复正常，脑电图、肌电图检查均正常。

[分析] 该患者病重且病情复杂，在住院期间进行了多项检查并多次请专家会诊，最终方确诊为"脊髓小脑病"。中医学对该患者的病证主要抓住两方面：一为双手及头部不自主颤抖，二为纳少、恶心、呕吐、体重进行性下降。颤抖多为内风所致，该病人面色不华，脉细，其抖动为细颤，故考虑为血虚生风，分析其消化系统症状，结合其苔腻，脉滑，考虑为湿邪中阻，胃失和降，故先治以养血息风，化湿和胃。药后呕吐及双上肢抖动减轻，但体重仍继续下降，口干、口苦、口臭不解，大便不调，且体温升高，周身酸楚等症候杂乱。余全面综合分析，认为其主要病位在脾胃，即长期脾胃虚弱，以致湿邪不化，阳气不升，久则湿化热内蕴，故选用《脾胃论》之升阳益胃汤加减，补中有行，化湿而不燥。因腰穿后头痛、发热，参考辨病，西医会诊为"脊髓小脑病"，加服安宫牛黄丸清热醒脑开窍，终使呕止、食纳香，体重稳定，手头颤抖停止，余症皆除。经巩固治疗后脑电图、肌电图正常，病愈停药。追踪观察4年均正常。神经源性损害"脊髓小脑病"之顽疾症状消失，脑电图、肌电图检查均正常而愈。

验案7　风痰壅盛，上扰清窍痰厥（晕厥）

曹某，男，51岁。初诊日期：1981年4月2日。

2 周来经常突然晕厥，昏厥前头后部有触电感，眩晕，继则昏厥，不省人事，无汗，无抽搐，约 1~2 分钟能缓解，醒后闭目不敢睁眼，视物旋转而黑，心烦恶心，2 小时后好转。

[刻下] 头晕，出汗则舒畅，余无不适。

[诊查] 望之神清，语言清晰，舌体大，舌尖红，苔白腻。脉弦滑。

[中医诊断] 痰厥；辨证：风痰壅盛，上扰清窍而致眩晕、昏仆；治则：化痰息风开窍。

[方药] 半夏 15g、陈皮 15g、茯苓 20g、甘草 5g、胆南星 10g、竹茹 15g、菖蒲 15g、枳壳 15g。

[分析] 此例脉滑，舌苔白腻，发作前头有触电感，眩晕系痰湿上扰，阻塞清明之府脉络，故诊为痰厥。痰厥之病，素日多痰多湿，由于不同原因，气机逆乱，痰随气升，上闭清窍而眩扑。苏醒后痰浊未去，故仍有眩晕、恶心之症。余选用温胆汤加胆南星、菖蒲祛风痰开窍。因舌尖红，心烦，不用天南星改胆南星，取其性味凉以清热除烦。服药后未来就诊。于 1981 年 7 月 6 日追踪，患者服 3 剂药后晕厥即愈，故未来就诊。

验案 8　清相火填真阴耳全聋复听（耳聋）

赵某，女，23 岁，初诊日期：1964 年 5 月 23 日。

[主诉] 双耳失聪 10 余日。

[刻下] 自 5 月 7 日晨起后，两耳失聪，全聋不闻。病起于 6 日，曾与爱人生气后，发现耳堵、头胀、进食后两耳重听，翌日则两耳全聋。患者平素性情急躁，耳聋后仍急躁不安，剧烈声响亦不闻，月经正常，饮食二便均正常。曾在原籍服中药未效，来京则到专科医院诊为急性耳聋，经用电测听检查，两耳无所闻。经治疗 10 次无效，来我院就诊。

[诊查] 患者体壮，舌苔薄白稍腻，神态稍呆。耳聋，高声闻诊亦无所答。脉弦滑。

[中医诊断] 突发性耳聋；辨证：怒伤肝，肝胆相火上冲，壅阻清窍；治法：清肝泄胆通窍。

[方药] 龙胆草 15g、栀子 15g、黄芩 15g、车前子 15g（包）、生熟地各 25g、柴胡 7.5g、泽泻 15g、香附 15g。

5月27日二诊：耳中自觉有声响，外声仍听不见，咳嗽吐白痰，清涕作嚏，手示胸闷憋气，舌无苔，脉弦。再以前法佐以升清宣肺。原方将龙胆草改为10g、生熟地各15g，加升麻5g、葛根10g、杏仁15g、瓜蒌25g、桔梗10g，再服3剂。

5月30日三诊：自前天耳已不聋，能听见声音。因小孩患病，彻夜未眠，心中着急，双耳又听不见，继将未服完之药尽服，则耳重获听，患者心情愉快，自己能单独就诊，嘱照原方再服3剂，以期巩固。

[分析] 患者系听觉丧失，不闻外声之耳全聋，分析其病因，系因暴怒伤肝，情志抑郁，肝气失于疏泄，郁而化火，肝胆之火上扰，清窍被蒙引起之耳聋。足少阳之经脉上入于耳，下络于肝而属胆，肝胆之火循经上壅于耳，而致耳聋。《中脏经》曰："肝气逆则头痛耳聋"。因此，治以龙胆泻肝汤加减，龙胆草、栀子苦寒泻火；柴胡、黄芩平肝胆之邪热；车前子、泽泻清利湿热、泄肾火；二地补肾水、填真阴；香附理气开郁。药下2剂后，耳已鸣响，仍不能闻外声，复加入升清之品；升麻、葛根以升举清气；又因患者夹有外感，将苦寒滋腻之品减量。增入桔梗、瓜蒌、杏仁以宣肺化痰，服1剂后患者重获听功。但因其幼儿患病，复致肝火上炎，两耳又一度失聪，再服1剂，听力又恢复正常。共服7剂药而取效，使耳全聋能复听。

验案9　血虚肝郁，气血逆乱，痰浊闭窍（自主神经功能紊乱）

李某，女，17岁，初诊日期：1998年8月18日。

频发昏厥5年，伴月经不调。患者5年前因受惊而昏倒，此后经常头晕昏厥，发作多则每日2次，少则7~10天1次，昏迷时间30分钟至3小时不等，发作前无诱因及先兆，严重影响健康及学习，多家医院诊断：癔病，自主神经功能紊乱，曾用多种中西药物治疗效果不佳。自今年以来病情加剧，发作频繁，休学来京医治。

[刻下] 头晕，频发昏仆，近10天内发作3~4次，昏倒时不省人事，无抽搐，约30分钟至两三小时方可自行苏醒，情绪不稳定，经常鼻衄，色鲜红，量多，纳少，大便干三四日一行，小便正常。月经10~20/40~60天，经量多少不定，经行时腹痛，常持续整个经期。末次月经7月3日。舌质淡红，苔

薄白，脉弦。

[中医诊断] ①昏厥（气血逆乱，痰浊闭窍）；②月经不调（血虚肝郁）。治法：养血理气，清化痰浊。

[方药] 当归10g、白芍10g、川芎6g、生地15g、半夏10g、陈皮10g、茯苓15g、胆南星10g、竹茹10g、菖蒲10g、天麻10g、枳壳15g、菊花10g、槟榔15g。

服上药7剂后8月25日二诊：药后大便通畅，每日一行，神清气爽，未发昏仆。月经后错已22日尚未来潮。上方加熟地20g减生地以补肾精，加益母草15g活血调经。

服上方当日(8月25日晚)月经来潮，轻微腹痛，经量正常，带经6日止。未见有昏仆。尚经常鼻衄，色鲜红，量多，腰酸痛。9月8日就诊时，前方中入生地20g、白茅根30g、牛膝10g，减川芎、菖蒲。服上药后一般情况良好，鼻衄止，偶发头晕，无昏仆。9月21日月经又来潮，无腹痛，经量正常，经期6日。10月13日就诊，身无任何不适，精神好，情绪佳，无头晕昏仆。汤药略减其量调治，10月21日月经又按期来潮，经期6日，量色正常，现身无不适。10月27日将汤药改为2日1剂，巩固治疗1个月，一切正常，面色正常，体重增加，精力充沛。停药回原籍复学。此后在京亲属告知回原籍后身体健康，学习成绩优秀。

[分析] 该患者为突受惊吓后出现频发昏厥，西医检查未发现器质性病变，考虑为"自主神经功能紊乱"，从中医学审因辨证，认为患者童年气血未充，受惊吓后可致气血逆乱，月经不调；因气血逆乱、痰浊内停，上扰清窍可致昏厥，虽经多种中西药物治疗，但未能使气血运行平和，痰热痰浊未能外排，以致病情未见好转，愈发愈剧。昏厥与经血失调，中医分析两者之间互为影响，治应调理气血与化痰祛浊开窍结合使用，以四物汤养血理血活血，使气血归于和平；合以温胆汤加菖蒲、天麻、枳壳、菊花化痰通窍，使胆气平和，归于宁静，昏厥停止发作，月经亦能按期来潮；佐以生地、茅根凉逆乱之血热而鼻衄止，一例频发昏厥得以治愈。

验案10 脾肾亏虚肌痹（神经元损害）

李某，男，60岁，初诊时间：2008年01月02日。

患者因左上肢无力 3~4 年，上肢变细 1 年，患者有时双上肢麻木，偶有双下肢无力，久行后严重，休息后好转，无疼痛，于 07 年 11 月 15 日就诊于北医医院。

[诊查] 颅神经 (－)，舌肌无萎缩及震颤，吸吮反射 (－)，左侧三角肌、岗上、下肌、胸大肌萎缩明显，左上肢前臂、手均肌肉萎缩，左上肢肌力差，以近端为主，三角肌肌力 3 级，左上肢及张力低，腱反射低下。余肢体 (－)，病理反射 (－)，感觉无明显异常。颈椎 MRI：颈椎骨关节病，颈椎管狭窄，C3~C7 椎间盘突出，T3~T4 椎间板黄韧带肥厚。肌电图 scmm ra ta 双正中神经、尺神经 mcv scv 波，左三角肌第一骨间及神经源性损害。诊断：左上肢近端无力；肌萎缩。后经专家会诊，诊断：运动神经元病早期；颈椎病，给予左卡尼丁及营养神经药物治疗，效果不佳。2008 年 01 月 02 日于我处就诊，求中医治疗。

[刻下] 左臂肌肉萎缩，抬举无力，怕热，易汗，左手颤抖，舌体大质暗微白苔，脉沉滑细。诊断证属肌痹（脾肾亏虚，治以益脾肾通经络），佐以活血。

[方药] 生黄芪 20g、炙黄芪 20g、当归 10g、赤芍 20g、川芎 10g、地龙 10g、桃仁 6g、红花 6g、党参 15g、熟地 20g、山萸肉 10g、山药 30g、桑枝 20g、丝瓜络 6g、阿胶 10g、鹿胶 6g。

患者服药 7 剂，左臂较前有力，握力增强，手颤减轻。继续以前方加减调服，服药半年，至 2008 年 6 月 12 日，于北医医院复查：肢体功能稍好，肌肉萎缩同前，查体：神清语利，未及明显舌肌萎缩，下颌反射 (＋)，左上肢肌力 3~4 级，双上肢腱反射左 (＋) 右 (＋＋)，余 (－)。7 月外出游玩，停药 2 周，时左臂肌力好转，可以上举平举，绕头可触及耳，耐劳。继以前方加减服用，增大健脾益肾补气药量，患者前后调治一年，患者肌力渐增，肌肉渐丰，肢体麻木，颤动等症消失，上肢由抬举困难，变为可做俯卧撑，可以高举哑铃。多年顽疾得愈。遂上方减制，巩固疗效。

[分析] 本例患者肢体无力 4 年。无中风病史。西医诊断为神经元损害，无特效之法。余根据肌无力，肌肉萎缩的主要临床特点，辨证为肌痹。肌痹为五体痹之一，凡风寒湿邪、热毒等邪侵淫肌肉，闭阻脉络，气滞血瘀，或脾虚肾亏，气血不能荣养肌腠，出现一处或多处麻木不仁，肌肉萎缩，疲软

无力，手足不随，谓之肌痹，是一个虚实夹杂性病理机转。根据久病多虚，久病入络，治疗从脾肾入手，选用补益脾肾，活血通络为法。在治疗过程中，一方到底，只药量增减，以补阳还五汤补气活血通络；因症在上，以左归丸去杜仲、牛膝，并加入阿胶加强养血之力，二者共用益精髓，阴阳并补而取效。经治患者肌力渐增，肌肉渐丰，肢体麻木，颤动等症消失，上肢由抬举困难，变为可做俯卧撑，可以高举哑铃。多年顽疾得愈。患者与家属曾悲观虑其病预后之不良，北大亦曾多次追踪患者了解预后结果，想不到一例预后不良顽疾，中医中药而能治愈。

验案 11　痰热内蕴，上扰神明多寐

张某，女，11 岁，初诊日期：1995 年 2 月 21 日。主诉：多睡 4 年。曾做 CT 检查：未见异常。1994 年 5 月 16 日查脑电图异常，疑为"癫痫"，多方诊治无明显效果，故来求治中医。每日睡达 15 小时，仍不欲睁眼，夜间多噩梦，喊叫 4~5 次头不痛，咳嗽痰多色黄，多食易饥，经常鼻衄，小便频，舌苔白腻质稍红，脉沉滑。

［中医诊断］多寐，证属痰热内蕴，上扰神明。治以清热化痰，开窍醒神。

［方药］陈皮 10g、半夏 10g、茯苓 20g、胆星 9g、枳壳 10g、竹茹 10g、黄芩 6g、栀子 9g、茅根 30g、丹皮 10g、菖蒲 6g、郁金 6g。服上药 12 例，夜睡安稳，无喊叫，精神好转，昼思睡已大减，痰量减少，鼻衄量不多，小便频亦减，尚咳嗽，继以上方加赤芍 15g、炙杷叶 10g、紫菀 10g、瓜蒌仁 20g，又服 3 剂诸症消失而愈。

［分析］该患者因多寐，夜间噩梦，频频喊叫，昼日思睡不醒，尚鼻衄，多食易饥，舌质红苔白腻脉滑，为痰热内蕴，胆火夹痰上扰神明，蒙蔽心窍所致，故治以温胆汤加黄芩、栀子、茅根清热化痰，加菖蒲、郁金醒神开窍，痰热清，胆自宁，则神明自主，多寐好转，痰不扰心则夜睡安稳。经治疗后痰火消诸症愈。

急 症

验案 1　高热昏迷——清热开窍醒神——神清

刘某，女性，37岁，因头晕昏迷于1964年2月16日会诊。患者于10日下午感头晕，约20分钟后上厕所时昏倒在地，大便失禁，原有右侧肢体活动不利加重，但语言神志尚清，晚六点半呕吐4次，为胃内容物，11日下午6点昏迷不省人事，四肢时有抽动。12日凌晨3时急诊入院。既往史：1958年因右侧肢体活动受限曾在某院治疗（具体诊断不详），1962年以上症加重在我院住院治疗，诊断为"脑血栓形成、高血压Ⅲ期"出院时右侧肢体功能未恢复正常。查体：血压180/120mmHg，体温38.4℃，神昏，皮肤湿润，瞳孔缩小，对光反射迟钝，白细胞12.2×10^9/L，脑脊液红细胞960/mm³。

[西医诊断] ①脑溢血；②脑血栓形成；③高血压Ⅲ期。西医抢救4天未能控制病情，日趋恶化，壮热不退，体温39.7℃，血压240~250/140~150mmHg，持续不降，深昏迷，牙关紧闭，两手握固，右侧肢体僵直，二便失禁。2月16日请中医会诊。

[刻下] 神志昏迷4天，手足抽搐，时而浮动，壮热39.7℃不退，面赤气粗，喉有痰鸣，牙关紧闭，两手紧握，右侧肢体僵直，二便失禁，舌质红绛无苔，脉弦细数而不柔。

[中医诊断] 中风（闭证）；辨证：肾阴亏耗，肝阳暴动，气血上冲，挟痰热蒙蔽心包；治法：芳香开窍，清化痰热，重镇潜降。

[方药] 菖蒲10g、郁金10g、天竺黄5g、生赭石（先煎）60g、生石决30g、生石膏（先煎）60g、生知母13g、钩藤15g、栀子10g、牛膝25g、白芍

30g、橘络 10g。局方至宝丹早晚各 1 丸。

2月 19 日，神志尚未完全清醒，呼之能应，但不能答，热稍退，血压210/130mmHg，原方去山栀，加淡竹叶、白薇，减局方至宝丹，改安宫牛黄丸早晚各服各 1 丸。2月 21 日，神志基本清醒，能回答简单问题，两手抽搐已大见好转，右手能活动，体温 38.5℃，血压 192/130mmHg，继以原方加减调治。

［分析］患者突发中风，症见高热、面赤、口闭、手闭、眼闭，归属中风阳证、闭证，治疗重在潜阳、开闭，先以局方至宝丹，后改安宫牛黄丸，前者重在开窍醒神化浊，后者重在清热解毒退热，另以重镇安神汤药服用，重用生石膏，配合知母，半付白虎汤清热盛，重用生赭石，配合钩藤、菖蒲、郁金、石决明等平肝潜阳，牛膝、橘络有通络引药之功，天竺黄清热豁痰凉心，诸药配合，使患者神清高热降。

验案 2　邪热内闭、郁热化风昏迷——解毒醒神开窍通腑——神清

唐某，男性，52 岁，1982 年 8 月 16 日外院会诊。

患者因水肿、发热、昏迷入院。原患有肾炎已 8 年，5 天前因感冒发热在当地服用退热药与磺胺类药，发热末退而全身浮肿，继则神志不清。入院后经检：血色素 50g/L、红细胞 8×10^{12}/L、白细胞 11×10^9/L、血小板 110×10^9/L，尿素氮 141mg、肌酐 61mg。经西医积极治疗仍神志不清，请中医会诊。

［刻下］神志不清已 5 天，身热时汗，偶发抽搐，时而喊叫，呕吐不能进食，身肿小便少，大便已 4 日未通。

［诊查］神呆，呼之不应，双手搓空，身热炽手，体温 38.6℃，撬口望舌，舌质淡暗，苔黄少津，脉沉数无力。

［西医诊断］慢性肾炎、尿毒症。

［中医诊断］内伤昏迷；辨证：素日气血不足，复感外邪，邪热内闭心包，郁热化风；治法：解毒热、醒神开窍，佐以益气息风通腑。

［方药］金银花 40g、连翘 20g、公英 20g、生石膏 30g、知母 10g、山药20g、广犀角（另煎兑）10g、羚羊粉（冲服）2g、槟榔 10g、竹茹 10g、半夏10g、黄芪 30g、当归 6g、川军（后入）10g。另服安宫牛黄丸早晚各半丸。

8月20日二诊：患者服完第二剂药与四丸安宫牛黄丸时，热退抽止，大便下水与球便，继服第3剂药后，大便下褐色黏液挟球便，神志转清，呕吐减轻，已知索水饮。神清抽止热退，脉沉滑稍细，舌苔黄减津回，继以清毒热、开肺气、通腑佐以益气养血调其宿痰。

［分析］患者久有宿疾，阴阳俱虚，湿浊蒙蔽清窍，外邪闭于心包，风动于内，身热、神呆、搓空理线，以清热解毒、益气化痰之药配合重用犀角、羚羊角开窍息风，另服用安宫牛黄丸清热解毒、开窍醒神。在方中双花、连翘、蒲公英开肺气，槟榔、竹茹、半夏化湿痰健脾运，川军泻下通腑泄热，药后腑气通，便下热退神清，症状缓解。

验案3　肝热血瘀、热陷心营狂证——清心肝之热，醒神开窍——神清

薛某，男性，31岁，1960年7月28日入院。腹胀发烧，不能进食，巩膜皮肤发黄，下肢肿，胸腹青筋暴胀已3月余。

［刻下］面色晦暗，有蜘蛛痣两处，神志不清，言语颠乱，手足伸蜷不定，二便失禁，皮肤巩膜黄染，下肢凹陷性水肿，胸腹青筋怒张，中度腹水，腹围88cm，舌绛舌体胖大，腐苔密布，脉弦数。化验检查：黄疸指数35U，麝浊22U，脑絮（+++），总蛋白5.8g，白蛋白2.1g，球蛋白3.7g，血色素75g/L，红细胞3.70×10^{12}/L，白细胞1.1×10^9/L。

［中医诊断］狂证；辨证：肝热血瘀，热陷心营；治法：清心肝之热，醒神开窍。

［方药］中药以局方至宝丹早晚各1丸，广角粉10g、羚羊粉2g，煎水送丸药每日2次。西药以麸胺酸钠溶液配合5%葡萄糖溶液1000ml，静脉滴注。中西药物共同抢救。1周后患者完全清醒，能坐起吃饭，停前药，继续调治其肝硬化。

［分析］患者黄疸、腹胀、躁狂，盖因肝火炽盛，伤及阴血，血热血瘀，热盛阴衰，热入营分，邪入心包，神明失守，症属实热，见腹水、心神不宁、舌绛苔腐脉弦数。故治疗重在清热开窍醒神，以局方至宝丹开窍醒神基础上，重用广角粉、羚羊粉，清心肝之热盛，清营凉血平肝，配合西药静脉滴注，以免发热、久不进食而致患者失液、体内电解质紊乱，中西医结合共同抢救，

使患者神清热退。

验案 4　阴阳两虚、气血逆乱神昏——益气阴、温肾阳、醒神开窍——神清

王某，男性，46岁，1972年2月22日会诊。代诉：患者腹部鼓胀1年余，加重3个月。昏迷前头晕懒言，畏寒食少，喜蜷卧，思睡，曾在外院治疗3个月不效，近3~4天昏迷不醒。主要脉症：神志不清，面色惨白，四肢清瘦，手足不温，腹部膨隆，腹水中度，腹围85cm，肝未触及，脾肋下3cm，质稍硬，舌光质淡，唇白舌瘪，脉沉细无力兼有结涩。化验：黄疸指数正常，麝浊16U，脑絮（+++），血色素40g/L，红细胞3.80×10^{12}/L，白细胞3.5×10^9/L。

［中医诊断］内伤昏迷；辨证：阴阳气血损伤逆乱，血瘀湿阻，气化无权，上蒙清窍；治法：益气阴温肾阳，醒神开窍。

［方药］①人参20g煎水溶化局方至宝丹1丸/次，日服2次。②人参（另煎兑）10g、生黄芪40g、当归6g、生地15g、石斛20g、菖蒲10g、远志10g、熟附子3g、陈皮10g、茵陈15g。浓煎120ml每4小时服30ml。以上两方交替服之。经治2天神清，停用局方至宝丹与西药，改用上方继续调治。

［分析］患者腹胀、腹水、昏迷，初期阳气不足，气虚不行，湿阻于中焦，仅见思睡懒言静卧，后期未及有效治疗加重，阳损及阴，伤及心神，气血亏虚不行，血不养神，神魂失守，湿阻水道，上蒙清窍，下滞于胸腹，治疗时一方面醒神开窍，化湿浊，重用人参大补元气，另一方面，温肾阳益气阴，调补阴阳，使阴阳相交，气血得以运行，且浓煎频服，使药效快速有效吸收，保持血药浓度，以利于患者清醒。

验案 5　血热伤营、热闭心包、脑络受伤神昏——清营凉血、息风开窍——神清

刘某，男性，53岁。1971年4月24日会诊。家属代述：曾有偏头痛，眩晕呕吐，谵语耳鸣，语言不清，继则高热，体温39~40℃持续6天，用抗生素热势不退，渐致昏迷。既往史：高血压病史10年，脑栓塞后遗症。查体：血压140/100mmHg，舌苔黄厚质绛，脉弦数。腰穿：血性脑脊液。辨证：肝阳上亢，挟热上冲，血之与气并走于上，脑络受伤，血溢精明之府，血热伤

营，热闭心包。治法：清营凉血，潜阳息风开窍。

［方药］羚羊粉（另煎兑）5g、犀角（另煎兑）15g、石决明（先煎）50g、紫贝齿（先煎）30g、元参30g、生地40g、丹参15g、黄连炭15g、金银花50g、连翘25g、竹叶10g、牛膝20g。2剂立服，局方至宝丹、安宫牛黄丸各1丸，6小时后再服局方至宝丹1丸，药后翌日热退，体温35.8℃，神志清醒，继服上药1剂，减丸药。

［分析］患者有高血压、脑卒中史，高热后昏迷，见偏头痛、眩晕、呕吐，足厥阴肝经与足少阳胆经相表里，胆经起于目锐眦，上抵头角，下耳后，偏头痛与肝胆相关，该患证系肝阳上亢，肝热上扰，热扰清窍，伤及血络，血不归经，溢于脑窍，故而可见血性脑脊液，热入于营，邪闭心包，而昏迷。治疗时在清营汤清营凉血基础上，重用羚羊角粉至5g，平肝息风、清热解毒，且局方至宝丹与安宫牛黄丸丸共用，以清热醒神开窍化浊，大量石决明、紫贝齿平肝潜阳安神，黄连炭用以止血，诸药合用共起清营凉血，潜阳息风开窍之功，使患者第二日即热退神清。

验案6　暑湿热入营血，邪闭心包，阳明腑实神昏——清营血、开心窍、通附——神清（乙型脑炎）

栗某，女，14岁。初诊日期：1968年8月28日。患儿发热已6天，头痛剧烈，思睡呕吐，自昨日昏迷不醒，神志不清，今早吐蛔一条，已4日未大便，小便今日未排。

［诊查］体温39℃，末梢血常规白细胞17.6×10^9/L，中性90%，淋巴10%。昏迷，有时躁动，尿潴留，颈项强直，心肺未闻异常，克匿氏征右（＋）左（－），腹壁反射消失，脉数，舌质绛苔黄褐无津。西医诊断：乙型脑炎（重型）。

［中医诊断］暑温热入营血，邪闭心包，阳明腑实。治法：清营血，开心窍，通腑。

［方药］玄参40g、广犀角（另煎兑，现禁用，多以水牛角代之）15g、麦冬25g、竹叶20g、金银花40g、丹参15g、黄连10g、大黄10g、芒硝（后下）10g、甘草10g、生石膏（先煎）15g。安宫牛黄丸早晚各1丸，因无药改为牛黄清心丸每6小时1丸半。

翌日热势渐退，偶喊头痛，眼球斜视，烦躁，神志浅昏迷，已排大便。舌苔黄褐质稍绛。上方继服。当晚热势上升至41℃，抽搐45分钟，又进入昏迷，舌脉同前。改以清热、息风、开窍。

［方药］菖蒲20g、郁金20g、钩藤40g、天麻15g、羚羊角（另煎）2.5g、生石决（先煎）30g、丹参15g、黄连5g、薄荷（后入）15g、全蝎10g、生石膏（先煎）40g、知母10g。每6小时1次，每日2剂。安宫牛黄丸2丸，局方至宝丹1丸，早晚各1闪，药后神志渐清，经调理而愈。

［分析］患者为乙型脑炎，属于中医学暑温病已入营血热势弥漫、阳明腑热未清。故用清营汤加清气通腑之药，因当日未购到安宫牛黄丸改用大量牛黄清心丸，腑气得通，一度热势减轻，神志呈浅昏迷，偶喊头痛。但终因病重药轻，营血热势仍重，热势一度上升至41℃，抽搐，复以大量清热息风、开窍药，药量加大，同时购到安宫牛黄丸，经力直达病所，邪热得清，热退神安。

验案7　温邪内闭心包，阳明腑气不通神昏——清营开窍通腑——神清（乙型脑炎）

常某，男，14岁，初诊日期：1969年8月27日。主诉：发热2天，昏迷1天，伴抽搐2小时。

［刻下］患者于2天前头痛、发热，继则嗜睡，翌日下午不识人，小便失禁。自服止痛片8片，注射阿尼利定2支，病情不见好转，于当天上午因抽搐，口角左偏急诊并收入院。住院后经抢救治疗病情无明显变化，下午请中医会诊。症见：昏迷不语，右上肢抽动，口角向右歪，小便失禁，大便3日未解。

［诊查］面垢不红，舌苔白，舌质稍红，脉数。颈项强直，体温40.1℃，克氏征（＋），巴氏征（－），皮疹（－）。辨证：暑温邪闭心包，阳明腑气不通。治法：清营开窍通腑。

［方药］清营汤加钩藤40g、全虫10g、芒硝10g、大黄10g，两剂同煎分4次服，鼻饲每8小时1次，另局方至宝丹早晚各一丸。

8月28日，患儿仍昏迷，高热，阵发抽搐，抽止触之又作，二便失禁，鼻饲喉中痰鸣，项强口紧，时而呼吸急促，脉数，舌绛苔黄褐。辨证：温热入营，邪闭心包，肝风内动，痰阻气机。治法：清营开窍，清肝息风化痰。

[方药]金银花50g、连翘25g、玄参25g、麦冬20g、丹参15g、黄连7.5g、郁金15g、天麻15g、钩藤30g、全虫10g、羚羊角2.5g（另煎）、荷叶15g、菖蒲15g。两剂药同煎，分4次，每6小时1次，送安宫牛黄丸，早晚各1丸。竹沥水50ml，日2次。

9月1日，上方服至今日，上午神志转清，抽搐得止，但语言不清，右侧肢体瘫痪，咳嗽有痰吐不出，体温，脉数已减，苔黄褐渐退。上方减羚羊、全虫、安宫牛黄丸，加桑枝10g、丝瓜络6g、大青叶50g。每日服1日剂半，8小时1次，另大活络丹2丸，早晚各服1丸。配合针灸：左上肢肩俞、曲池、手三足；左下肢环跳、风市、足三里、昆仑。日1闪，强刺激，不留针。

9月10日，上方稍加减服至今日，精神日渐恢复，左腿能抬起伸直，身有微汗，体温37~38.5℃，舌不红，薄白苔，脉数细。治以：养阴通络清余邪。

[方药]金银花40g、连翘25g、玄参25g、生地20g、钩藤25g、荷叶15g、大青叶40g、丝瓜络15g、薏米25g、青蒿15g、地骨皮25g。大活络丹1丸，日3次，并继续针灸。

9月17日药后左手抬举稍有增强，左下肢能自行屈伸但费力，着地仍呈拖拉状，身软无力，低热已退，脉沉细数无力，舌苔薄白。此时病已进入恢复期，温热之邪伤阴耗气，故治以：益气阴养血通络。

[方药]黄芪15g、党参10g、白术10g、龟板15g、当归10g、白芍15g、钩藤20g、荷叶15g、鸡血藤15g、丝瓜络15g、薏苡仁15g、桑枝15g。每日1剂分3次服，大活络丹1丸，日3次，继续针灸。

9月24日服上方7剂，患者经人搀扶可以行走2~3米，左腿尚不能久行，左手功能恢复。饮食增加，体力较前好。1例极重型危候乙脑，经中西医联合治疗而获痊愈出院，且未留后遗症。

[分析]患者乙型脑炎，属于中医学暑温病邪入营分，邪闭心包，痰热郁滞脉络，痰阻气机，热势弥漫，热极动风。初用用清营汤加清气通腑之药无效，营血热势仍重，见抽搐、痰鸣，故以清营汤加清热息风、通络开窍药物，两剂药同煎，6小时服药一次，使药力直达病所，邪热得清，热退神安，但仍痰热阻络，言语、肢体不利，热伤及阴，而发热，热势不高，故后期治疗中在养阴通络，先清余热，余热即清，体温恢复正常后，以养血恢复前热之所

伤，使患者痊愈而无后遗症。

验案 8　气虚血瘀，邪瘀少阳，脾大、反复高热 16 年——小柴胡汤加化瘀——热退脾消

张某，男，38 岁，于 1992 年 6 月 12 日因高热 34 天请中医会诊，患者因反复发烧 16 年伴肝脾肿大入院。既往曾因间断发热在外院做过多项检查，如 CT、腹腔镜、磁共振、肝穿、脾穿、骨穿、骨髓活检、有关免疫生化及布氏杆菌、黑热病、钩端螺旋体病、疟原虫、OT 试验等多项检查，均未能确切找出发热原因。今年 5 月 5 日收住我院血液科，检查肝功异常，血红蛋白 100g/L，红细胞 3.3×10^{12}/L，白细胞 1.4×10^{9}/L，血小板 57×10^{9}/L，网织细胞 3%，血沉 89mm/h，酸溶血试验 1 次阳性，2 次阴性，糖水试验弱阳性，Coombs（抗人球蛋白）试验阴性，尿 Rons（尿中含铁血黄素）试验 2 次阳性，1 次阴性，骨髓不排除溶血性贫血，干细胞培养 CFU-GM（骨髓粒单集落细胞）16.33，CFU-E（骨髓红系集落细胞）26.67，抗核抗体滴度 1:5，骨髓电镜结论：提示红细胞形态有较明显异常与膜异常，发热可能与溶血有关。

患者既往因发热用过氨苄西林、头孢哌酮钠、头孢呋辛酯、复达新、清开灵、吲哚美辛栓、柴胡注射液等及诊断性抗结核治疗 20 天均无好转，唯用地塞米松 18 天后体温正常。

［刻下］持续发热 34 天，体温 38.5~40.2℃，寒热往来，恶寒轻发热重，出汗多，夜晚为重，食少，口渴喜热饮，每于热后则脾见增大，舌质暗红，舌下静脉粗暗，薄黄腻苔，脉弦细数，白睛黄染，脾肋下 6cm，肝肋下 0.5cm。

［中医诊断］内伤发热；证系气虚血瘀，邪瘀少阳，瘀而化热；治以活血破血、和解少阳。

［方药］柴胡 15g、黄芩 15g、半夏 15g、生姜 3 片、大枣 5 枚、西洋参 10g（另煎）、黄芪 10g、桃仁 10g、红花 6g、三棱 6g、莪术 6g、丹皮 15g、甘草 6g。每日 2 剂，6 小时服 1 次。

药后 4 天热退，体温正常，继服 12 天后又发热 38.2℃，身热无汗，上方加荆芥后热退，但仍有低热，复于原方加青蒿清热凉血除蒸而热退，脾缩小在肋下 1.5cm，PNH（阵发性睡眠性血红蛋白尿）补体微量分类敏感试验：服

中药前Ⅱ型 96.6%，Ⅲ型 3.34%，经中药治疗后Ⅰ型 92%，Ⅱ型 8%，Ⅲ型消除，余均正常，出院。追踪观察半年，体力恢复已上班工作，血常规正常。

[分析]本例证系气虚血瘀、邪入少阳之症，治疗时首先抓住瘀血之主症，次辨瘀血之部位所居，对其所致发热，除活血化瘀外，尚应治疗病变经络脏腑诸症，和解少阳化瘀。患者证系积症，且病久，积症系血瘀凝聚而成，病久气虚，患者症见寒热往来、食少、黄染等症，《伤寒论》第 96 条："伤寒五六日，中风，往来寒热，胸胁苦满，嘿嘿不欲饮食，心烦喜呕，或胸中烦而不呕，或渴，或胁下痞硬，或心下悸，小便不利，或不渴，身有微热，或咳者，小柴胡汤主之。"《伤寒论》第 101 条："伤寒中风，有柴胡证，但见一证便是，不必悉具。"符合本例，故选小柴胡汤为主方，加活血破血之三棱、莪术、桃仁、红花，佐以少量黄芪益气，以助血行，重剂频服，以利于药效吸收，且后加青蒿利肝胆湿热，凉血除蒸，有效使热退症消。一例反复高热 16 年肝脾肿大的气虚血瘀，邪瘀少阳，瘀而化热的顽疾（阵发性睡眠血红蛋白尿），药后补体微量分类敏感异常得以改善。致使临床与补体试验异常均消除。

验案 9　风湿热交织，瘀阻肌肤高热——清利三焦湿热，和解少阳，通经活络——热退

张某，男，19 岁，1996 年 12 月 17 日初诊。持续高热 7 个月，患者 1995 年 12 月出现周身关节痛，皮疹。1996 年 2 月高烧，在外院诊断"金黄色葡萄球菌败血症"，住院抗感染加激素治疗，1996 年 4 月下旬热退出院。5 月 20 日复查血培养发现"阴沟肠杆菌"，再次住院，在静点抗生素治疗过程中体温升高至 38~40℃，继则出现心包积液、胸水、腹水、双下肢水肿、皮疹、关节痛，经多家大医院专家会诊，确诊为"成人 still 病（成人发作的幼年型类风湿性关节炎）"，用大剂量激素冲击及支持疗法，体温仍 39~40℃，并多次抽心包积液、胸水、腹水等对症治疗，病情不见缓解，自动出院，求中医治疗。刻下：每日午后体温升高至 38.5~39℃，持续 3~4 小时自行汗出，体温恢复正常。发热时周身烦热，无汗，周身见红色皮疹，昼轻夜重，瘙痒，四肢关节痛，腕、踝关节周围红肿硬结，站立行走均很困难。晨起咽痛，便稀，尿黄。舌体大，苔黄腻，脉滑数而大。

[中医诊断] 高热。证系：风湿热邪交织，瘀阻脏腑血脉经络肌肤。治以疏风清气祛湿，通经络活血扶正。

　　[方药] 荆芥15g、苏叶20g、防风15g、生石膏30g（先煎）、知母15g、丹皮20g、赤芍30g、青蒿30g、苍术30g、黄柏15g、牛膝15g、桂枝8g、红花2g、丹参30g、当归10g、太子参40g、熟地20g、枸杞子15g。每日2剂，水煎，分四次服。

　　以上方为基础，每周加减调之，同时减激素，每周减2.5~5mg，至1997年6月上旬，体温逐渐下降至37.5~38℃，仍午后发热，体温升高时已不感周身烦热，精神佳，体力增，皮疹轻，四肢关节僵硬疼痛好转，关节周围红肿硬结消退，但活动时关节内部尚有摩擦感，周身困重。舌苔白厚而腻，脉滑数。此时热势已减，时至盛暑，余热与时令湿热交织，郁遏三焦，正邪交争于少阳，且久病经络瘀阻，故汤药改以清利三焦湿热，和解少阳，通经活络。

　　[方药] 佩兰20g、藿香20g、白豆蔻10g、杏仁15g、生苡仁30g、厚朴花15g、苏叶15g、柴胡20g、党参20g、黄芩15g、半夏15g、甘草15g、蝉衣10g、乌蛇10g、蜂房10g、黄芪15g、青蒿20g、牛膝20g。服法同前。

　　至6月下旬，一般情况更见好转，厚腻之苔已退，转为薄黄，主要表现为咽痛，午后低热，体温37.5℃，仍见皮疹，关节疼痛，此时湿热已解，上焦毒热未清，少阳之邪未尽，经脉尚未畅行，故治疗改以清热利咽，和解少阳以清余热为主。

　　[方药] 金银花50g、连翘30g、荆芥25g、薄荷20g（后下）、牛蒡子20g、芦根30g、竹叶10g、板蓝根30g、大青叶30g、柴胡20g、黄芩15g、半夏15g、党参20g、蚕沙10g、青蒿20g、丹皮15g、凌霄花30g。服法同前。

　　至7月15日，咽痛消失，体温在37.3℃以内，关节痛减，可步行2小时，皮疹轻微。继以前方加入补肾之品：熟地、黄精、首乌等，并配合六味地黄丸，至8月底体温正常，可连续登景山5次。巩固治疗至1998年2月，体健如常人，已恢复正常工作。

　　[分析] 本案系风邪、热邪、湿邪杂合交织侵袭人体，邪正相争，病情错杂，高热不易散解，加之中西药物治疗不当，至热势迁延，病程长久，化瘀壅毒，邪侵经脉，伤及脏腑，至热势更盛，且致虚实错杂，邪不易祛，正不易复。余治疗本病，首先抓住主症，辨清导致发热的主要病因病机，分清

邪之主次而施方用药，数法合施，严密观察病情变化，有效则守法守方，不乱方寸；病情变化之时，又及时更法改方，不误治疗时机；病久之人，邪必伤正，适时适当地扶正有助于祛邪，切不可早施补益，以免留邪。本病案首先治以疏风清气祛湿，通经络活血扶正；热减考虑时令及正邪相争情况改以清利三焦湿热，和解少阳，通经活络；症减苔退后及时改以清热利咽，和解少阳以清余热，且配合扶正补肾，使患者病症得愈，体健如常人，恢复正常工作。

验案 10　寒凝中土，气滞不通腹痛——选仲景大建中汤、大黄附子汤，通阳散寒——梗阻通、腹痛止（不全性肠梗阻）

皮某，男，43 岁。因水肿于 1962 年 5 月 10 日住院，西医诊断"慢性肾炎"。住院治疗期间，突于 1962 年 11 月 18 日下午 5 时腹部胀痛，剧烈难忍，辗转不宁，大声呻吟，出汗，呕吐 1 次。

［诊查］面色苍白无泽，痛苦面容，上腹部压痛明显，当时肌注阿托品及内服回生丹等治疗。11 月 19~20 日曾给以温中通阳调气之品，药后初觉痛减少且痛往下移，继则痛势加剧，肠鸣不得矢气，无大便，难以入寐，查血常规示白细胞 18.7×10^9/L，中性分类 88%。11 月 22 日随师会诊：患者全腹痛剧，腹胀如鼓，大而且硬，伴有肠鸣恶心，如有物上冲腹皮，胀痛难忍，大便两日未行。欲失气而不可得，呕而不能食，食已即吐。面色苍白无泽，神疲懒言，腹胀如鼓，双下肢水肿，按之空而不起，肿及阴囊，脉沉细，重按则略现弦紧。腹部 X 线透视可见左右上腹部有明显积气，有二三个液性平面，诊断为"不全性肠梗阻"。

［辨证］为寒凝中土，气滞不通，为虚中挟实之腹痛。治以通阳散寒温下兼扶正。

［方药］人参 9g、干姜 9g、川椒目 9g、细辛 6g、熟附子 15g、大黄 9g。患者服第一煎药后随即全部吐出，服第二煎时未吐，腹痛减，翌日大便 1 次。复将原方大黄加至 12g（后下）。又服 1 剂，大便通解，腹痛及呕吐立止，腹软，精神佳，已能进食，突发之急症得以缓解。

［分析］急腹痛是中医诸痛疾患中的一种，即指腹部突然发生剧烈疼痛为主要症状的一种综合征。运用中医药辨治，可收到良好的效果，并可使患者

免于手术之苦。本例患者原为脾肾阳虚之水肿病，缠绵经年。下焦阳虚，中阳不振，阴寒之邪得以上乘。以致寒凝气滞，腹胀痛剧。前用温中通阳调气之法虽无误，但药力分散，不能直捣病所，故腹痛复作。会诊时详查其症见脘腹胀痛，如有物上顶，痛无休止，食入即吐，大便不行，不得失气，系寒凝中土，与有形之积滞交结，阻滞不通，胃气不降，上逆则吐，腹气不通则便闭。脉象沉细示正气已虚，重按弦紧为寒实之征。脉症和参，为虚中挟实之腹痛，故选仲景大建中汤合大黄附子汤加减，通阳散寒、温下扶正，佐以通下以排泄肠间糟粒。药后便通腹软，痛止呕停。精神转佳，突发之急腹痛得以缓解。此例系随宗维新老师前往会诊，选用仲景大建中汤、大黄附子汤 1 剂药即痛解。治疗验案，老师选经方精确，仲景方药少力专用当通神，使我学之受益匪浅。

验案11　寒凝气滞，食滞不化腹痛——以温通调气导滞法取效(急腹痛)

虞某，男，56 岁，初诊日期：1964 年 9 月 19 日。左胁下及左中腹部持续疼痛 2 天，痛以午后为甚，疼痛难忍，汗多，腹胀喜按，大便未行，小便短赤。检查：痛苦面容，面色暗黄少泽，舌苔薄白，脉象沉稍弦紧，三五不调。血常规白细胞 12.6×10^9/L。

[西医诊断]腹痛原因待查。

[辨证]为寒凝气滞，食滞不化。治法：温散调气，佐以消导。药后腹鸣转矢气，痛势减轻，但翌日痛势增剧难忍，坐卧不宁，下肢冷两手热，大便两日未行，舌苔边白，中心黄腻，脉沉弦参五不调。改以温通调气导滞之法。

[方药]全瓜蒌 30g、薤白 9g、桂枝 6g、枳实 9g、川朴 9g、延胡索 12g、川楝子 9g、荔枝核 9g、片姜黄 9g、木香 6g、郁金 9g、元明粉 6g、酒军、荷梗 2 尺，1 剂。服上方 4 小时后，大便排下 16~17 枚硬结球便，腹痛即止，下肢转温，额头微汗，精神好转，苔中心黄腻已退，脉象已整，参五不调消失而见沉缓。

[分析]此例腹胀痛虽痛而喜按，脉见三五不调，本不宜下。但其人素体尚盛，小便短赤，大便不通，苔中心黄腻，用温中散寒冷之药，初得缓解，继而复作，分析其药后有部分寒化，但未化之寒有化热之势而滞未行。根据

通则不通之理故舍脉从证，采用枳实薤白桂枝汤、金铃子散、颠倒木香散、大承气汤合方行气通腹。

验案12 宿日胃寒，气滞虫阻腹痛——温中散寒，理气驱虫——虫下痛止（胆道蛔虫症）

患者李某，女，40岁，初诊日期：1964年8月8日。脘腹部疼痛18天。疼痛阵阵加剧，曾3次赴某医院急诊，检查示胆道蛔虫，但2次服驱虫剂未下蛔虫，腹痛未止而来诊。

[刻下] 腹疼痛剧烈，拒按，痛彻肩背，串及两肋及脐部，因痛扰眠，时而呃逆，不思饮食，发病以来只能进稀食，食后脘闷堵满难以下行。身疲汗出，大便3日未行，小便黄。幼年常有胃痛，不能食生冷。舌苔白，舌质淡，脉弦细稍紧。

[辨证] 宿日胃寒，寒凝气滞、虫阻于中。治法：温中散寒，兼以理气驱虫。

[方药] 吴茱萸9g、川椒9g、草薢9g、良姜6g、川朴6g、香附9g、郁金9g、木香9g、金铃子9g、延胡索9g、杭芍15g、甘草15g、白芷12g，2剂。

服上方1剂后，当日夜间腹疼痛剧，翌日天明痛止，午间大便下蛔虫约30余条，粗者如箸，当日腹未痛，已能入睡，进食未觉堵闷。今晨就诊腹轻痛，又以原方加驱虫和胃药以善其后，继下蛔虫2条而愈，3个月后追踪访问，患者食睡如常，腹痛未作。

[分析] 该病人经西医诊断为"胆道蛔虫症"，2次驱虫未下。中医结合病史辨证其宿日胃寒，寒凝气滞故痛在中脘，因有蛔虫聚集胆道，致肝经气滞不舒，故痛窜肩背，窜及两胁。肝胃同治，投以温中舒肝调气之药，方中用川椒、川楝子等温中利气，杀虫止痛，故而药后寒散气通，虫下痛止。

验案13 湿热蕴郁中焦，秽浊阻于肝胆腹痛——清热化湿，舒肝利胆——痛止黄退（急性胆囊炎、胆石症）

患者韩某，男，48岁。初诊日期：1963年6月15日。胃及右胁肋部剧痛半日。患者曾于今年2月突发急腹痛，住兰州某医院诊断为"急性胆囊炎、胆石症"，因患者拒绝手术，用西药抗感染治疗，痛止出院。昨晚突发胃及右胁肋部剧痛，上挚肩背，下引腹痛，大汗出，曲髋弯腰不敢直立，彻夜未眠。食少恶心，小便深黄，大便量少不爽，因怕手术，故今日来中医诊治。

[诊查] 急性病容，强迫体位，睛黄、身黄如橘子色，左腹部拒按，莫非氏征（+），舌边红，苔薄白，脉沉弦滑。中医辨证为湿热蕴郁中焦，秽浊阻于肝胆，治以清热化湿，舒肝利胆。

[方药] 茵陈30g、焦山栀9g、大黄9g、佩兰9g、黄芩9g、清半夏9g、竹茹9g、叩仁5g、木香9g、青皮9g、枳壳9g、柴胡2g、沉香面1g（分冲）、生内金30g、金钱草30g，2剂。

6月17日二诊：服上药后胁痛止，恶心未作，食纳增加，大便日一二行，爽快，小便已转清亮，精神转佳，目睛身黄渐退，此后以上方加减，清利湿热以排石。

[分析] 该患者素有肝胆经湿热，曾发作急腹痛1次，虽以西药治疗病情得以控制，但肝胆经湿热未能尽除。本次发病促急，胃脘右胁剧痛，身、目、小便黄染，大便不爽，示湿热内蕴，蒸腾周身而发黄，肝胆气滞不利，滞而作痛。故治用茵陈蒿汤加味清热化湿，调气舒肝利胆以化石，并用大黄使湿热积滞从肠道下行，使邪有出路，故药后剧痛得以迅速缓解。

验案14　痰热互结于上中二焦——以小陷胸汤加味，清热消痰开结而痛止（急腹痛）

杨某，男，12岁，初诊日期：1964年12月20日。胃脘部疼痛伴呕吐3天。3天前突然晨起胃脘部疼痛，进食后则痛剧，并呕吐出胃内容物，继则吐出黄绿色黏液，呕吐痛势稍减，旋即又痛，腹胀满，拒按，身疲无力，溲黄。该患儿素有血友病病史。

[检查] 面色萎黄，精神不振，行走需旁人搀扶。中上腹部膨隆，压痛阳性，苔白腻满布微黄，脉滑数。查血常规：血红蛋白57g/L、红细胞52×10^{12}/L。

[中医诊断] 腹痛，痰热互结于中上二焦，治以清热化痰散结。

[方药] 小陷胸汤加味：川连6g、法半夏9g、全瓜蒌30g、金银花30g、连翘10g、竹茹9g，2剂。

服上药后痛消呕止，但仍头晕，精神不振，面色苍白，脉滑数，苔薄白微腻，继以前方加藿香、佩兰以芳香化湿，加橘叶以疏肝行气，再服2剂，上症显减，可进流食，此后鼻衄两次，质稀如清水，以培土和中之法调治而愈。

［分析］该例急腹痛之特点以上中脘为剧，进食则甚，得呕则缓，痛而拒按，脉滑而数，苔腻满布微黄，中医辨证为痰热互结于中上焦之证，故用小陷胸汤清热消痰开结，因患者有血友病病史，本次发病后血色素急剧下降至 57g/L，分析本次腹痛与宿疾有关，但急则治标，以小陷胸汤加金银花、连翘、竹茹清化热邪防其毒热深入，药后病势得缓，使新病宿疾得以控制。

验案 15　正虚血瘀寒凝气滞腹痛——以温中散寒、行气导滞配合针灸——气通排便，痛止而愈（粘连性完全性肠梗阻）

张某，女，36 岁，初诊日期：1970 年 2 月 18 日。

腹痛、呕吐 2 天，患者 40 天前因突然右下腹剧烈疼痛，迅速泛及全腹，在医院诊断为"急性阑尾炎、阑尾穿孔、广泛性化脓性腹膜炎"。行"急性阑尾切除术"，术后抗感染治疗恢复健康。2 天前出现腹痛，剧烈呕吐，二日无大便，复入当地医院普外科就诊，经腹透示"结肠内有大量气体，肠内可见液性平面"，诊断为"粘连性完全性肠梗阻"。经 2 天内科保守治疗（用新斯的明、液状石蜡、胃肠减压等）无效，遂请中医科会诊。

患者痛苦面容，呻吟不止，正行胃肠减压术，查其腹部胀大膨隆，可见明显肠型，腹痛拒按，舌质淡红，苔薄白，脉沉弦滑。

［中医诊断］腹痛，关膈证（正虚），腹中血瘀寒凝气滞。治以扶正益气，温中散寒，行气导滞。

［方药］木香 20g、郁金 20g、砂仁 15g、枳壳 15g、槟榔 20g、厚朴 25g、干姜 25g、香附 15g、大黄 15g、芒硝 10g、黄芪 25g、当归 15g。1 剂，煎汤服用。

18 日上午 11:50 服上药，12:00 针刺足三里、内关，间断灸神阙、足三里，同时委中少量放血，腹痛有所缓解，呕吐减轻。

下午 3:45 上方加大黄 25g、芒硝 15g 入二煎内同服。药后 15 分钟排出所服药汁的 2/3 及蛔虫 1 条。此后调整方药以行气通腑为法。

［方药］莱菔子 50g、砂仁 15g、木香 25g、槟榔 50g、厚朴 50g、大黄 40g、芒硝 25g。少量频服。

下午 2 时至晚 7 时，未能控制呕吐，但腹痛减轻，持续针刺以上诸穴。晚 7 时患者呕吐、腹痛未能完全控制，与外科主任研究决定紧急行手术治疗以免肠有坏死，晚 9 时平车推入手术室，腰麻后患者自动排出稀便 2000ml，立即返回病房，此后又排便 2 次，量约 1000ml，并自动排气 5 次，随即腹胀、腹痛、呕吐消失，腹软，压痛阴性，脉弦。关格虽通，腹痛已解，尚应补气温通行气以巩固疗效。此后汤药改为益气行滞。

〔方药〕黄芪 30g、当归 25g、木香 15g、槟榔 15g、厚朴 15g、砂仁 10g、香附 15g、干姜 15g、焦三仙各 15g、大黄 15g（后下）。2 剂，水煎服。服药后患者已无胃肠不适，很快出院。

〔分析〕患者系一例粘连性完全肠梗阻，用西药保守治疗未效。中医以扶正益气，温中散寒，行气导滞法调治配以针灸。药后腹痛减轻，药后 4 小时，加入通泄大黄、芒硝，吐药及蛔虫，虽吐药 2/3，但胃尚可部分吸收药效，即时改以行气通腑法，重用行气消食之莱菔子 50g、槟榔 12g、厚朴 50g 与通腑之大黄、芒硝配合针灸，但呕吐不止。因恐梗阻时间过长而致患者肠坏死，准备手术，上台未手术自动排便 2000ml。一例完全性肠梗阻中医会诊治疗 9 小时得解。成功原因分析有四：①严密观察患者病情；②坚持针药同治；③根据病情及时调整方药；④重用行气药，六腑以通为顺，气行则堵塞得化，方可取效，便通得愈。医者出于对患者负责，恐肠坏死改手术治疗，如耐心再坚持观察，或可不进手术室便通而下。

验案 16　元气虚弱，胎滞内存腹痛——补气行气、导滞活血取效（婴儿高位肠梗阻）

患儿为出生后 5 天女婴，1984 年会诊。

〔主诉〕呕吐 2 天。

〔现病史〕生后 3 天始会吮乳，排小便 1 次，但吮乳后即呕吐，经腹部 X 线检查诊为肠梗阻，行胃肠减压，吸出草绿色胃内容物，第四天曾有少许粪便排出，同时兼有矢气，此后则未大便，且上腹部膨隆，逐渐增大，可见胃与肠型。因家长不同意手术，改用保守治疗。

〔诊查〕消瘦，面色㿠白，皮肤干皱，腹壁青筋暴露，腹皮光亮，腹皮可见长圆形与条索形隆起。叩之如鼓，触之不坚，患儿欲哭无声，脉沉细数，舌质暗，苔微白。

[西医诊断] 高位肠梗阻。

[中医诊断] 关格病（胎秉不足，元气虚弱，胎滞内存，导致腹内气滞血瘀）；治法：补气行气，导滞活血。

[方药] 人参、大黄、芒硝、甘草、川芎、赤芍、连翘各5g。

煎取30ml，先吸尽胃内容物，再从胃管进药，每次5ml，每小时给药1次，2次后改为2小时1次。1剂药尽，再吸黄绿色胃内容物已很少，撤去胃管未再呕吐，患儿已会啼哭，吮乳已不吐，二便通但量很少。又服1剂，二便通畅，腹软，腹壁青筋不显，凸起物消退，患婴面色转佳。一例新生儿肠梗阻得救。

[分析] 治疗此证应行胃肠减压，中西医结合，将胃内容物吸尽，再从胃管内注入药液，使药不被残余胃容物稀释，入胃后迅速生效。

新生儿关格似属实象，但新生儿为稚阳之体，治当首固其元气，元气充则气血行、胎滞可下，虽为危症重候亦可挽救于万一。

[体会] ①急腹痛其发病急，病情变化快，且有一定的危险性，故在诊治时应抓住主症，及时迅速投药，急煎频服；并需密切观察病情变化，随时调整用药。②因其病急症重，处方用药需精良，药力要专一，并注意药性归经，使药力直达病所，以图迅速取效，防发变症。③从中医认识急腹痛，其病机多以"不通"为特点，或气滞，或热结，或痰凝，或血淤，或寒凝，或浊阻等等，其治疗可分而论之，但总法离不开"通下"，即"六腑以通为用，以降为顺"，通则不痛。用药时无论使用理气、清热、化痰、活血、散寒、化结等法则，总之要给邪以出路，使大便通畅，有助通解。④治疗急腹痛用药以攻泻为主，属病急治标之法，故中病即止，不可过用，以免伤精耗气，变生他症。另外，痛止后尚需辨证调理，使余邪尽除，腑气得以通顺恢复，以杜绝复发。

杂 病

验案 1 血虚肝旺头痛

殷某，女，30 岁，1997 年 12 月 25 日初诊。主诉人工流产后头痛已半月，每日均痛，跳痛难忍。舌苔微白，脉弦。证系产后血虚，血不养肝，治以清血清肝、缓解止痛。

[方药] 当归 10g、白芍 30g、甘草 10g、生地 20g、牛膝 15g、夏枯草 15g、栀子 10g、柴胡 6g、青蒿 20g、生石决 30g、知母 10g、炒枣仁 20g、荆芥 10g。

服药 1 剂头痛即止。继服 5 剂，头痛未再复发。

[分析] 此患者为人流后头痛。人工流产最易耗气伤血，血虚不能上养头目，故头痛；肝藏血，内寄相火，故肝血不足，阴不制阳，则肝阳上亢，亦可导致头痛、跳痛，其脉弦亦为肝气不柔之象。故治疗以当归、生地、白芍、甘草、炒枣仁养血，中寓芍药甘草汤柔肝缓急止痛；以夏枯草、栀子、柴胡、青蒿疏肝郁、清肝热；牛膝、生石决重镇潜阳，引火归元。全方共奏养血清肝之功，效如桴鼓。

验案 2 肝阳上亢头痛

赵某，女，13 岁，初诊日期：1992 年 3 月 28 日。主诉：头痛，前额痛重，影响视物。头胀痛，剧痛难忍，烦躁，目赤口苦，大便干燥。舌质红，苔黄，脉弦。证系肝经郁热，亢阳上扰，治以平肝潜阳。

[方药] 天麻钩藤饮加减：天麻 10g、钩藤 15g、白芍 25g、青蒿 15g、羚

羊角粉（分冲）0.6g、赤芍 15g、丹皮 15g、菊花 10g、甘草 6g、生石膏（先煎）25g、知母 10g、牛膝 15g、益母草 20g。

服药 7 剂，患者头痛显减，视物不清亦减轻，烦躁口苦消失，大便通畅。继服上方 10 剂，诸症均减，头痛未再复发。

［分析］此例患者头胀痛，心烦急，目赤口苦，大便干等，一派肝火上炎、肝阳上亢之象，故以天麻钩藤饮平肝潜阳，配合菊花、青蒿清肝明目，石膏、知母清胃热，赤芍、丹皮凉血活血，白芍、甘草养血缓急止痛，使上亢之阳热得以下潜，肝热清，气血调顺则头痛止。

验案 3　肾虚头痛

贾某，女，40 岁，1997 年 12 月 18 日初诊。主诉头痛 17 年。

［刻下］头痛，耳鸣如蝉，听力下降，尿频，心烦急，易生气，颈部有憋闷感。头顶怕冷，常外感。舌质暗红，苔少，脉沉细。患者确诊"甲低"17 年。证系肾阴阳俱虚，治以先滋补肾阴，继则少佐温阳。

［方药］熟地 30g、山萸肉 20g、五味子 15g、枸杞子 20g、女贞子 20g、菟丝子 20g、牛膝 15g、菖蒲 10g、郁金 10g、决明子 30g、黄芪 25g、葛根 10g。14 剂，水煎服，日 1 剂。

服药 14 剂，头痛稍减，仍头顶如物覆盖，怕冷，上方加附子 4g、炮姜 4g、肉桂 3g、当归 10g、白芍 10g。继服 7 剂，头痛未再复发，诸症均减。

［分析］该患者甲状腺功能减退已 17 年，属虚证，而偏于正气不足，阴阳俱虚。本案患者头痛、耳鸣、尿频、心烦急等为肾阴不足、虚火上扰之象，应用左归饮加减治疗，症状减轻。但仍头痛如物覆盖，头顶怕冷，易外感，此为少阴头痛，乃肾阳不足、经脉失于温煦，故加附子、炮姜、肉桂温肾阳，药后如离照当空，阴霾自散。结合左归饮等补肾养阴填精，阴阳同补而病愈。此例头痛，最后加入温阳药而取效，说明治疗头痛尚需严于辨证，因其平素甲低，正气不足，阴阳俱虚，最后以温药收功，头痛完全缓解。

验案 4　血瘀头痛

王某，女，42 岁，初诊日期：1978 年 8 月 17 日。

［主诉］头痛 5 年，加重半年。

［刻下］头痛，以巅顶痛为主，入夜痛甚，不能入睡，夜寐多梦，经前痛甚，心烦欲哭，形体渐瘦，夜间自觉发烧，但体温不高，舌质淡红，苔薄白，舌下静脉粗，脉弦稍滑。证系肝郁血瘀，治以疏肝活血、化瘀止痛。

［方药］桃仁 10g、红花 15g、当归 15g、生地 15g、川芎 15g、牛膝 15g、桔梗 15g、柴胡 15g、甘草 10g、白芍 30g、桂枝 15g、黄芪 30g。10 剂，水煎服，日 1 剂。

10 剂后头痛未作，继以上方加减共服 17 剂，头痛缓解，未再复发，病情稳定。

［分析］患者头痛已 5 年，从其临证分析，头痛入夜为甚，且经前头痛加重、心烦欲哭，入夜自觉发热，舌下静脉粗，显然瘀血为患。辨证既明，以血府逐瘀汤合芍药甘草汤加减，疏肝理气、活血化瘀、缓急止痛；并因其久病头痛，会有气虚络阻，故又加入黄芪、桂枝，补气、温通脉络。故而数年头痛之苦，遂得痊愈。

验案 5　湿浊内阻头痛

金某，男，40 岁，初诊日期：1994 年 6 月 10 日。头痛 1 年，太阳穴痛，有针刺感，闷痛如戴帽，下午重，遇急痛重，牙痛，鼻痛，耳堵，口干臭，身颤气喘，行路时昏倒，睡眠不佳，多梦易惊，小便黄，大便日两次。舌体大，舌边暗有瘀斑，苔白腻微黄，唇暗紫。证系血瘀湿浊内阻，治以活血化瘀、化湿通络。

［方药］藿香 20g、佩兰 20g、白豆蔻 20g、柴胡 10g、黄芩 15g、半夏 15g、葛根 30g、白芷 20g、菖蒲 15g、郁金 15g、夏枯草 20g、丹参 20g、红花 15g、川芎 15g、细辛 3g。7 剂，水煎服，日 1 剂。

服上药 7 剂，诸症均减，头痛明显缓解，尚偶有痛作，继以上方加大活血剂量，继服 10 剂，头痛未作。

［分析］此患者头痛、闷痛如戴帽，鼻痛、耳堵，苔白腻，皆为痰湿上蒙之象，《内经》所谓"因于湿，首如裹。"言湿邪阻络，清气不升，则头闷如束；头部刺痛、舌暗有瘀斑及唇暗紫，均为血瘀为患，故辨证为痰湿上蒙、瘀血阻络，药用藿香、佩兰、白蔻、白芷、菖蒲、郁金等芳香化湿；丹参、红花、川芎，活血化瘀。因其头痛位于太阳穴，属于少阳经所行，故又加入和解少

阳之药，如柴胡、黄芩、半夏，疏解少阳。全方共奏活血化瘀、化湿通络、和解少阳，故药后诸症得愈。

验案 6　肝胆湿热结毒火丹（带状疱疹）

牛某，男，57 岁，初诊日期：1993 年 3 月 28 日。

左侧肩颈部疼痛 14 天，起疱疹 1 天。患者于 3 月 14 日注射防疟疫苗后即出现左侧肩臂部疼痛不适，未予注意。后疼痛逐渐加剧，昨日发现左侧肩臂、颈部及舌下黏膜出现疱疹，色红，痛不可触，并窜及左耳及左头部跳痛，疼痛剧烈扰眠，饮食及二便尚可。舌质红，苔薄黄，脉弦细数。

［中医诊断］湿毒犯脑。

［辨证］湿热结毒，循肝胆上窜于清明之府。治法：清利肝胆湿热，解毒。

［方药］龙胆草 10g、栀子 15g、黄芩 15g、柴胡 10g、生地 30g、车前子 20g（包）、泽泻 15g、当归 10g、苍术 15g、黄柏 15g、牛膝 20g、羚羊角粉 5g（另煎兑）。水煎，每日 1 剂，早晚分服。

服上药 3 付后，左侧耳部及头部窜痛跳痛已消失，已可正常睡眠，左颈肩臂部疱疹仍疼痛不解。继以上方减去当归、牛膝，加入丹皮 15g、金银花 30g、连翘 20g，改苍术 10g、黄柏 10g、羚羊角粉 2g（分冲）。服上方 5 剂后，疱疹大部分已消退，仅有轻微疼痛，每日发作 1~2 次，左臂尚有沉重感，舌质偏红，苔薄黄腻，继以前方减苍术、黄柏、丹皮、金银花、连翘，加入当归 10g、白芍 20g、首乌 25g、姜黄 10g、羌活 10g。又服药 4 剂，疱疹全部消退，已无疼痛，此病已愈。

［分析］带状疱疹是临床上较常见的急性疱疹样皮肤病，由水痘、带状疱疹病毒所致。其临床多发于体侧，沿周围神经分布，多呈现数个簇集疱疹群，排列成带状，渐至延伸缠绕于胸及腹部。局部皮肤有灼热感，伴有神经痛，故中医学有"缠腰火丹""蛇盘疮"之称，多由湿热内蕴，感受毒邪，湿热毒邪互相搏结，壅滞肌肤为患。闭阻经脉而致疼痛难忍。老人免疫功能低下，个别发于三叉神经眼支分布区域。本例患者临床表现皮损发于三叉神经眼支、上颌支，病情较重。其病变部位沿肝胆经脉所行，故其治法主以清利肝胆经湿热、解毒，痛剧者加用凉血解毒之品。该例患者初诊时用龙胆泻肝

汤合三妙散加减，以清解肝胆经湿热，重用羚羊角粉 5g，清肝凉血息风以助药力，药后疼痛迅速减轻，病情稳定未再发展。二诊时疱疹仍红赤，疼痛不消，故减轻祛湿药，加入凉血解毒之品（丹皮、金银花、连翘）以促毒清、热去、痛止。5 剂药后疱疹大部分消退，疼痛已不明显；病至后期减少化湿解毒之品，加入当归、白芍、橘络等养血通络，以收全功。

验案 7　肾虚寒湿郁闭癃闭（慢性前列腺炎）

张某，男，40 岁，初诊日期：1972 年 7 月 22 日。

尿频、排尿不畅 1 年余，在泌尿外科诊断为"慢性前列腺炎"，经西药治疗症状缓解不明显，现要求中医药治疗。来时症见：尿频、排尿缓慢不畅，尿液混白，遇凉则加剧，无尿痛，小腹痛胀，腰酸痛而木，舌质淡红有裂纹，苔薄白，脉沉弦缓。

[中医诊断]"癃闭"。证系肾虚寒湿郁闭，治以益肾化湿温通。

[方药]熟地 20g、五味子 9g、山药 12g、肉桂 6g、小茴香 12g、茯苓 15g、泽泻 12g、竹叶 15g、通草 9g、草薢 15g。每日 1 剂，水煎服。

服上药 10 剂，尿频已解，排尿畅利，小腹及腰痛已解，继服 10 剂，症解而停药。

[分析]前列腺肥大，慢性前列腺炎等疾病，凡以排尿不畅，点滴不尽为主症者，多属于中医学"癃闭"的范畴，本症病位在下焦，与肾、膀胱关系最为密切，常表现为虚实夹杂，虚责之于肾，最多见肾气不足，气化不利；实责之于膀胱，多因膀胱为湿热或寒湿、瘀血阻滞，水道不通或通而不畅所致，故治疗原则为"通下利水"，临证需辨其寒热虚实，或益肾化湿，温通利水，或清热利湿排浊，或益气化瘀利水等，分而治之。辨清虚实寒热，用药并应注意膀胱气化功能，方可迅速取效。本案患者为"慢性前列腺炎"，虽亦排尿不畅，小腹作胀，但遇凉加剧，腰酸疼痛，尿液白浊，苔白脉缓，是由肾气不足，下焦虚寒，寒湿闭阻，水道不通，故在治疗上补益、温通、利湿相合，用熟地、五味子、山药、肉桂、小茴香益肾温通，配合茯苓、泽泻、竹叶、通草、草薢以利湿畅通水道，而使病解症除。

验案 8　下焦气滞湿阻癃闭（前列腺肥大）

杨某，男，40 岁，初诊日期：1979 年 6 月 4 日。

排尿不畅 1 年余，行前列腺超声示"前列腺肥大"，外科动员其手术治疗，患者拒绝而来诊。来诊时见，排尿难，滴滴而出，有排不尽感，自觉只能排出一半，排尿时小腹部憋闷。舌质暗，脉沉滑。

［中医诊断］癃闭。证系下焦气滞湿阻，治以利湿行气、通利下焦。

［方药］车前子 15g、木通 15g、瞿麦 15g、滑石 15g、海金沙 15g、泽泻 15g、栀子 15g、甘草 10g、大黄 10g。每日 1 剂，水煎服。

服上药 6 剂，症状大减，排尿通畅，小腹无不适，继以上方巩固治疗月余，追踪遇凉亦无复发。

［分析］患者为前列腺肥大，以排尿困难、滴滴不尽、小腹憋闷为主，属于中医学"癃闭"的范畴，本症病位在下焦，结合其舌质暗脉滑，辨证属实，治疗以清利下焦湿热、利尿行滞为主，在用车前子、木通、瞿麦、滑石、海金沙、泽泻的基础上，加用了栀子、大黄、生甘草清热通下之品，使下焦湿热得解，故而小便通利，而使未手术症解。

验案 9　寒湿流注膝间（腘窝囊肿）

——温宣膝理、健脾肾、化寒湿治疗腘窝囊肿

张某，女，53 岁，初诊日期：1998 年 11 月 13 日。

右膝关节、腘窝部位疼痛发紧 3 月余，3 个月来无明显诱因出现右下肢疼痛水肿，且伴有右膝关节、腘窝部位发紧。彩色多普勒超声确诊为"右下肢深部静脉血栓形成"，用"蝮蛇抗栓酶"及"低分子右旋糖酐"溶栓治疗 24 天，右下肢水肿消退，疼痛大部分缓解，但右下肢仍沉重发紧，腘窝部位触及一肿物如鸡蛋大小，疼痛，膝关节活动时疼痛加剧。周身皮疹瘙痒，剧烈难忍，西医考虑西药过敏所致。

［西医诊断］右膝关节滑膜积液、腘窝囊肿。

患者要求中药医治。余先针对其皮疹瘙痒，投以养血凉血、疏风止痒的方药，服 21 剂，皮疹消退，瘙痒止，改以治疗腘窝囊肿：温宣膝理、健脾肾、

化寒湿。

[方药] 桂枝 15g、白芍 15g、知母 10g、炙麻黄 6g、熟附子 8g、苍术 30g、白术 25g、防风 10g、生姜 3 片、生甘草 10g、陈皮 15g、茯苓 30g、白芥子 10g。

患者服上方 14 剂后，右膝关节及腘窝疼痛明显缓解，右腘窝发紧而硬之症状已不显，触诊腘窝部位肿物较前变软，缩小。再服上方 14 剂，右膝关节已不疼痛，腘窝囊肿消失，右膝关节活动自如。

[分析] 腘窝囊肿从中医辨证分析，多由痰湿流注，寒邪内侵，凝聚于关节及腘窝部位形成囊肿，寒性主凝，湿阻经脉，气血不通，使寒不得外排，聚而成囊，故而疼痛，活动困难。余以桂枝芍药知母汤加化痰湿之药治疗腘窝囊肿收到很好效果。方中以炙麻黄、桂枝、防风、生姜温宣腠理肌肤，使寒湿从表而解；苍白术、茯苓、陈皮健脾利水行气，使寒湿从中而化；加附子温肾助阳利水，使寒湿得以下泄，配合芍药甘草汤缓急止痛，用白芥子散皮里膜外肌肉间之痰湿。诸药合用，寒湿得除，经脉气血畅通，囊肿自消。

验案 10　气滞痰瘀凝聚皮内（多发性脂肪瘤）

刘某，男，38 岁，初诊日期：1997 年 12 月 17 日。

周身散在多个皮下结节 4~5 年，患者 4~5 年前无意中发现左侧大腿部皮下有一个约红枣大小圆形质软的结节，无痛痒不适。此后皮下结节数量逐渐增多，曾在当地医院检查，示良性肿物，无特殊治疗。现皮下结节遍及全身，触之发痒，特自辽宁来京寻求中药医治。

[刻下] 全身皮下散在红枣大小圆形质软结节，触之发痒不痛。双下肢沉重无力，心烦，头脑不清，不能静坐看书学习。

[诊查] 皮下结节全身共 76 个，其中左上肢 11 个，右上肢 7 个，下肢：左 21 个，右 26 个，胸腹部 3 个，背部 3 个，臀部 5 个（最大 2cm×2cm，小的为 1.5cm×1cm）。结节表面光滑，质软，与周围组织无粘连，触之不痛，舌质暗，苔黄腻，脉滑。我院 12 月 18 日行腿部结节活检，病理示"脂肪瘤"。

[中医诊断] 多发痰核，证系痰瘀流注皮里膜外。治法：行气化痰，消瘀散结。

[方药] 陈皮 15g、半夏 15g、茯苓 30g、白芥子 10g、山楂 30g、生牡蛎

30g、猫抓草 30g、土鳖虫 10g、柴胡 10g、玄参 30g、浙贝母 20g、川芎 10g、桔核 10g、荔枝核 10g、海藻 15g、穿山甲 6g。患者带方药回原籍，每日 1 剂，水煎，早晚分服。

1998 年 1 月 14 日二诊：服上药 24 剂，今来京复诊。诉服上方后感周身结节内出现跳动感，至今结节共消失 21 个，即左上肢 4 个，右上肢 2 个，左下肢 5 个，右下肢 8 个，胸腹部 2 个，背及臀部结节较前缩小。双下肢沉重无力消失，头晕心烦显减，已可安坐，可读书看报。舌脉同前。继以上方增其制，加大化痰消瘀散结之力，即改白芥子 15g，山楂、生牡蛎、猫抓草各40g，玄参 25g、海藻 20g、穿山甲 9g。

2 月 18 日三诊：服上药 30 剂。服药期间，四肢结节有跳动感，本月共消失 4 个，其余多个结节均较前缩小，现周身共计 49 个结节，上方再增其量。

3 月 18 日四诊：脂肪瘤又消失 11 个，现剩 38 个，分布上肢左 3 个、右3 个，下肢左 14 个、右 13 个，胸部 1 个，腰部 2 个，臀部 2 个，最大 1.3cm，最小 0.3cm。本月感胃脘部隐痛，左胁肋部有物上顶感，稀便日 1~2 次。舌脉同前。上方加白豆蔻 10g、藿香 15g、水蛭 6g。

4 月 17 日五诊：服上药 28 剂，所剩脂肪瘤又变平缩小，尚无消失。患者现剩结节均为最早所见之物，质地较硬。全身无明显不适。继以上方加强益气活血、散结之力。

［方药］陈皮 25g、半夏 20g、茯苓 40g、白芥子 15g、玄参 50g、生牡蛎50g、浙贝母 25g、猫抓草 50g、海藻 25g、桔核 20g、荔枝核 20g、川芎 15g、柴胡 10g、穿山甲 10g、山楂 40g、土鳖虫 12g、红花 50g、黄芪 50g、藿香15g、白豆蔻 6g。

又服上药 30 剂，托来京之亲友告知结节大部分消失，所剩几个极小结节，无痛痒，故自停服汤药治疗。

［分析］脂肪瘤西医治疗为手术切除，无特殊药物治疗，而对该患者如此多发脂肪瘤，不可能一一手术切除而求治于中医进行调治。对该病余视其为"多发痰核"，分析病因，乃痰湿瘀血互结，瘀滞于皮里膜外而成，治宜祛湿化痰、行气疏络、活血化瘀、软坚散结，痰湿得除，经络气血畅通，痰核自消。组方以二陈汤合消瘰丸祛湿化痰、软坚散结，加桔核、荔枝核以行气散结，后两者虽多用于治疗疝气、睾丸肿痛等，在此用其散结之力，以助消散

痰核。用海藻、猫抓草消痰软坚；加用白芥子辛温，专治痰湿阻滞经络，阴疽流注、瘰疬痰核。另外，方中用川芎、土鳖虫、穿山甲、山楂以活血散瘀、化秽浊、搜络剔邪，以利痰核消散。用柴胡疏肝散瘀行滞，气行则脉络通，络通则痰核消而不复生。故患者服上药后脂肪瘤缩小、消失，余症亦随之尽除。以后加大药量，巩固疗效久服。大量行气、祛痰、化瘀之品易伤正气，故加入黄芪扶正补气，以助化湿痰散结之力，终获满意疗效。

验案 11　风湿郁热、痰瘀互结痹证（风湿性关节炎）

王某，女，42 岁，初诊日期：1977 年 9 月 13 日。

双膝关节周围结节 3 周，可摸到多个结节，大小不等，大如鸡蛋黄，小如黄豆粒，右膝关节疼痛，1 年前在外院诊断为风湿性关节炎，未曾坚持服药，此次 3 周前发现膝关节周围结节，服用泼尼松（具体药量不详），疼痛稍减轻，服药后复查血沉 12mm/h。现患者关节疼痛，有多个结节，伴有五心烦热，每遇阴天则膝关节痛甚。

［诊查］右膝关节结节 3 大 3 小，左膝关节结节 1 大 2 小，结节质地硬有压痛。舌质略暗苔白，脉弦稍数。

［中医诊断］痹证。辨证：风湿热邪阻闭经脉，湿热瘀阻流注关节。治法：祛风湿清热，宣痹活血。方药：羌活 15g、独活 12g、姜黄 15g、苍术 12g、黄柏 12g、牛膝 10g、赤芍 10g、红花 10g、半枝莲 25g、鸡血藤 15g、桑枝 15g、丝瓜络 10g、威灵仙 10g、没药 10g。

二诊：服药 10 剂后，自觉明显好转，红肿结节基本消退，尤其是右关节上方最大的红斑结节明显缩小，质变软，局部仍有红热。仍以上方改黄柏 15g、赤芍 25g、没药 12g、半枝莲 30g。

三诊：服药 6 剂，诸证好转，左小腿又新起 2cm×4cm 结节 1 个，不红。上方减羌活、桑枝，加白芥子 10g，改黄柏 6g、半枝莲 35g。服药 10 剂，患者原有结节大部软化或消失，右膝、右踝仍有结节各 1 个，但均色退变软。

患者共服药 1 月余，风湿结节基本消失，皮色正常，红肿疼痛完全消失，服中药以来已停服泼尼松。

［分析］此患者素有风湿性关节炎，即痹证，近 3 周发现关节周围起多个结节，疼痛较甚，皮色红，初起伴有五心烦热，舌质暗红，苔白脉沉稍细，

为风湿之邪郁而化热，经脉气血长期不得通畅，产生瘀血，痰瘀互结化热，则会出现结节，按之较硬，肢体疼痛剧烈，皮色红，此为风湿化热之象，舌质略红苔白，脉弦稍数，皆符合风湿化热、痰瘀互结之象。因此治疗上选用羌活、独活、桑枝、威灵仙、姜黄等祛风通络，用三妙散、苍术、牛膝、重用黄柏、半枝莲以加强清热化湿、解毒散结之力。以赤芍、红花、没药、血藤活血行气止痛，三诊：加入白芥子以专消皮里膜外之痰。全方共奏祛风清热、宣痹活血之功，使风去热清，痹阻得以宣通，结节消散，而疾病得以治愈。

验案12 风寒湿邪化热流注、气血闭阻痹证（类风湿关节炎）

李某，女，45岁，初诊日期：1977年4月11日。

两手指、腕、肘、膝关节肿痛7个月。患者1976年11月因患感冒后多处关节肿痛，经西医确诊为类风湿性关节炎，用西药治疗效果不显。患者两手指、肘、肩、腕以及右膝关节均反复肿痛，关节痛呈游走性，且有晨僵，活动后症状略好转，小关节已有变形，时恶寒，汗出，平素自汗，身体日渐消瘦，不思饮食，臂痛不能抬，腿脚疼痛不能行，腰痛不能直，日常生活穿衣、结扣、进食、翻身均不能自理，终日卧床不起，以泪洗面，而求治中医。主症：指、腕、肘、膝、肩各关节反复肿痛，关节疼痛呈游走性，且关节僵硬，恶寒，时发热，自汗，消瘦，不思饮食。

［诊查］消瘦，活动困难，两手十指第二指指关节肿大呈梭形，皮色不红，两肩缺盆处漫肿，按之如水囊状，右膝关节内侧肿大，按之如囊，舌苔白体大，脉细数。

［中医诊断］痹证。辨证：风寒湿之邪内侵，化热留注关节，气血闭阻经络，久病致气虚不足。治法：搜风化湿，活血清热通络，益气补肾。

［方药］蜂房15g、蜈蚣3条、白花蛇15g、苍术15g、黄柏15g、羌活15g、牛膝20g、当归25g、川芎10g、香附15g、地龙15g、没药15g、红花10g、黄芪25g、熟地25g、菟丝子25g、川断25g、五灵脂15g。

二诊：上方服药3剂，两肩肿稍微消减，但痛未减，月经按时来潮，但量少、色黑暗，舌脉同前，化验抗"O" 1:400，血沉120mm/h，第2小时135mm/h，类风湿因子（+），继以上方减地龙、白花蛇、牛膝、羌活，加金银花 50g、连翘 25g、萆薢 25g、陈皮 15g，改苍术 25g、黄柏 25g、红花 15g。

三诊：上方服药 12 剂，左肩关节肿胀尽消，左臂可抬手摸到头，右肩囊肿亦渐小，右腘窝囊肿（原有蛋黄大），现已摸不到，腰活动后敢挺直，已能下地活动，饮食欠佳，脉沉弦细，舌体大，苔白，此时肿消，湿化毒热清，改以补气血益肾，活血搜风，仍以上方增加黄芪用量至 40g，增入桑寄生 25g、狗脊 25g、防风 15g、麻黄 10g、姜黄 15g，此方加减共服药百剂，后期入鹿茸粉与麝香粉半个月，疼痛消失，1978 年 6 月恢复工作，追访未复发，经检查各关节无肿大变形，活动自如，身体较前健壮，血沉正常，面色红润。

[分析] 类风湿性关节炎属中医学"痹证"范畴，又称"历节病"，历节病也属痹证范畴，此患者病初有感受外邪之诱因，风湿之邪袭入人体引起气血运行不畅，经络阻滞，致痰浊瘀血阻于关节筋脉而发病。素体阳气阴精不足为内因，风湿之邪为外因，一般起病以邪实为主，病位在肢体皮肉经络，久病（患者发病已 7 月之久）邪实而正亦虚，为标实本虚之证。关节肿大，双肩按之如水囊，为有形之实邪留注其间，湿邪为患，多见漫肿，按之柔软，湿留关节，瘀阻络脉复加重了闭阻，使气血失荣，而见疼痛、麻木、肿胀，甚至骨节变形，活动受限。类风湿性关节炎与风湿性关节炎不同之处在于关节变形为其特点。关节为骨之相连之处，以筋脉维系，因此本病之治疗祛除风寒湿为治标之法，而滋补肝肾是治本之法，在滋补中补肾为要，肾主骨，骨健便能改变其变形。另外，其变形虽与骨关系密切，但祛风当以虫类药搜风效佳。因此，治疗上以搜风化湿、活血通络以治其标，益气补肾治其本，治之初以祛邪为主，待邪去后改以扶正为主，采用补肾之法。

此证患者由于病久、病邪深入，往往非一般祛风散寒除湿之剂所能奏效，本方选用身痛逐瘀汤、益肾蠲痹丸、三妙丸等加减化裁，方中的白花蛇、蜈蚣、蜂房、地龙等虫类药具有走窜搜风剔络之效，并具活血化瘀之功，此首用虫类药，搜风剔络以达病所，祛其病因，药量较大；配合苍术、黄柏、牛膝清热燥湿、利水消肿；又将黄芪逐渐加量增其补气之力；熟地、续断、桑寄生、菟丝子、狗脊增加补肾功效。全方配伍恰当、合理，达到搜风化湿、活血通络、益气补肾之功，使重症之痹脉络通畅，瘀肿得消，顽疾得愈，身体康复。

验案 13　瘀血阻络腰痛

验案 13-1　张某，男，38 岁，初诊日期：1971 年 11 月 30 日。

腰痛 2 周。患者 1959 年因腰痛诊断为"腰椎间盘脱出"，住院行"腰椎间盘脱出整复术"，术后疼痛缓解。1968 年腰痛复作，经按摩并配合中药治疗而愈。今年腰痛又发作 2 周，初行针灸治疗痛有减轻，但停止治疗后疼痛又作，按摩后仍痛，而来中医内科诊治。患者腰痛剧烈，活动明显受限，双下肢无力，左足掌麻木。舌质暗，苔薄白，脉沉缓。

［中医诊断］腰痛。辨证：肾虚血瘀。治以益肾强腰、活血通络。

［方药］续断 15g、狗脊 12g、枸杞子 12g、牛膝 15g、当归 12g、丹参 15g、没药 10g、红花 12g、党参 15g、苏木 9g、地龙 9g、丝瓜络 9g。每日 1 剂，水煎服。

患者服上方 6 剂后腰痛已止，活动基本自如，再服 3 剂后左足掌麻木消失，唯腿尚无力，上方减活络效灵方，加黄芪 20g 继续巩固治疗。

验案 13-2　朱某，男，33 岁，初诊日期：1971 年 12 月 1 日。

腰痛 2 个月。2 月来腰部持续胀痛，活动及静止时均痛，夜间卧位时不敢翻身，翻身则痛如针刺。舌边稍红，苔薄白，脉弦。

［中医诊断］腰痛。证系血瘀气滞肾之经脉部位。治以活血温通经脉。

［方药］当归 10g、丹参 15g、乳香 12g、没药 12g、肉桂 12g、川芎 6g、炙麻黄 6g、香附 12g、川楝子 30g、枳壳 112g、乌药 15g、橘皮 12g。水煎服，每日 1 剂。12 月 6 日服上药 5 剂后症状无明显改善。继以上方加强温通补肾之力。

［方药］当归 12g、丹参 15g、乳香 12g、没药 12g、川芎 12g、炙麻黄 6g、肉桂 9g、制附子 6g、狗脊 20g、乌药 15g、川楝子 15g、白芍 15g。

12 月 14 日：服上药 7 剂后腰痛症状明显减轻，已可缓慢翻身，弯腰时疼痛不明显。左脉沉缓力差，右脉弦滑。继以上方增其量，改肉桂 12g、附子 9g，加党参 9g。

服上药 23 剂，1972 年 1 月 12 日来诊：平素已无腰痛，前曲侧弯活动均正常，唯后仰时腰尚痛，且感腰间筋肌发紧，上方加入牛膝 15g、威灵仙

15g，服药至 1 月 18 日腰痛止，全身无所苦而愈。

[分析]"腰为肾之府""不通则痛"，余治腰痛，主要从补肾与活血通络入手，多收效甚好。该 2 例患者即如此。案 1 为腰椎间盘脱出整复术后腰痛，病久示肾虚，加之手术创伤，必有腰间经脉瘀滞，故投以活络效灵丹加味，丹参、当归、赤芍、红花、地龙活血化瘀，用丝瓜络、苏木通络，用续断、狗脊、枸杞子益肾强腰，用党参益气以防活血耗气，且气充则血易行，诸药合用收效迅速。案 2 患者腰痛剧烈持续，不能活动，且疼痛以胀刺痛为主，虽先投以活血调气方药，但服之不效，分析为温通药力不足，加大桂、附、麻黄等通透之品。二诊时方中加入狗脊、当归、白芍、附子，又加大肉桂、麻黄用量，以温肾宣透经络而取效，痛止而愈。活络效灵丹加补肾之药治腰痛甚效。

验案 14   肾虚血虚斑秃

张某，女，46 岁，初诊日期：1998 年 10 月 20 日。

脱发明显 3 年，发现斑秃 1 月余。患者长期从事脑力劳动，精神高度紧张，36 岁时头发已全白。近 3 年来脱发明显，1 月前又发现右头顶部圆形脱发，伴有头晕、记忆力减退，入睡困难，梦多，白天工作中精神难以集中。查头发稀疏，右头顶部可见 3cm×3cm 斑秃。舌质暗红，苔少，脉沉细。

[中医诊断]脱发、斑秃（肾虚精亏，血虚生风，毛发失养）。治法：益肾养血，疏风活血。

[方药]当归 10g、白芍 15g、生熟地各 20g、赤芍 15g、川芎 6g、首乌 20g、羌活 10g、防风 10g、桃仁 6g、红花 6g、丹皮 15g、地骨皮 10g，7 剂，水煎每日 1 剂，早晚分服。

二诊（11 月 3 日）：服汤药后夜间睡眠明显好转，梦已减少，白天精力较前充沛，斑秃处已有黑色纤细毛发生长；脱发仍较多，头顶及手心有发热感，上方改首乌 30g，继服。

三诊（11 月 10 日）：精神体力均已正常，夜可安睡，斑秃处已不明显，脱发已明显减少，仍头顶及手心发热，口干少饮。前方改地骨皮 16g，继服。

12 月 28 日上方又服 14 剂，斑秃脱发处已长出约 0.5cm 黑发，已不脱发，口干、头顶及手心发热感消失，身无不适，病已愈，改以六味地黄丸早晚各

30 粒，以巩固疗效。

［分析］本例患者斑秃与慢性脱发并见，因其过分劳累、精神紧张，暗耗肾阴心血，以致肾精不足，心血亏乏，发失所养，以致头发慢性脱落，久之血虚生风，继发斑秃。发失津血所养则易脱落。发为血之余，肾之外华，故治疗应补益肾精，养血疏风。该例患者长年精神紧张，阴血内耗，故治疗以四物汤为主方。除慢性脱发与速发斑秃外尚见头顶及手心发热，为阴虚内热之象，用生熟地、赤白芍既养血，又有凉血之功，配伍丹皮、地骨皮，清虚热；用首乌、熟地滋补肾精，充生发之源；用防风、羌活风药中之润剂，疏散风邪，且祛风而不伤血；方中又加用活血之品桃仁、红花，使血脉通畅，以助于新发生长。故而患者服药 7 剂即见睡眠转佳，斑秃处有细茸毛发丛生，14 剂脱发明显减少，共服药 35 剂，诸症皆除。余治疗此类疾病多例，均有其效，只是时间略长，一般 40~60 剂可愈。

验案 15　气滞血瘀并肾虚褐斑

冯某，女，41 岁，初诊时间：2010 年 7 月 6 日。

面部褐斑 10 余年。患者平素性情急躁，面部褐斑，面色晦暗，伴右侧胁胀，时有呃逆，胸闷气短，腿软乏力，轻度痛经，经前乳房胀痛，月经色暗，量正常，舌质暗，舌体大，满布瘀斑，苔薄，脉沉滑细。辨证为气滞血瘀并肾虚，治疗以活血理气兼以补肾，方用血府逐瘀汤加减。

［方药］当归 10g、生地黄 15g、桃仁 15g、红花 10g、生甘草 6g、枳壳 10g、赤芍 30g、柴胡 10g、川芎 10g、桔梗 16g、白芷 10g、浙贝 15g、水蛭 10g、川断 15g、黄芪 30g、僵蚕 10g、橘络 6g、蜈蚣 2 条，14 剂。从此后随证稍作加减，主方不变，服药 3 月余，面部色斑部分消散，部分颜色变浅，皮肤变白，余症均有所缓解。

［分析］黄褐斑俗称肝斑，与中医学面尘、黑斑相类似，见于面部对称性分布的黄褐色或深咖啡色的斑片。本患者性情急躁，经前乳房胀痛，右侧胁胀，是肝郁不舒的表现；面色晦暗，月经色暗，舌暗满布瘀斑，为体内有瘀；腿软乏力，提示肾虚，故用血府逐瘀汤活血化瘀为主，加僵蚕、蜈蚣搜剔通络，水蛭破血逐瘀，浙贝散结，助褐斑消散，又用黄芪益气、川断补肾，使精血有源，白芷引诸药上于头面阳明经处。全放意在通行脉络，荡涤瘀滞，

使气血津液可直达病所，滋养皮肤。黄褐斑病因病机复杂，在临床治疗中重视血瘀理论认为脏腑功能失调，情志失调，阴阳失衡及各种原因均可引起气滞血瘀，脉络不畅，气、血、精不能上荣于面而发为黄褐斑，治疗上强调活血化瘀。此方加减治疗多例面部褐斑患者，多取得显效。

验案 16　湿郁肾虚阳痿

"阳痿"又名"阴痿"，多由惊恐、虚损，或湿热下注等原因引起，是临床常见病之一。患者因羞于启齿，不敢前去就医，常常危及家庭的稳定性，临床常由肾虚火衰、湿热下注，治疗上多以补肾壮阳化湿，其效甚佳，今举例如下。

王某，男，34 岁。初诊日期：1993 年 7 月 11 日。

阳痿 2 月，腰酸痛，阳痿早泄多汗，迄今两月余，现腰痛有板硬感觉，身疲无力，有性欲但举而不坚，泄精快。既往有胸痹病史。

［诊查］神清，发育一般，脉沉滑细，舌苔薄白腻。

［中医诊断］阳痿，早泄（湿郁肾虚）。治法：补肾化湿。

［方药］熟地 20g、山萸肉 20g、山药 20g、肉豆蔻 10g、巴戟天 15g、韭菜子 15g、仙茅 10g、仙灵脾 10g、首乌 20g、黄精 20g、牛膝 15g、阳起石 30g、党参 15g、佩兰 10g、白豆蔻 10g、车前子 15g（包）。

上方服 6 剂后，性生活正常，阳痿已愈，排精正常，胸闷已大减，余均尚可。舌苔薄白腻，上方继服 7 剂巩固疗效。

［分析］本例患者平素多汗，腰重如板，其主症是阳痿不举，辨其证乃肾之阴阳俱虚，方以六味丸去三泻，加首乌、牛膝补肾阴，仙灵脾、仙茅、巴戟天、肉豆蔻、黄精、韭菜子、阳起石补肾兴阳，再配以党参、白豆蔻、佩兰、车前子健脾祛湿，6 剂药后性生活正常，排精正常，一例阳痿早泄患者数剂即治愈，解除其房中之苦。

验案 17　心肝血虚失眠

徐某，男，54 岁，初诊日期：1997 年 12 月 8 日。

患者 10 月来因工作劳累，精神紧张而致入睡难且不实，每晚需服艾司唑仑 2mg 方可入睡 3~4 小时，梦多。求诊于中医。

[刻下] 入睡难，睡眠不实，梦多易醒，记忆力减退，心悸，双下肢无力，口干夜间为重。大便溏，日 2~3 次，小便正常，舌体大，质暗红，中心有裂纹，苔薄白，脉细数。中医诊断：失眠，证系心火炽盛，阴血暗耗，心肝血虚。治法：滋阴养血，清心安神。

[方药] 方 1：当归 6g、白芍 10g、首乌藤 20g、远志 15g、酸枣仁 20g、知母 20g、茯苓 30g、川芎 10g、甘草 10g、莲心 6g、黄连 4g、五味子 10g、百合 30g。每日 1 剂，水煎，早晚分服。

方 2：石斛 15g、麦冬 15g、五味子 6g、西洋参 3g，每日 1 剂，代茶饮。

二诊（12 月 14 日）：服药后睡眠明显改善，每晚卧床 30 分钟即可入睡，无须再服艾司唑仑，夜间醒后口干，饮用方 2 后即可再入睡，无梦，尚感睡眠不实。心悸及双下肢无力已消失。大便日二次，溏稀。继以上方方 1 改首乌藤 25g、远志 20g、酸枣仁 25g、莲心 8g、黄连 5g、百合 40g 再服，方 2 不变。

三诊（12 月 31 日）：睡眠已正常。未再服镇静西药，感轻度睡眠不实，精神好，体力佳，余无不适。舌暗红，苔薄白，有裂纹，脉沉滑细微数。上方方 1 改知母 15g、茯苓 35g、黄连 6g、百合 40g，加珍珠母 15g、石斛 10g，停方 2。

患者服上方 10 剂后，夜间可安睡，不醒且无梦。精神体力充沛，身无不适，停药。

[分析] 失眠即中医学之"不寐"，多由于外邪扰动，或正虚失养，导致神不安舍所致。该患者由于长期操劳过度，暗耗阴血，阴虚火旺，心火炽盛于上，又因阴虚血耗，肝血不足，心肝亏虚。《灵枢·邪客》篇："阴虚故目不瞑，补其不足，泻其有余，调其虚实，以通其道而去其邪。"余以当归、白芍、百合养其阴血，配合酸枣仁汤合夜交藤、远志以养血补肝，宁心安神，清虚热，又以五味子、甘草酸甘化阴，黄连、莲心清泻心火，养阴血与清心泻火之品和而用之，则神安寐甜。上方奏效后加强药力以巩固，使脱离西药安眠药可正常睡眠。方 2 则针对口干，示阴虚津液不足，故将滋阴与少量益气药物合用，令患者频频服用，有助于方 1 药力，加速其效，使其白昼精神、夜得安卧，体力恢复而病愈。

验案18　心肝血虚致心脾两虚失眠

金某，女，55岁。初诊日期：1992年2月25日。

失眠10余年，患者年轻时失眠，曾在宣武医院诊为"脑供血不足""神经性眩晕症"。服用地芬尼多、尼莫地平、海洛神等药，口干喜饮，近因操劳过度致使彻夜不寐，眩晕恶心，耳鸣如蝉，右偏头痛，饮食尚可，大便一二日一行，不干，小溲正常。既往血压低，80/50mmHg。

[诊查]神清，发育营养尚可，颜面㿠白，血压90/70mmHg，舌苔薄白腻，质淡有齿痕，脉沉细。诊断：不寐，眩晕。证属肝肾不足，心脾虚。治法：补心脾、益肝肾。

[方药]太子参15g、黄芪10g、当归10g、白芍30g、首乌25g、女贞子25g、旱莲草15g、炒枣仁20g、知母10g、茯苓30g、川芎6g、甘草6g、天麻15g、菊花15g、牛膝10g。

1992年3月5日：1周未晕，头亦不痛，尚失眠，目珠发胀，血压96/65mmHg。上方改炒枣仁30g、加黄连6g。

1992年3月14日：血压上升120/80mmHg，头未痛，夜寐好转，已不服用海洛神能睡6小时。继服上方巩固。

[分析]患者失眠10余年，靠服海洛神方能入睡，近因劳累过度，彻夜不寐，服海洛神亦不睡，劳则伤及心脾，肝血不充，气血不足无以奉养心神而致不寐。眩晕、头痛、耳鸣为肝肾阴虚之象。方选归脾汤加减：补益心脾，酸枣仁汤加菊花、天麻清肝热，何首乌、二至丸滋肾阴，5剂药后停服海洛神亦可入睡6小时，头晕痛止，目珠已不胀，血压上升至正常。一顽固性失眠与眩晕（脑供血不足、神经性眩晕）二症得愈。

验案19　血虚血瘀，瘀而化热失眠

张某，女，72岁，初诊时间：2010年11月9日。

[主诉]焦虑并伴有强迫症状2年。

患者于多家医院治疗无显效。刻下：焦虑，怕吵，五心烦热，头部烦热，厌食，饭后胃脘不适，自觉后背及腰部冒热气，腿麻，善太息，情绪郁闷，失眠，现每日口服艾司唑仑1mg及佐匹克隆7.5mg已经2个月，仍不能入睡，夜眠时间不足 3 小时，二便可。舌质暗红有瘀斑，脉弦滑。血压血糖均正常。辨证为血虚血瘀化热而扰眠，治以养血化瘀安神。

[方药] 当归 10g、白芍 15g、生地黄 20g、桃仁 10g、红花 6g、炙甘草 8g、赤芍 30g、柴胡 10g、川芎 6g、桔梗 10g、牛膝 20g、决明子 30g、牡丹皮 15g、地骨皮 15g、炒枣仁 20g、远志 15g。

服 7 剂，自觉症状大减，自行继服 7 后复诊。

二诊：患者诉前述诸症大减，心情好转，烦躁及五心烦热明显减轻，仅口服艾司唑仑，每日夜眠 3~4 小时，舌暗红，苔薄白，脉弦。予前方加莲心 6g，水煎服 14 剂。未再复诊，半年后患者家属代诉，当时口服 4 剂后，心烦、寐差等症状已不明显，遂停药，诸症未见反复。

[分析] 肝体阴而用阳，喜条达而恶抑郁，情志为病多影响肝之疏泄，故疏肝理气是常用的治法。而诊治本患者，却从"瘀证"着眼，使用血府逐瘀汤治疗获得良效。究其原因，是由于随着病情的进展，气机不畅转变为血行瘀滞，阴血受伤，出现血瘀及阴血亏虚的征象。王清任在《医林改错》中列举了血府逐瘀汤所治的十九种病证，其中就包括急躁、心里热、憋闷、不眠、夜不安、晚发阵热等症，并认为病证虽不相同，然见到瘀血证便可应用。本患者年过七旬，发病 2 年，见五心烦热，头部烦热，失眠，舌暗红有瘀斑，故辨证为血虚血瘀有热，治以血府逐瘀汤加减，并用牡丹皮、地骨皮清热凉血，炒枣仁、远志安神定志而取得良好效果。

妇科疾病

验案 1 血分肝经蕴热型（月经先期）

验案 1-1 房某，女，12 岁，初诊日期：2014 年 8 月 3 日。

［主诉］月经先期 4 个月。病史：患者于 10 岁月经初潮，经儿童医院诊断为"性早熟"，应用西药治疗后停经，服药 1 年余，至 2014 年 2 月停药，4 月开始月经来潮，周期 20 天，量少色淡，末次月经 7 月 19 日，带经 12 天，前额痤疮，性情急躁，大便干 2~3 日一行，纳可眠安，小便可。舌尖红，脉弦。

［辨证］肝经郁热，肾阴不足。治法：清肝育阴养血。

［方药］炒栀子 10g、丹皮 8g、当归 10g、白芍 10g、旱莲草 20g、女贞子 15g、云苓 20g、炙甘草 6g、地骨皮 10g、黄连 3g、太子参 10g。

服药 7 付，性情急躁好转，大便仍干，继以上方加生地 15g、熟地 15g。继服 7 付，月经于 8 月 17 日来潮，行经 5 天，量色正常，痤疮减少，诸症好转，舌尖红微白苔，脉沉弦。上方已效，继以上方治疗，以巩固疗效。此例患者应用清肝育阴养血治法治疗后，月经周期 28 天，4 月后随访，患者已停药，月经周期正常，诸症缓解。

［分析］患者原为性早熟，经西医应用抑制促性腺激素分泌类药剂治疗使其闭经，改善早熟，停药后月经先期来潮，分析其症因其血分肝经郁热，以致月经先期，郁热伤及肾阴，故治以清肝热、滋肾阴，改善其脏腑阴阳失调而显效。

验案 1-2 王某，女，43 岁，初诊日期：2014 年 2 月 18 日。

［主诉］月经先期4月。病史：产后18个月，月经周期4~5/21~22天，前次月经1月20日，末次月经2月11日，带经5日，量偏少，色红有血块，无痛经，平素无明显不适，纳可眠安，尿频尿急，无尿痛，大便干，日一行。孕产史：孕7产1，人工流产4次，自然流产1次，胎停育1次。尿常规(－)。舌质偏暗，苔薄白，脉沉弦细。

［辨证］肾虚，气血不足。治法：益气补肾养血。

［方药］当归10g、白芍10g、熟地10g、川芎6g、仙灵脾15g、巴戟天10g、五味子6g、枸杞子12g、女贞子12g、覆盆子20g、菟丝子30g、香附6g、茺蔚子10g、紫河车10g、红参6g（另煎兑）、益智仁10g。

服药3周后，月经3月11日来潮，量较前稍多，尿频急已好，余无明显不适，舌暗红苔微黄，脉沉弦细，治宗上法，上方加减继服，以巩固疗效。半年后随访，患者月经已能按月来潮，诸症缓解。

［分析］患者为产后，多次流产并最终受孕的高龄产妇，反复流产加之高龄产妇，肾气受损，平时见尿频尿急，月经先期量少，考虑其为肾虚不固，气血不足之象，治以益气补肾养血，方以四物汤、五子衍宗丸、仙灵脾、紫河车、红参合方调之取效。

验案2　肝郁血瘀湿热下注型（月经后期）

韩某某，女，38岁，初诊日期：2014年6月8日。

［主诉］月经后期1年余。病史：月经5/50~60天，量少色暗，血块多，无腰腹痛，怕凉，末次月经2014年4月18日，量少色黑有块。刻下：乳房胀，白带不多，色黄，有腥臭味，外阴痒，时有气短，急躁易怒，易外感，睡眠欠佳，大便干，2日一行。有宫颈糜烂病史。舌体大、苔白腻、中心稍黄，脉沉滑细。

［辨证］肝郁血瘀、湿热下注。治法：疏肝理气、活血。

［方药］当归10g、白芍15g、香附10g、王不留行10g、柴胡10g、云苓30g、苍术10g、黄柏10g、太子参15g、牛膝10g、土虫10g、水蛭10g、郁金10g。服上药1剂，6月10日月经来潮，量较前增多，色红，血块减少。

二诊：共服7剂，气短、怕冷好转，白带异味减，尚腹胀，肝区不适酸胀痛，口臭，大便溏，日2行。舌体大微白苔，脉沉滑细。继以上方加减，当归 10g、白芍 15g、香附 10g、王不留行 10g、柴胡 10g、云苓 30g、太子参 25g、牛膝 10g、土虫 10g、水蛭 10g、郁金 10g、厚朴 10g、焦槟榔 10g、炙黄芪 25g。

继服 14 付，月经 7 月 11 日来潮，经期已正常，诸症均减，继以上方加减调治，半年后随访，患者月经已能按月来潮。

［分析］患者症见肝郁气滞之象，故以加味逍遥散为基础加减治疗取效，加牛膝 10g、土虫 10g、水蛭 10g、郁金 10g、王不留行 10g 以活血祛瘀通经，使瘀血除，新血得生，气血通畅，月经如期而至，兼湿浊下注带下色黄异味者加苍术 10g、黄柏 10g、云苓用量至 30g，药后症解，月经正常来潮。

验案 3　肾虚冲任受损兼有内热型（月经后期）

张某某，女，38 岁，初诊日期：2014 年 5 月 4 日。

［主诉］月经后期 2 月。病史：近 2 月经期延后 7~10 天，末次月经 4 月 22 日，带经 5 天，经量尚可，色红，无血块，经期第 1~2 天腹痛，平素腰痛，神疲乏力，下肢酸沉，久立及活动后加重，手足心热，面潮红，无汗，鼻干热，纳可眠安，二便调。孕产史：孕 6 产 1，人流 5 次。舌淡红，苔薄白，脉沉弦。

［辨证］肾虚冲任受损兼有内热。治法：补肾养血，少佐清虚热。

［方药］当归 10g、白芍 15g、生地 10g、熟地 10g、川芎 6g、丹皮 10g、地骨皮 10g、仙灵脾 30g、巴戟天 10g、五味子 6g、枸杞子 20g、女贞子 20g、覆盆子 15g、菟丝子 40g、香附 10g、紫河车 9g（冲）、红参 10g（另煎兑）、柴胡 10g、王不留行 10g。

服药后月经 5 月 23 日来潮。经量较前稍多，色红有血块，痛经减轻，手足心热减轻，神疲乏力、下肢酸沉、腰痛稍好，舌脉同前，上方继服。半年后随访，患者月经周期正常，诸症缓解。

［分析］患者平素腰痛，神疲乏力，下肢酸沉，久立及活动后加重，并有多次流产史，证属肾虚血虚，冲任受损，考虑患者尚有潮热、手足心热，鼻干热等阴虚内热之象，治以补肾养血活血，兼清虚热，方用四五二加味，加红参大补元气，紫河车填补肾精，柴胡、王不留行理气活血通经，加丹皮、地骨皮清虚热，使气血双补，虚热得清，肾精肾气充盛则月经如期而至。

验案 4 脾肾不足型（月经过少）

夏某某，女，17 岁，初诊日期：2014 年 6 月 8 日。

［主诉］月经不调 4 年。病史：13 岁初潮，月经周期 5~6/20~30 天，量极少（每天仅用 1 片卫生护垫），经期腹胀，末次月经 5 月 30 日。平素食少倦怠，夜寐多梦，大便溏日 1 行。舌淡红，脉沉滑细。

［辨证］脾肾不足。治法：健脾益肾。

［方药］炙黄芪 30g、红参 6g（另煎兑）、炒白术 20g、炒当归 10g、炙甘草 6g、茯苓 25g、远志 15g、元肉 10g、阿胶 15g（烊化）、木香 6g、女贞子 20g、旱莲草 20g、山萸肉 15g、杜仲 10g、川断 10g。14 付。

二诊：药后月经 6 月 20 日来潮，行经 7 天，量较前增多，夜寐多梦，大便成形，日一行，舌淡红，脉沉弦滑细。上方加莲子心 6g，继服 4 周。

三诊：药后月经 7 月 23 日来潮，无明显不适，二便调。舌脉同前。经期治以养血活血调经。

［方药］肉桂 4g、党参 15g、桃仁 10g、红花 10g、熟地 10g、赤芍 15g、当归 10g、川芎 10g、牛膝 10g、郁金 10g、柴胡 10g、坤草 15g、泽兰 10g、三棱 10g、莪术 10g。药后经量较前增多；经后继以原方加减调治。半年后随访，患者月经量色正常，余症缓解。

［分析］患者 17 岁，自 13 岁初潮即月经量少，周期 20~30 天，平素食少倦怠，多梦，便溏。为先天不足，后天失养，故以健脾益肾补先后天之本，经期加党参益气与肉桂温振肾阳配合养血活血通经而取效。

验案 5 肾气不足冲任失固型（月经过多）

宋某某，女，49 岁，初诊日期：2003 年 12 月 16 日。

［主诉］崩漏一月余。病史：末次月经 11 月中旬，初经色淡，后发黑，已持续月余，现经色鲜红量多，有血块，腰痛，后背疼痛，乏力。舌淡红，苔薄白，脉细滑。

实验室检查：血红蛋白 121g/L，血小板 222×10^9/L。B 超：子宫稍大，内膜 1.3cm。

［辨证］肾气不足，冲任失固。治法：益气补肾，固护冲任。

［方药］生黄芪20g、炙黄芪20g、党参10g、炒白术15g、云苓16g、川断炭10g、杜仲炭10g、升麻炭10g、煅龙牡（先煎）各30g、乌贼骨30g、阿胶（烊化）15g、三七粉（分冲）9g。

二诊：2003年12月23日。月经仍未净有血块，阵发头痛剧烈，思睡疲劳。腰痛背痛较前好转，纳可，二便调。舌质暗红，苔白黄厚，脉弦滑。改以清经益气。

［方药］白芍20g、生地30g、地骨皮20g、丹皮15g、青蒿20g、黄柏10g、云苓20g、黄芪25g、乌贼骨30g、地榆炭30g、牛膝10g、阿胶（烊）15g、棕炭20g、三七粉（分冲）6g、鹿胶（烊）10g、龟胶（烊）10g。

三诊：2003年12月30日。药后经量减少，色暗红，但经妇科内诊及自周日外出活动3个多小时后，开始腹部绞痛，继之排出较多血块，延续至今，出血量甚多。思睡、头痛、疲乏均有好转，仍腰痛、背痛、出汗、气短，舌质暗，苔薄白，脉沉细。

［方药］白芍20g、生地炭35g、地骨皮20g、丹皮15g、青蒿20g、黄柏炭15g、云苓20g、生炙黄芪各25g、乌贼骨30g、地榆炭30g、牛膝10g、阿胶（烊）15g、棕炭20g、三七粉（分冲）6g、鹿胶（烊）10g、龟胶（烊）10g、砂仁6g、浮小麦30g、内金10g。

四诊：2004年1月6日。药后血块与膜样物减少，昨日下午阴道出血已止，腰酸痛亦减，气短无力，疲乏多汗，小腹稍胀。舌微苔脉沉细力差，改以益气血补肾。

［方药］生炙黄芪各30g、党参15g、炒白术20g、升麻炭6g、柴胡炭6g、阿胶（烊）15g、鹿胶（烊）16g、浮小麦50g、茯苓30g、炒枣仁20g、三七粉（分冲）6g、杜仲炭10g、地榆炭15g。

五诊：2004年2月10日。血崩已止一月，现腰痛背痛，活动加重，头昏沉腿沉，劳累则头痛，思维较慢，呵欠频作。B超示：子宫内膜厚0.7cm，左附件囊肿3.0cm×3.3cm，纳可，二便调，舌苔黑染，舌质暗，脉沉细。治以益肝肾养血。

［方药］川断10g、杜仲10g、寄生15g、枸杞子20g、阿胶珠10g、鹿角霜15g、熟地20g、知母10g、龟板（先煎）10g、菊花10g、当归6g、白芍10g、益母草6g。

六诊：2004年2月17日。月经来潮，头痛未作，头昏沉、腰痛已好转，易疲劳，动则汗出，右侧大腿有一紫斑约1cm×1cm，压痛，舌质暗减，苔薄白，脉沉细。上方改益母草3g。

至此患者崩漏治愈。

[分析] 此例患者为49岁女性，属更年期月经失调，初诊时临床症状为脾肾两虚之象，以补脾肾调经法治疗，但症状改善不明显，二诊头痛剧烈，另B超示子宫内膜增厚，舌苔黄厚，表现出虚中夹实之象，故以清经汤加益气养血止血之品而取效，方中既有地骨皮、丹皮、青蒿、黄柏等清虚热之剂，又有黄芪、三胶益气血之品，尚有三七粉、地榆炭、棕炭、乌贼骨等止血之品，可谓三法并用，故药后出血量减少。后因活动及妇科检查又使其出血不止，多汗，表明患者出血日久，正气已虚，致脾虚不能固摄经血而下血不止、卫表不固而多汗，加大黄芪用量，加砂仁、浮小麦等以加强健脾益气扶正止汗，服药后出血止，而表现为一派气血亏虚之象，故四诊改以益气血补肾之法巩固疗效，此例崩漏得以治愈。

验案6 肾虚冲任失养（闭经）

徐某，女，31岁，初诊日期：2003年3月11日。

[主诉] 闭经7个月。病史：患IgA肾病5~6年，曾服中药治疗，2001年开始出现间断闭经，曾在外院诊断为卵巢功能早衰。

[刻下] 小腹痛，头顶痛，血压不稳，月经7个月未至，面色稍暗欠光泽，舌体大质暗，苔黄腻，脉沉细。

B超示子宫附件(－)。实验室检查：尿蛋白(＋)，潜血(＋)。内分泌检查：促黄体生成素75.9U/L，促卵泡生成素70.4U/L，雌二醇21.8pmol/L。

[辨证] 肾虚冲任失养，治法：益肾养血活血。

[方药] 熟地20g、山萸肉15g、仙灵脾15g、巴戟天15g、菟丝子30g、枸杞子15g、当归10g、白芍20g、川芎10g、泽兰15g、小茴香10g、紫河车15g、川断15g、小蓟20g、茅根20g、黄芪20g、肉桂4g。

服上方后月经于3月31日来潮量少，带经5天，后因"非典"间断服药，月经未再来潮。

6月17日复诊，右侧小腹轻微疼痛，白带不多，舌质淡暗，苔薄黄腻，脉沉细。上方减肉桂、黄芪，加佩兰 15g、藿香 10g、白蔻 6g，服上药 2 周后患者腹痛显减，口干，咽部有痰，尿蛋白转（－），潜血（＋），继以上方加黄芪 20g、龟板 20g、知母 6g。继服 2 周，月经于 7 月 13 日复来，量少色暗，小腹微痛，上方加减服之，因有乳腺增生胀痛较重，加香附 10g、郁金 10g、柴胡 6g、猫抓草 20g、黄芪 30g。服药 4 周。此后月经已能按月来潮，乳房硬结渐消。于 10 月 24 日因发热致头痛，血压 120/90mmHg，乳胀痛，尿蛋白（＋＋），潜血（＋），舌质暗，苔黄腻，脉细滑。改以益肾舒肝，凉血清虚热。

［方药］熟地 20g、山萸肉 15g、枸杞子 20g、女贞子 20g、知母 10g、地骨皮 20g、丹皮 10g、当归 10g、杜仲 10g、川断 10g、黄芪 30g、柴胡 10g、猫爪草 20g、牛膝 10g、紫河车 10g。

服药 2 周，血压降至 120/80mmHg，尿蛋白及潜血转阴。至此月经按月来潮已半年，继续巩固治疗。2004 年复查内分泌：促黄体生成素、促卵泡生成素、雌二醇均正常。

［分析］该患者患有 IgA 肾病，已 5~6 年，口服中药治疗，病情趋于平稳，近 2 年出现间断闭经，且内分泌检查异常，西医诊断为卵巢功能早衰。IgA 肾病致肾精下注，形成蛋白尿及血尿，久之肾气必虚，因冲任二脉皆赖肾精之充养，故选用补肾之剂，使冲任二脉得以充养，任脉通、太冲脉盛，"月事以时下"。方中顾及尿潜血（＋），用小蓟、茅根凉血止血，并以黄芪益气，四物养血，使气血充盛，源源化作肾精充养胞宫，少佐泽兰活血，使血行不留瘀滞，全方共奏益肾凉血活血之功。IgA 肾病亦相继好转，肾功正常。月经按月来潮，卵巢功能恢复。

验案 7　本虚标实（闭经）

王某，女，18 岁，初诊日期：2004 年 9 月 25 日。

［主诉］间断闭经已 5 年，此次闭经 6 个月。病史：13 岁初潮即月经不准，月经周期 5/90~180 天，曾服我处中药月经来潮，但自行停药后月经闭止，末次月经 3 月来潮，经期偶有腹痛，带下色黄，纳可，二便调。面部痤疮下颌及两侧密布，色暗红，舌微苔，脉弦滑。

［辨证］肝胆郁热、阻隔冲任、经血不通。治法：清泻肝胆、活血解毒。

［方药］当归 15g、胆草 10g、栀子 10g、黄芩 10g、柴胡 10g、苍术 20g、

厚朴 15g、陈皮 10g、半夏 10g、川芎 15g、赤芍 20g、水牛角（先煎）20g、泽兰 15g、坤草 15g、水蛭 6g。

二诊：2004 年 10 月 16 日。月经未至，下颌又有新起痤疮，面部起皮，白带多色黄无异味，偶有小腹抽痛，舌苔白微厚，脉沉细。治宗上法，上方加减。

［方药］当归 10g、赤芍 20g、胆草 10g、柴胡 10g、栀子 20g、苍术 20g、陈皮 15g、半夏 10g、云苓 30g、川芎 10g、水牛角（先煎）30g、泽兰 15g、双花 30g、连翘 30g、公英 30g、薄荷（后下）15g、水蛭 6g、红花 10g、香附 10g。另服：大黄䗪虫丸每日早晚各一丸。药后月经 10 月 19 日来潮，痤疮明显好转，下颌有极少量新起，白带减少，舌微苔，脉沉滑。治宗上法，上方减水蛭，加坤草 15g。此后以此方加减坚持服用，月经周期 40~50 天，痤疮逐渐消退。

［分析］患者自月经初潮即不调，间断闭经，为肾虚天癸不足，经血难行。久病致瘀，瘀血化热犯及肝胆，致面部痤疮，湿热流于下焦而带黄，此为本虚标实，先治其标，清泻肝胆，活血解毒，兼顾其本，少佐紫河车、仙灵脾，又加用大黄䗪虫丸，消其瘀血。汤丸药共服之，经血得下，痤疮得消。

验案 8　脾肾亏虚血瘀型（闭经）

乜某，女，19 岁，初诊日期：2004 年 7 月 13 日。

［主诉］闭经 9 月。病史：12 岁初潮，4/60~90 天，去年 6 月曾节食减肥，末次月经 2003 年 9 月，5 月初曾服黄体酮，停药后有少量阴道出血，半日即止，现感乏力腰酸，纳可，入睡难易醒。内分泌检查：雌激素减低。B 超：子宫内膜 0.2cm，舌苔薄白，脉滑细。

［辨证］脾肾亏虚，血虚血瘀。治法：补益脾肾，养血活血。

［方药］当归 10g、白芍 10g、川芎 10g、熟地 15g、桃仁 10g、红花 10g、泽兰 10g、坤草 15g、黄芪 20g、党参 15g、仙灵脾 10g、仙茅 10g、紫河车 10g、菟丝子 20g、川断 10g、陈皮 10g、砂仁 10g。

患者服上药 2 周月经来潮，带经 4 天，量中等色深红，睡眠好转。嘱其上方加减继续服用 2 个月，追踪月经按月来潮。

［分析］患者因节食减肥导致闭经 9 个月，过度节食伤及脾胃，后天失养，

既往月经 2~3 月一行，肾气虚，加之脾胃受损，不能充养先天之本致肾气更虚，平素稍感乏力腰酸，检查雌激素低，子宫内膜薄均为脾肾虚的表现，故治以参芪、陈皮、砂仁健脾益气，仙灵脾、仙茅、紫河车、菟丝子、川断等填补先天之本，以桃红四物汤加坤草、养血活血而取效。

验案 9　血瘀寒凝胞络型（痛经）

魏某，女，17 岁，初诊日期：2004 年 3 月 16 日。

［主诉］痛经 3 年。病史：经前及经行腹痛，经行腹泻，手足凉，喜暖畏寒，需服止痛药，月经量少色暗，身无力，多汗，大便有时干。末次月经 2 月 26 日，带经 5 天。舌苔稍白，脉弦滑。

［辨证］血瘀寒凝胞络。治法：健脾温经、养血散寒。

［方药］当归 10g、熟地 10g、川芎 10g、赤芍 20g、艾叶 10g、吴茱萸 6g、官桂 6g、乌药 10g、小茴香 6g、炮姜 6g、元胡 10g、黄芪 15g。

7 付药后手足凉减轻。舌微苔，脉滑稍数。改以健脾温经。

［方药］党参 20g、炒白术 20g、云苓 20g、山药 30g、元胡 15g、小茴香 10g、没药 10g、黄芪 30g、官桂 10g、乌药 10g、艾叶 10g、吴茱萸 6g、全虫 2g。

月经 3 月 24 日来潮，痛经较前减轻，经量增多，经行未腹泻亦未服止痛药，手足冷好转，以上方加减服药 2 月，患者痛经缓解，半年后随诊，痛经未作。

［分析］患者经前及经行腹痛，喜暖畏寒，月经量少色暗为寒凝经脉，气滞血瘀之象，故以四物汤养血活血，以小茴香、炮姜、元胡、乌药、吴茱萸、艾叶、官桂、元胡行气温经散寒，脾虚中气不足故经行身无力，气虚卫表不固故多汗，以黄芪益气使气充则血行。合方共奏卓效。

验案 10　脾虚气滞寒凝血瘀型（痛经）

孙某，女，22 岁，初诊日期：2004 年 3 月 6 日。

［主诉］痛经 10 年。病史：痛经已 10 年，经治未效，月经周期 3~5/28~30 天，末次月经 2 月 28 日，经色暗，量多，经行腹痛持续约 6 小时，身颤抖，面色苍白，恶心，经期腹泻 5~6 次／日，泻如稀水。经期腰痛、乳胀痛如针刺。

舌质暗，微苔，脉滑细。

[辨证] 血瘀寒凝经脉。治法：温经散寒，益气活血。

[方药] 党参20g、白术15g、山药30g、当归10g、白芍10g、橘叶10g、猫爪草30g、半夏10g、苍术20g、丹参15g、川断10g。

二诊：上方加小茴香、没药、吴茱萸以温经散寒止痛，痛经逐渐减轻至痊愈，经量中等，色红，血块减少，未恶心，乳房未痛，大便未泻，因学习较忙，不能前来就诊，嘱月经前一周服丸药：少腹逐瘀丸、人参归脾丸早晚各一丸。2004年5月29日，家长来述，痛经已愈，改治它疾。半年后随访，患者痛经未作。

[分析] 患者痛经已10年，久治未效，素体脾虚，故经期腹泻5~6次/日，泄如稀水，寒凝经脉故经行腹痛面色苍白，经行气血下注冲任，使脾气愈虚，水湿不得运化故经行泄泻，中气不足故经行身颤抖或无力，冲脉并阳明经上行故恶心，肝郁气滞故经期腰痛，乳胀刺痛。治疗以党参、白术、云苓、山药、黄芪等大量健脾益气之剂，加半夏和胃降逆止呕；猫爪草、青皮、香附舒肝行气；以小茴香、没药、吴茱萸温经散寒止痛。10年痛经经治而愈。

验案 11 脾虚湿热内蕴型（痛经）

戴某，女，19岁，初诊日期：2004年8月7日。

[主诉] 痛经3年。病史：月经周期8/28天，血块多，色深红，末次月经7月18日，经期腹痛严重影响学习，需服止痛药方能缓解，身疲睡眠轻，食少，大便干，2~3日一行，白带多色黄。舌微苔，脉弦。

[辨证] 湿热内蕴。治法：清利湿热。

[方药] 当归10g、赤芍20g、川芎10g、熟地15g、苍术20g、黄柏10g、山药30g、黄芪25g、槟榔10g、生白术15g、车前子20g（包）、内金10g、焦山楂15g、乌贼骨15g、连翘20g。

药后月经13日来潮，痛经未作，白带减少，余无不适。舌脉同前，治宗前法，上方加莱菔子10g。患者服用此方已效，继以上方加减服用2月，痛经未作，诸症好转，半年后随访，患者痛经未再发作。

[分析] 此患者素体脾虚，脾为湿困郁久化热，湿热蕴结冲任，气血运行不畅，经行之际气血下注冲任，胞脉气血壅滞，"不通则痛"，故痛经发作；湿

热下注，带脉失约，故带下量多色黄，湿热伤于冲任，血为热灼，故经色深红，血块多；湿热困脾，运化失司故食少，湿热熏蒸大肠故大便干，2~3日一行。治疗以二妙散加车前子、乌贼骨、连翘、槟榔利湿清热，以四物汤养血活血化瘀而止痛，以山药、黄芪、白术、内金、焦山楂健脾。辨证准确，虽未用止痛之剂，然而湿热祛脾健运，气血通畅则痛经止，效如桴鼓。

验案 12　肾虚血瘀膜样内蕴型（痛经）

王某，女，28岁，初诊日期：2004年11月20日。

[主诉] 痛经8年。病史：患者1996年人流术后出现痛经，2001年药流后经血呈膜状，痛经加剧，月经周期6/15~45天，经量多，伴有大血块，色鲜红，经行第1天、第2天腹痛，两侧小腹至腹股沟均痛，久站腰酸痛，末次月经11月19日，现月经第2天，腹痛，经量多，身疲惫无力，寐而多梦，纳可，二便调。舌苔白，脉细滑。

[辨证] 血瘀肾虚。治法：活血温经补肾。

[方药] 小茴香10g、炮姜10g、元胡10g、五灵脂10g、没药6g、川芎10g、当归6g、川楝子10g、川断15g、杜仲10g、黄精10g、百合30g、官桂6g、赤芍20g、艾叶10g。

药后下血块较多，排出膜样经血及少量小血块后腹痛止，腰痛已好。11月27日二诊改以养血调经。

[方药] 当归10g、白芍10g、川芎10g、熟地15g、菟丝子20g、川断20g、紫河车15g、生杜仲10g、黄精10g、百合30g、川楝子10g、牛膝30g，月经中期加土虫10g、水蛭6g、败酱草20g、连翘20g、云苓30g，经前加泽兰10g、乌药10g、元胡15g，减百合、牛膝。

12月20日月经来潮，痛经大减，膜样经血甚微，经量较前均匀适中，色红，继以上方巩固疗效。8年膜样痛经经治得愈。

[分析] 该例患者因人流术后痛经，且药流后出现膜样月经。考虑患者为反复人流、药流损伤肾气，瘀血内停，血蓄胞宫，导致经行不利，不通则痛，瘀血内阻宿血不去，瘀久生热，久而肉腐，使经血伴有烂肉排出。一诊正值经期，给予少腹逐瘀汤，活血温经补肾，药后排出膜样经血及少量小血块后痛经改善，二诊以养血活血补肾调经，其中四物汤养血活血，菟丝子、川断、

杜仲、紫河车补肾，黄精、百合补肾益精兼清虚热，月经中期加土虫、水蛭破血之药，少佐败酱草、连翘清热消其瘀腐，经前加强行气活血止痛泽兰、乌药、元胡等，使宿血得化、瘀滞得消、瘀腐膜样物得以消散。8 年痛经得以治愈。

验案 13　少阳不和，脾虚湿下证（经前期综合征）

关某，女，43 岁，就诊时间：2006 年 8 月 25 日。

患者近 3 个月月经经行前腹泻、发热，伴呕吐。泻下稀水，呕吐黏液，大便有脓血，查白细胞 2 个，身痛、头痛、腹痛。25 日下午发热 38℃，口服百服宁无效，曾两次晕倒。查血常规：白细胞 28×10^9/L，血红蛋白 82g/L。舌苔稍白舌体大，脉弦数。证系：少阳不和，脾虚湿下，治以和解少阳，健脾祛湿。

[方药]用小柴胡汤合葛根芩连汤加减：柴胡 10g、半夏 10g、黄芩 10g、人参（另煎兑）6g、荆芥 10g、藿香（后）10g、苏叶 10g、葛根 15g、黄连 10g、苍术 15g、厚朴 10g、党参 15g、生姜 3 片、大枣（劈）5 个、生草 6g、木香 10g、车前子（包）20g。每日 2 剂，每 6 小时服一次。

患者服药 2 付后热退症解。继服 2 付巩固，以后经行未再复发。

[分析]患者证系柴胡汤证，《伤寒论》第 96 条"伤寒五六日中风，往来寒热，胸胁苦满，嘿嘿不欲饮食，心烦喜呕，或胸中烦而不呕，或渴，或腹中痛，或胁下痞硬，或心下悸、小便不利，或不渴、身有微热，或咳者，小柴胡汤主之。"第 101 条"伤寒中风，有柴胡证，但见一证便是，不必悉具。"第 144 条"妇人中风，七八日，续得寒热，发作有时，经水适断者，此为热入血室，其血必结，故使如疟状，发作有时，小柴胡汤主之。"

本症患者，鉴于有柴胡汤证，有是病用是方，故可以小柴胡汤治疗。患者经期发热，且已持续三月，为邪风趁经期气血不足之时侵入血室，与血相搏结而致病，月经结束，气血回复，病邪退却潜伏于内，于气血虚时趁机再发作，往复循环，呈周期性发病。用柴胡汤合葛根黄连汤加减，既可和解少阳，又可清热祛湿，患者仅服 2 剂药即热退症解，又继服 2 剂巩固疗效，再次经行未再发病。

验案 14 热毒瘀血内蕴型（经行发热）

杨某，女，26 岁，初诊日期：2004 年 7 月 24 日。

[主诉] 经行发热 2~3 年，伴痛经。病史：近 2~3 年每于经期第 1~2 天发热，体温 37~39℃，每次需静脉输液方能退热，且经行全腹剧痛，拒按，大小便时小腹均痛，伴恶心呕吐，便溏。月经周期 8/25~30 天，量多色红，末次月经 2004 年 7 月 17 日。平素身烦热，双手汗出，口干口渴，纳可眠安，二便调。2000 年在东直门医院诊为"子宫内膜异位症"。月经史：经间出血 10 余年，每次持续 4~10 天，咖啡色量不多，曾在市妇产医院反复治疗多年效不显，舌苔黄厚干，脉沉细弦。B 超：左卵巢增大，提示左侧附件炎。

[辨证] 热毒与瘀血内蕴，治法：清热解毒活血。方药：双花 30g、连翘 30g、公英 20g、地丁 20g、黄柏 10g、黄芩 10g、黄连 10g、柴胡 10g、当归 10g、赤芍 30g、丹参 30g、没药 10g、元胡 15g、丹皮 10g、地骨皮 15g。

药后身烦热、双手汗出、口干口渴减轻，舌苔黄厚消退，经前一周追问病史既往经行先痛，继则发热，痛经愈重则发热愈高，劳则热度高，舌质暗，苔微黄，脉沉细弦。治以化瘀温通和解。

[方药] 小茴香 10g、炮姜 6g、元胡 10g、五灵脂 10g、没药 10g、川芎 10g、当归 10g、生蒲黄 10g、官桂 6g、赤芍 30g、柴胡 15g、半夏 10g、党参 20g、黄芩 10g、生姜 3 片、大枣（擘）5 枚、全虫 3g、蜈蚣 2 条。

月经 15 日来潮，痛经显减，发热 2~3 天，体温最高 37.8℃，左侧小腹刺痛，舌质暗微苔，脉弦，减半夏、生姜、大枣，改赤芍 20g，加双花 30g、连翘 20g、黄芪 15g、首乌 20g。继以上方加减服药至月经 9 月 10 日来潮，经量较多，色鲜红，经行未再发热，腹痛亦明显减轻，二便正常，此后，患者继以此方加减服药月余，经行发热治愈，痛经亦解。

[分析] 患者经期感受寒凉瘀血内阻致少腹剧痛，拒按，高热，首诊时见身烦热、口干渴，双手汗出等内热之象，以活血清热解毒治之，复诊追问病史，患者每于经行先痛，痛重则热高，考虑其经行发热已 2~3 年，热毒内蕴，灼伤阴血致瘀血阻滞，经血不畅不通则痛，毒热越重则瘀滞越重，恶性循环，致热与瘀血均不得解，改以和解少阳祛其半表半里之热，化瘀温通使瘀血与热均得以解，痛经缓解，经行发热消退。

验案 15 湿热瘀血互结型（经行发热）

郑某，女，35 岁，初诊日期：2005 年 4 月 2 日。

［主诉］经行发热 3 个月。病史：既往月经规律，7/27~28 天，量中色红，痛经不重，末次月经 2005 年 3 月 16 日。近 3 月来每于经行第 3 天发热，体温 37.5~38.5℃，伴右侧小腹剧痛难忍，痛甚则抽筋，经期静点消炎药则可热退，经外院妇科检查：右侧附件有条索状物，B 超子宫附件未见明显异常。舌质淡暗，体大有齿痕，脉沉滑细。

［辨证］血瘀少腹，湿热蕴结。治法：活血温经化湿解毒。

［方药］双花 30g、连翘 20g、黄柏 10g、苍术 10g、小茴香 10g、炮姜 6g、元胡 10g、五灵脂 10g、没药 10g、川芎 10g、当归 10g、生蒲黄 10g、丹皮 10g、苦参 10g、赤芍 30g、官桂 6g、柴胡 15g、太子参 10g、乌药 10g。

药后月经于 4 月 13 日来潮发热及腹痛均未作，经期未感不适，月经第 2~3 天量多排出血块较多，现已量少未净，舌脉同前，治宗上法，上方将小茴香、炮姜、官桂、没药减半继服 7 剂。随访：患者经前继以上法治疗，经期发热及腹痛均治愈，未再复发。

［分析］此例经行发热伴痛经，小腹剧痛难忍，静点消炎药有效，妇检右侧附件有条索状物，据此分析患者有盆腔炎，但因每次治疗并未彻底，炎症虽经一时抗生素治疗得以控制，附件炎症并未消散，待下次月经来潮，盆腔充血，瘀而化热，炎症再次复发，故经期发热反复发作。中医辨证属湿热、瘀血结于少腹，气机瘀滞不畅，此时治疗单用清热解毒化湿之剂，只能解决一时之急不能去除此病之根本，因湿热内蕴久则热灼津液，血凝成瘀，瘀血内结，故而下腹触及包块，但血遇寒则凝，得温则行，故梁师选用寒热并用之法，以双花、连翘、黄柏、苍术清热化湿解毒，"少腹积块疼痛"，以少腹逐瘀汤温经活血止痛，右侧小腹属肝经循行部位，故以柴胡舒肝行气，乌药温经行气，太子参益气扶正，诸药合用，使湿热得清，瘀血得散，气机通畅，气血调和，发热、痛经得以治愈，效如桴鼓。

验案 16 肾虚血亏湿阻型（经行头痛）

罗某，女，40 岁，就诊时间：2012 年 4 月 1 日。

［主诉］经行头痛 8 年。病史：月经周期 30~40 天，月经量色正常，经期头痛严重，常自经期第二日开始疼痛，前额至巅顶痛如有重物。眼眶胀痛，痛甚流泪，不欲睁眼，左眉骨痛，痛甚需服用止痛片，注射天麻素痛方止。盆腔炎、滴虫性阴道炎，曾服复方阿胶浆头痛缓解，天坛医院检查诊断"神经性头痛"。

［刻下］手足心热，夜寐梦多，心悸，苔白脉沉细。治以理气活血祛湿清热。

［方药］木香 10g、砂仁 10g、良姜 6g、柴胡 10g、苍术 15g、白头翁 15g、焦山楂 20g、虎杖 15g、知母 10g、白芷 15g、覆盆子 15g、天麻 10g、钩藤 20g、地骨皮 15g、青蒿 20g。

服用 20 余剂，经行头痛仅时间稍减短，余症未除，患者又见头晕、耳鸣如蝉，改治以益肾养血。

［方药］当归 10g、白芍 10g、首乌 15g、阿胶 15g、山萸肉 20g、山药 30g、菊花 15g、天麻 15g、熟地 20g、黄芪 40g、女贞子 20g、旱莲草 15g、怀牛膝 10g、党参 20g。

患者十余剂药后，手心热、头晕减轻，易党参为太子参，减黄芪，加黄柏 6g、生薏仁 20g、苍术 10g、寄生 20g，再服 14 剂，5 月行经经行头痛明显好转，疼痛轻时间短，诸症好转，继服巩固治疗。

［分析］患者经行头痛，初治以清热活血理气，辅以补肾，效果不佳，盖因患者经行血海空虚，气血不足，无以上荣脑髓，不荣则痛，故见经行头痛，因患者肾虚，水液气化失调，内积体内不出，上聚清窍，故疼痛如有重物，且平素有头晕，治疗时益肾养血，使脑有所养，加入苍术、生薏仁、黄柏清热燥湿健脾，湿有去路，使患者诸症得解，疼痛得缓。

验案 17 心肾不交型（围绝经期综合征）

王某，女，49 岁，干部。初诊日期：1980 年 5 月 6 日。

［主诉］月经不规律 2 年余。病史：2 年前月经量逐渐减少，头晕头痛，心中灼热，口鼻冒火，失眠，心慌自汗，阵阵烘热，舌淡红，尖赤少苔，脉弦细数。

［中医诊断］绝经前后诸症。辨证：肾阴亏虚，肝木失养，阴虚阳亢，致

心肾不交。治法：滋阴降火，益肾宁心。

[方药]知母 10g、黄柏 10g、生熟地各 10g、山药 20g、山萸肉 15g、泽泻 15g、茯神 15g、丹皮 15g、远志 15g、麦冬 10g、莲心 6g、枸杞子 15g、败龟板 15g。

二诊：5 月 18 日。上方共服 10 剂，诸症明显好转，仅夜寐欠佳，时有烘热感，原方加龙骨牡蛎各 20g（先煎）、石斛 15g，改丹皮 20g、生熟地各 15g、短母、黄柏各 15g。继服 6 剂，自觉诸症消失而停药。

验案 18　肾阴阳两虚型（围绝经期综合征）

刘某，女，52 岁，工人，初诊日期：1976 年 8 月 9 日。

[刻下]月经失调 1 年余，头晕耳鸣失眠，腰酸无力，手足不温，畏寒，时而烘热，气短胸满，舌淡苔白，脉沉细尺弱。

[中医诊断]绝经前后诸症。辨证：肾阴阳两虚。治法：温肾壮水，调养冲任。

[方药]仙灵脾 10g、仙茅 10g、巴戟天 10g、熟地 15g、山萸肉 10g、枸杞子 10g、山药 20g、丹皮 6g、败龟板 20g、盐知柏各 3g、菊花 10g、远志 10g、党参 10g、当归 10g。

二诊：8 月 20 日。上方服 7 剂，头晕耳鸣气短好转，手足仍不温，烘热好转，腰酸无力好转，舌脉同前，药虽已效，补肾阳尚属不足，上方改二仙、巴戟天各 15g、加菟丝子 15g。

三诊：9 月 6 日。上方服 14 剂，手足转温，余症均解，嘱上方 2 日服 1剂，巩固 10 天停药。

[分析]以上 2 例，一为肾阴虚，一为阴阳俱虚，两方中治疗均以补肾为主。妇女更年期肾气渐衰，天癸将竭是导致临床绝经前后诸症的主要原因，这虽是一个性生理逐渐衰退的过程，如因多种原因引起性衰退过早、过快、过甚或应竭未竭反耗肾阴，均可致病。故治疗中应以补肾为基础，肾阴虚者以六味地黄汤为主方，再根据临床症状，酌情加降肾火知母、黄柏，清肝热加丹皮、菊花，养血清心安神用茯神、远志、莲子心等。肾阴阳俱虚者亦是在补肾阴的基础加补肾阳之品。同时也要清肝、养血、安神，方能获得较好的疗效。

绝经前后诸症的妇女，临床症状明显者，药物治疗很有必要，但亦不应忽视心理调节的重要性，需从个性心理调节、家庭调节、社会调节3个方面着手。本人要克服消极的心理障碍，精神负担，培养一定的爱好，使心里有所寄托。工作劳逸适度，避免精神刺激，坚持体育锻炼，少食辛辣高脂高糖食物。使身心愉快轻松，保持平和心境，可平稳度过更年期。

验案19　肾虚带下证

杜某，女，16岁，初诊日期：1978年12月2日。

[刻下] 阴道每月按时来白色分泌物已半年多，量不多，可持续3~4天，伴小腹胀痛，周身乏力，食欲尚可，二便调，舌淡红，苔薄白，脉沉滑细。

[中医诊断] 带下证。辨证：肾气不足，任脉虚，太冲脉弱。虽年逾二七而天癸未至。复因脾虚湿注，带脉无力，致经水欲潮之时而湿浊下注。治以温肾阳、滋肾阴、化湿，少佐活血。

[方药] 肉桂10g、菟丝子20g、山药20g、五味子15g、生地30g、枸杞子20g、茯苓15g、泽泻15g、丹皮15g、益母草20g。

二诊：12月10日。服上方7剂，精神好，身无力减轻，继服上方观察每月周期性带下情况，14剂后，至带下周期时，无白色分泌物流下。停药观察3个月均正常。

[分析] 此案例属肾气不足，年已二八尚未行经，其母为21岁月经初潮，故月经迟来，卵巢功能发育缓慢，有一定的遗传因素，治疗用肉桂、菟丝子补肾阳，以熟地、枸杞子补肾阴，使肾之阴阳调和，以化生肾气，辅以化湿通脉，收到明显的效果。

验案20　湿毒带下证

高某，女，37岁，初诊日期：1979年3月3日。

患者带下如经水已年余，近日加重，色黄，有臭味，质稠，因带下多，阴部灼热难忍，每日需洗外阴3~4次，伴两侧少腹痛，右侧重，时有跳痛，腰酸，曾服四环素，土霉素效不佳，舌暗红，苔黄厚干，脉沉滑数。

[中医诊断] 黄带。辨证：湿热久蕴不去，结而为毒，伤及任带二脉。治以清热、解毒、除湿。

［方药］蒲公英 50g、连翘 20g、半枝莲 50g、木通 15g、黄柏 15g、苍术 20g、萆薢 15g、乌药 15g、五灵脂 15g、生蒲黄 15g、车前子 20g（包）、生薏仁 25g。

4 月 6 日来诊，上方服 6 剂，带下显减，黄带变浅，已不臭，两侧少腹痛显减，舌苔仍黄但已不干，脉沉滑数象已减，继以上方改木通 10g、蒲公英 40g、半枝莲 40g、五灵脂 10g、生蒲黄 10g，减乌药继服 14 剂。4 月 24 日来诊告之腹不痛，带已不黄不臭，只少许白带，已停药。

［分析］此例患者属湿毒带下，带下经年，湿郁化热结毒，舌质暗、腹跳痛，为兼有瘀血证候，治疗在大量清热解毒利湿的基础上，加活血化瘀之品，疗效显著。说明辅以活血化瘀，使瘀血得化，促进血行，改善血液循环，有利于湿热毒邪的消除、组织的炎症吸收，与清热解毒利湿药有相辅相成、相互协同的作用。

验案 21　黑带证

薛某，女，29 岁，初诊日期：1978 年 4 月 26 日。

患者带下量多已月余，带色如黑豆汁，其气腥，腹痛，小便时外阴刺痛，腰酸。舌暗红，苔薄黄，脉沉滑数。

［中医诊断］黑带证。辨证：肾阴虚，脾湿化热，伤及带脉之经血，久之色黑。治先以泻火利湿治其标，辅以扶脾益肾固其本。

［方药］知母 10g、黄柏 10g、黄连 10g、川军 6g、茯苓 30g、车前子 15g、地榆 15g、党参 10g、苍白术各 15g、山药 30g、白芍 15g、桑寄生 20g、枸杞子 20g、女贞子 20g。

5 月 4 日：上方服 7 剂，黑带已止转为白带，阴部无刺痛感，腰酸好转，舌苔薄黄，脉沉滑。上方改知母、黄柏、黄连各 6g、大黄 4g、党参 15g、桑寄生 25g、女贞子 25g，减地榆，加生薏仁 20g。继服 14 剂。5 月 20 日：诸症已解，白带不多，身无所苦，嘱停药观察。

［分析］此例黑带证临床较为少见，对黑带辨认时应分清是黑褐色经血淋漓，还是黑带，黑带质如黑豆汁，气腥，经血质稠当辨之。此例治疗时先治其标，泻火利湿，故用知母、黄柏、黄连、大黄先清其火，辅以扶脾益肾，火清湿去再治其本，补脾肾为主，清利为辅以收功。

验案 22　肾阳不足，精血亏虚不育（弱精）

霍某，男，37岁，初诊时间：2012年6月13日。

患者吸烟史10余年，每日吸烟约10支，其配偶曾胎停育1次。患者2012年6月1日查精液：a级精子15.38%，b级精子13.57%，精液可完全液化，精子畸形率99.5%。来诊时患者时有腰酸痛，夜寐不安，多梦，睡眠时间少，纳可，二便调。舌暗，体胖大，边齿痕，苔白腻，脉沉弦滑。

［中医诊断］弱精；辨证：肾阳不足，精血亏虚；治法：补肾益精活血。

［方药］紫河车10g、熟地30g、僵蚕10g、蚕沙30g、生黄芪30g、当归6g、仙灵脾10g、仙茅10g、菟丝子20g、桑椹30g、山萸肉10g、韭菜子10g、地骨皮15g、芡实30g、金樱子30g、枸杞子15g、蒲公英20g、地丁15g、丹参25g、炙水蛭6g。嘱戒烟，并保持每日8小时睡眠，调整生活方式，避免接触放射线。

此后患者每两周复诊于我处，根据症状以上方加减，6月27日复查精液：a级41.90%，a+b为47.7%，精子活动力正常。继服前方加减9月27日复查精液：a级精子52.98%，畸形率99%。继续予以调整用药，加以清热解毒活血药物。

药后10月复查精液畸形率94%。其配偶同时在我处进行胎停育后治疗，指导试孕，成功受孕并平安产子，体健。

［分析］本病患者同时有精子活力低、精液不化及精子畸形率高等情况并存，且有不良生活史，证属肾阳不足，精血亏虚，治疗从肾论治，肾主生殖，肾气不足精子活力低下，质量减低。肾阴不足则精少、无精，津液不足则精液量少，津枯则精质稠厚，液化不良，治疗时以阴阳双补补肾，精血互生为治疗原则，补肾阴则精子有生成的源泉，补肾阳则精子有活动的动力，阳虚则强肾，阴虚则补精，同时加入补气药物，调补后天生化之源。

验案 23　肾虚湿蕴不育（精子畸形）

雷某某，男，31岁，初诊时间：2013年12月21日。

患者工作环境邻近30万伏高压电线，配偶胎停2次，人流1次，2013年11月9日于北京大学第三医院进行精液检查：a级精子36.46%，b级精子

6.43%，精子活率 47.18%（>60%），精子畸形率 100%，全部为头部畸形，患者前来我处就诊。

［刻下］阴囊潮湿，纳眠可，小便黄，大便调。舌体大苔白，脉沉滑细。

［辨证］肾虚湿蕴；治法：补肾益精化湿。

［方药］鹿茸粉 3g、巴戟天 10g、菟丝子 20g、枸杞子 30g、熟地 20g、何首乌 20g、女贞子 15g、丹参 30g、当归 10g、白芍 10g、生草 6g、仙灵脾 25g、生苡仁 30g、黄柏 10g、车前子 20g、苍术 15g。

患者服药 14 剂后，腰背酸困，仍阴囊潮湿，减生苡仁、黄柏、车前子、苍术，加公英 20g、地丁 20g、水蛭 10g，清热解毒活血。14 剂药后症减。加红参 6g、陈皮 15g，继服 2 月。患者 2014 年 2 月 8 日于秦皇岛妇幼保健院精子检查示：a 级精子 22.09%，b 级精子 27.31%，精子总活力 52.61%，精子畸形率 92%，其中头部畸形 92%。患者腰酸、小便黄、阴囊潮湿均明显好转。继前方加减服用巩固治疗。

［分析］男性引起不孕不育主要原因是精子数量少、精子畸形率高、精子活动力差或精液不液化、射精功能障碍、精液输出管道阻塞等，几个原因常互相影响，可由感染、精索静脉曲张、免疫因素、内分泌因素、吸烟、酗酒接触有毒物质、性生活混乱及不节、长期处于高温环境、接触放射性物质、药物等的损害等引起。本病患者久处高压线辐射范围，为电雾所伤，电雾属热邪，热性伤阴、伤津、伤血，致肾阴不足，阴阳失调，肾气不足则精子活力低下，质量减低，患者又有阴囊潮湿，湿蕴于内，湿邪久蕴化热于下，伤及精子。证属肾虚湿蕴，治疗以补肾益精化湿为主，后加入清热解毒活血，以解邪毒伤精。使精子畸形率 100%，下降至 92%，超过正常精子畸形率 96% 的标准。

验案 24　肾阳亏虚，气血不足不育

陈某，男，28 岁，初诊日期：1996 年 8 月 28 日。

结婚 3 年半未孕，自觉身疲无力，寐差，腰酸膝冷，查精液：精子数为 $45 \times 10^6/ml$，死亡率 60%，白细胞 1~2 个，舌淡红，苔白，脉沉细。

［中医诊断］不育症（肾阳亏虚，气血不足）。治法：补肾益气，养血生精。

［方药］熟地 25g、山萸肉 20g、山药 40g、杜仲 10g、丹皮 10g、枸杞子

15g、紫河车 10g、菟丝子 20g、当归 10g、白芍 15g、黄芪 20g、仙灵脾 10g、山楂 15g。

服上方 14 剂，身疲好转，复查精液：精子数增至 $56 \times 10^6/ml$，死亡率下降为 40%，舌脉同前，上方减山楂、白芍，加仙茅 10g、茯苓 20g。继服 18 剂，复查精液：精子数又增加为 $68 \times 10^6/ml$，死亡率下降为 25%，临床症状亦明显好转，继服 10 剂，诸症悉除，精神好，体力健壮，停药观察，不久其妻怀孕。

[分析] 男性引起不孕不育主要原因是精子数量少、精子畸形率高、精子活动力差或精液不液化、射精功能障碍、精液输出管道阻塞等，几个原因常互相影响，可由感染、精索静脉曲张、免疫因素、内分泌因素、吸烟、酗酒接触有毒物质、性生活混乱及不节、长期处于高温环境、接触放射性物质、药物等的损害等引起。病机多为肾阴阳不足、肾气亏虚、气血两虚、湿热下注、肝郁血瘀等。在治疗时，以补肾为主，补脾为辅。肾气不足精子活力低下，质量减低，肾阴不足则精少、无精，津液不足则精液量少，津枯则精质稠厚，液化不良，治疗常以肾阴阳双补、精血互生的治疗原则，补肾阴则精子有生成的源泉，补肾阳则精子生成率增加。

此例属肾气虚，精血不足，肾虚以致男精化生匮乏，且质不佳，死精甚多。治疗以补脾肾为主，兼养血，方中重用平补肾之阴阳的药物，在滋补肾阴的基础上，加上壮阳之品，使阳得阴助而生化无穷。男性不育精子少、死精多，肾虚为其主要原因，治疗中应参以脉症，辨其阴虚或阳虚，阳虚者以温补肾阳为主，常用药物有：仙茅、仙灵脾、巴戟天、肉苁蓉、鹿茸、鹿角、杜仲、菟丝子等，在补阳的同时加补阴药物。阴虚者则应滋肾阴为主，常用药物有：熟地、山萸肉、枸杞子、女贞子、覆盆子、紫河车等，少佐小量助阳活血之品，使精子活力增加。

验案 25 脾肾亏虚，胎元不健（不孕）

验案 25-1 曹某，性别：女，年龄：34 岁，初诊日期：2003 年 3 月 4 日。
[主诉] 继发不孕 2 年。

患者结婚 9 年，继发不孕 2 年，曾 4 次人流，2000 年曾妊娠 85 天发现胎停育，行清宫术，术后基础体温呈单相，月经 3~5/60~90 天，量中等，色红，有血块，经期腰痛、腹痛。白带少，末次月经 2 月 28 日，现仍未净，舌尖红，苔薄白，边有齿痕，脉沉细。

[中医诊断] 胎原不健。辨证：脾肾虚经血不调，不能充养任脉以致胎原不足，孕后血不养胎。治法：益脾肾养血。

[方药] 黄芪 20g、山药 30g、仙灵脾 10g、巴戟天 10g、女贞子 20g、菟丝子 25g、覆盆子 10g、肉苁蓉 10g、紫河车 10g、当归 10g、白芍 10g。

治疗此患者第一阶段，补脾肾养血调经；第二阶段，月经周期近于正常调其孕育功能，经后加促排卵药，服药后患者基础体温双相而受孕；第三阶段，怀孕后继续培补脾肾以利胎元，而使胎儿能正常发育。患者已于 2004 年 4 月足月分娩一男婴，母婴体健。

验案 25-2 刘某，性别：女，年龄：39 岁，初诊日期：2005 年 4 月 16 日。

[主诉] 胎停育 2 次。

患者曾 2 次胎停育，第一胎孕 3 个月时阴道出血，经检查为死胎，第二胎于孕 78 天时尚无胎心而清宫，此后曾服中药调理月经，月经规律，未避孕，末次月经 2005 年 3 月 21 日，量色正常，现基础体温已升高 12 天，小腹凉，纳可，大便偏稀。舌质暗，苔薄黄。脉沉滑细。

[中医诊断] 胎原不固。辨证：肾虚证。治法：益肾培补胎元。

[方药] 川断 10g、杜仲 10g、菟丝子 20g、枸杞子 10g、桑寄生 15g、炒白术 15g、山药 30g、首乌 20g。此方随证加减服药至孕 4 个月停药。经 B 超检查胎儿发育正常，已足月分娩一健康女婴。

验案 25-3 赵某，性别：女，年龄：27 岁，初诊日期：2004 年 10 月 16 日。

[主诉] 月经量少，无排卵。

患者于 2003 年 8 月曾胎停育一次，现基础体温单相，月经 12 岁初潮，5/26~28 天，经量少，色红，无痛经，末次月经：2004 年 10 月 11 日，经前及经期乳房胀痛，性情急躁，舌质暗有瘀斑，脉沉滑细。

[中医诊断] 胎原不固，辨证：脾肾两虚证，治法：益气养血补肾，佐以清心理气。

[方药] 黄芪 30g、党参 15g、首乌、熟地、菟丝子、枸杞子、白芍各 20g，紫河车、川断、仙灵脾、女贞子、当归、香附、坤草、莲子心各 10g，川连 3g。

［治疗经过］上方加减服药 5 个月，根据月经周期调整用药。经前加活血，排卵期加桑椹子 20g、沙苑子 10g、龟板 20g、鹿角霜 10g、大芸 10g、桂枝 6g 等，经治后基础体温呈双相但上升缓慢，小腹坠，经前心悸气短，改以补脾肾活血行气。方药：黄芪、白术、党参、菟丝子、枸杞子各 20g，熟地 15g，紫河车、仙灵脾、山萸肉、川断、香附、当归各 10g，山楂 20g。

上方根据月经周期加减调整用药共服用 2 个月，基础体温呈双相，并于 2005 年 6 月 18 日尿妊娠试验阳性，孕后治以益气养血以固胎元。

［方药］黄芪 30g、党参 10g、菟丝子 30g、枸杞子 15g、川断、杜仲各 10g、生地 15g、黄芩 10g。孕后曾出现阵发心悸，气短乏力，心电图示：窦性心动过速。舌质紫暗，微苔，脉滑细数改以养心阴清胎热之法加减治疗。孕 20 周后停药。

追踪：患者已于 2006 年 2 月生育一健康女婴。

验案 25-4 赵某，性别：女，年龄：30 岁，初诊日期：2004 年 11 月 6 日。

患者早孕 37 天，曾胎停育 1 次。二年前孕 3 个月发现胎停育而行清宫术，现早孕 37 天（末次月经 9 月 30 日），身疲无力，为避免再次出现胎停育故请求中医诊治。舌质暗，舌体大，苔白，脉沉滑细。

［中医诊断］早孕。辨证：脾肾气虚致胎元失养，治以：益脾肾固胎元。

［方药］黄芪 20g、太子参 10g、白术 15g、山药 30g、川断 10g、菟丝子 25g、杜仲 10g、枸杞子 15g、桑寄生 20g、阿胶 10g(烊化)、砂仁 6g。

以上方加减共服药至 12 周，患者查 B 超胎儿发育正常，符合孕月，18 周开始有胎动，2005 年 2 月 23 日见有阴道少量褐色分泌物，复查胎心正常，上方改阿胶 15g，川断 15g，杜仲 15g，25 日出血得止，舌边暗，舌体大，苔白，脉滑，治宗上法：上方继服 3 剂后将药量减半服之，服药至孕 5 个月，观察 B 超胎儿发育正常，胎心正常而停药。患者于 2005 年 6 月生育一女婴，身体健康。

［分析］例 1 有多次人流史，例 2 有多次胎停育史，例 3、例 4 是一对姐妹先后均发生胎停育，多次人流及多次胎停育势必造成冲任受损，而姐妹先后均发生胎停育是否有基因染色体的异常，因胎前未作此方面检查不能确切说明，但姐妹二人经中药治疗后均能正常分娩一婴儿，中药是否对基因改变有影响，尚需进一步观察。因冲脉主血海任主胞胎，冲任二脉皆为肾所

主，治疗胎停育离不开补肾。孕前治以益气养血补肾为主，并根据月经周期调经促排卵，以利受孕，孕后以补肾养血为主佐以健脾。此外尚应注意分析患者致胎停育之因，根据患者具体情况辨证施治，例如孕后无故体温升高至37.5℃左右当加滋阴益肾清热之品，以防因胎热影响胎儿脑部发育，以保胎元，当气虚明显是当补气滋养胎元，肾虚明显当补肾以固胞强壮胎元。血虚舌有瘀象当养血畅血以利胎元，如有外感及时清热除邪固护胎元。阴道出血宜用升提清热育阴止血以固胎元。

　　总之对胎停育患者孕前应调养冲任，孕后应补脾肾，尚应结合辨证祛除影响胎儿发育之因，早期胎停育患者常无症状，故对有胎停育病史者孕早期应进行 B 超及血的 HCG 检查。临床如发现胎儿发育晚于孕周，不可断言胎停育而中止妊娠，尚应根据中医胚胎生长的理论积极治疗，曾有两例孕 6~7 周未见胎芽继续服药治疗一周后复查可见胎芽胎心，并已分娩健康婴儿。

验案 26　肾气亏虚，胎元不固（不良孕史保胎）

　　王某，女，41 岁，初诊时间：2011 年 12 月。

　　[主诉]妊娠 47 天。

　　[现病史]患者曾人流 4 次，自然流产 1 次，并曾有妊娠 21 周时苔死宫内 1 次。本次为患者第七次妊娠，孕 47 天。患者及其配偶担心高龄妊娠，恐再出现妊娠异常，前来我处保胎治疗。

　　[刻下]早孕反应明显，恶心，纳少，伴头晕、腰酸，二便正常，寐安。舌苔薄白，右脉滑细，左脉沉细。

　　[检查]血 HCG：111572mIU/ML，孕酮 74.64nmol/L（口服黄体酮）。

　　[辨证]肾气亏虚；治则：益肾健脾保胎。

　　[方药]寿胎丸加减：川断 20g、杜仲炭 15g、菟丝子 60g、阿胶 18g、鹿角胶 15g、巴戟天 18g、桑寄生 20g、红参 20g、炒白术 25g、炙黄芪 30g、砂仁 6g。

　　患者服后无明显不适，至孕 8 周时查为早孕活胎，胎心正常，坚持服药至孕 12 周时复查 B 超，提示宫腔内可见胎儿轮廓及胎动，胎心正常，头臀长5.27cm，胎盘位于后壁，宫内妊娠单活胎，孕 12 周，胎盘低置状态。

　　此后每 2 周复诊，以前方随证加减，曾进行羊水穿刺，染色体未见异常。

患者一直服药至 34 周，后随访，患者足月剖腹产一健康女婴。

［分析］患者年龄 41 岁为高龄产妇，并有 4 次人流、一次自然流产、1 次妊娠 21 周胎死宫内，子宫内膜破坏严重，又系高龄，综合其头晕、腰酸等症状认为其肾气亏虚之极，加之多次流产严重损伤胞宫，受孕已属不易，极易发生自流或胎停、畸胎，需积极进行保胎。

高龄孕妇，并曾有多次不良孕史，多为脾肾两虚和气血不足，故选方时多选用温肾补脾肾安胎之方如寿胎丸。寿胎丸出自《医学衷中参西录》，由菟丝子、桑寄生、川续断、阿胶 4 味药物组成，功用为补肾安胎，治疗肾虚滑胎及妊娠下血、胎动不安、胎萎不长。方中菟丝子补肾益精，肾旺自能荫胎；桑寄生、续断补肝肾，固冲任，使胎气强壮；阿胶滋养阴血。使冲任血旺，则胎气自固。四药相配，共凑补肾安胎之功。于此基础上，又复加用大补肝肾、补益气血之药，如红参、杜仲、鹿角胶、巴戟天、生炙黄芪等药物，且用量常较大，以补高龄孕妇肾气亏虚、气血不足，使孕妇肾气盛，气血足，胎元得固。

余虽使用补脾肾益气血之大法，在遣方用药上非常讲究阶段用药侧重。其主要分为三个阶段：怀孕初期，首先以健脾补肾药为主，益气养血药为辅，旨在补肾以使胎元得固；怀孕至中期阶段，开始逐渐加大益气血药量，此时补肾与养血并重，旨在使胎元得安；至怀孕最后阶段，应以益气血为主，补脾肾为辅，补充母体营养，使胎元得养，母体康健有力，为生产做好准备。总之在治疗高龄胎元不固时，根据孕期的不同阶段，结合孕妇个体情况，不断调整补脾肾、益气血药物配比，使胎元得固、得安、得养，最终达到顺利生产的目的。

验案 27　胎元不固，肾虚痰瘀互结（多囊卵巢综合征）

多囊卵巢综合征治疗最常见的治疗方法是以月经周期调治。

［方药］①经后补肾促卵泡发育：黄芪 30g、红参 10g、当归 10g、熟地 15g、山药 30g、女贞子 20g、旱莲草 20g、首乌 15g、仙茅 10g、仙灵脾 10g、巴戟天 15g、菟丝子 30g、紫河车 10g、川断 15g；②继以活血化瘀浊补肾促排卵：当归 10g、丹参 15g、桃仁 10g、红花 10g、生地 15g、枸杞子 20g、紫河车 15g、川断 15g、血藤 15g、补骨脂 15g、紫石英 10g、生薏仁 30g、香附

10g、桂枝 10g、穿山甲 6g、海藻 15g、山慈菇 10g、芫蔚子 10g、地龙 10g、仙灵脾 20g、仙茅 10g；③再以补肾促黄体发育：川断 15g、菟丝子 30g、鹿胶 10g、肉苁蓉 10g、熟地 15g、首乌 15g、阿胶 10g、龟板 15g、枸杞子 20g、红参 10g、当归 10g、桂枝 10g、丹参 30g、香附 10g、仙灵脾 15g、补骨脂 10g。

验案 27-1 患者赵某某，女，30 岁，初诊时间：2014 年 1 月 15 日。

患者多囊卵巢综合征，人流 3 次，胎停育 3 次，分别于 2011 年、2012 年及 2013 年 9 月三次胎停。素月经后期，周期 34~72 天，2013 年 12 月 14 日月经来潮，经量正常，血色红，月经前腰酸、乳胀，晨起干呕，大便溏，纳眠可，舌淡红边齿痕苔薄黄，脉弦细数。

[中医诊断] 证系胎元不固，肾虚痰瘀互结，治以益肾活血化瘀行气。

[方药] 川断 15g、菟丝子 30g、鹿胶 10g、肉苁蓉 10g、熟地 15g、首乌 15g、阿胶 10g、龟板 15g、枸杞子 20g、红参 6g、当归 10g、桂枝 10g、丹参 30g、香附 10g、仙灵脾 15g、补骨脂 10g、土虫 10g、水蛭 10g、柴胡 10g。并嘱患者注意监测基础体温。

患者加减服用至 2014 年 2 月 24 日月经来潮，周期 70 天，基础体温单相，表现黄体功能不足，改按月经周期调治，并于卵泡期酌加坤草 10g、柴胡 10g、郁金 10g、香附 10g、牛膝 10g 等，黄体期酌加水蛭 10g、土虫 10g、柴胡 10g、郁金 10g、香附 10g、牛膝 10g、山甲 10g 等活血药。

患者加减服药 1 年，2015 年 2 月 17 日前来就诊，已孕 44 天，恶心、呕吐明显，2~3 次 / 日，多见于早晚，不思饮食，身疲乏力，身酸痛，大便溏，夜寐多梦，舌淡红苔薄白，脉沉滑细数。治以补肾保胎和胃。

[方药] 川断 20g、寄生 20g、杜仲 20g、仙灵脾 25g、菟丝子 50g、阿胶 20g、巴戟天 10g、红参 10g、黄芩 6g、丹参 15g、当归 6g，后因其呕恶明显，加竹茹 15g、砂仁 10g、紫河车 20g、并加大红参量致 15g，患者 3 月 20 日查 B 超，示：宫内早孕，单活胎，有胎心，继服上方巩固，防其胎停。

验案 27-2 王某某，女，31 岁，首诊时间：2013 年 12 月 22 日。

多囊，孕 3 产 0，胎停 2，第 1 次 2010 年 10 月孕 7 周停育，无胎心，第 2 次 2012 年 11 月孕 7 周，无胎芽。月经 7/33~70 天，量少，色褐，血脂高，妇科内分泌睾酮高，现服达英35、乌鸡白凤丸。11月中旬服黄体酮月经来潮。

[刻下] 胸闷不痛，身疲乏力，精力差，纳可，眠好，二便可。唇暗，舌大，脉沉细。治以按月经周期方治疗。

患者加减服药至6月7日，孕试（+），小腹不适，思睡，纳多，唇色暗紫，偶有干呕，腰酸沉，舌体大苔薄白，脉沉滑细。证系肾虚胎元不固，治以补肾保胎。

[方药] 杜仲20g、寄生20g、川断20g、菟丝子60g、炒白术40g、阿胶20g、枸杞子30g、红参13g、砂仁6g、当归10g、丹参10g、紫河车15g、炙黄芪30g。并嘱注意休息，忌劳累，避免长时间接触电脑、手机、电视等。

患者妊娠反应严重，恶心、呕吐、烦躁、身热，加入旋覆花15g、黄芩6g、黄连6g、炙枇杷叶10g、陈皮10g、清半夏10g、麦冬10g、木香6g，患者加减服用至2014年7月23日，查B超示：宫内早孕，单活胎，有胎心搏动。继服上方巩固治疗。

患者于2015年2月11日剖腹产一子，母子健康。

[分析] 2例病案均系患者多囊卵巢综合征，多次胎停，月经后期，多次胎停，天癸不充，肾气虚衰，体内瘀血停滞，湿浊瘀血互结，胞宫胞络瘀阻不通，在治疗中，首先治以益肾化瘀浊活血通胞络，依据患者月经状况依次给予补肾养血—活血消瘀—补肾阳，按周期治疗，并适当佐以活血破血药物，活血化瘀，破除瘀滞，使体内瘀血得化，胞宫胞络血运流通顺畅，胎元得育。孕后为防再次胎停，补肾保胎基础上，适当佐入丹参以活血，避免瘀血停滞，影响胚胎，同时重用红参益气活血，以改善胞宫血流，养育胎儿，使多囊、多次胎停育患者顺利孕育产子。

验案28 肾虚肝旺，胞宫虚衰，痰瘀互结于胞宫胞络（崩漏、多发子宫肌瘤、卵巢囊肿）

患者张某某，女，46岁。初诊时间：2015年1月14日。

患者结婚一年余未孕，因夫妻双方年龄偏大，且两地居住，检查夫妻双方染色体：患者本人13号、21号染色体髓体增大，其丈夫15号、21号染色体髓体增大，故进行试管婴儿，2014年11月28日取卵成功配成囊胚，12月11日移植成功。12月25日检查胚胎未着床。

患者平素月经 7~8/23~24 天，移植后 12 月 28 日月经来潮，带经 7 日，量色正常，后血性分泌物淋漓不断，舌淡红苔薄白，脉沉细力差。证系患者高年，肾已亏虚，胞宫虚衰而不孕，治以补肾益心脾。

[方药] 红参 10g、炙黄芪 30g、炒白术 20g、阿胶 20g、元肉 10g、远志 10g、炒枣仁 20g、三七粉 6g、仙鹤草 25g、地榆炭 20g、杜仲 15g。

患者服药 7 剂，药后血性分泌物减少为一过性分泌，月经 1 月 19 日来潮，量多如崩，改治以益肾清肝调冲。

[方药] 女贞子 50g、旱莲草 25g、山萸肉 15g、生地 50g、白芍 15g、乌梅 15g、侧柏叶炭 20g、赤石脂 20g、生地榆 50g、黄芩 15g、荆芥 15g、炙甘草 10g。

患者药后经量减少，服药 4 剂后血止，前后共带经 6 日。经后改以补肾养血，以补其肾血亏虚。

[方药] 当归 10g、白芍 10g、熟地 10g、川芎 6g、仙灵脾 30g、巴戟天 10g、五味子 6g、枸杞子 20g、女贞子 12g、覆盆子 10g、菟丝子 30g、香附 6g、茺蔚子 10g、紫河车 10g、红参 10g。

患者 1 月 27 日检查 B 超：多发子宫肌瘤，后壁最大 4.7cm×3.8cm，前壁最大 6.0cm×5.3cm，诊断：癥瘕，证系胞宫瘀阻，治以活血消癥。

[方药] 桂枝 10g、丹皮 10g、桃仁 10g、茯苓 30g、赤芍 20g、昆布 10g、海藻 10g、生鳖甲 10g、生内金 10g、青皮 10g、香附 10g、生黄芪 30g、坤草 15g、夏枯草 15g、荔枝核 10g。服药 14 剂后复诊，双侧下腹下坠感，加红花 10g，赤芍改 30g 加大活血通经之品。

继服 21 剂，服药期间复查 B 超：卵巢囊肿，子宫肌瘤最大 5.2cm×5.3cm。月经 3 月 13 日来潮，3 月 14 日查内分泌六项均正常。改治以活血消癥，化湿通络。

[方药] 山甲 10g、皂刺 10g、肉苁蓉 15g、鹿角霜 20g、桂枝 10g、茯苓皮 30g、香附 10g、川芎 10g、路路通 10g、郁金 10g、川楝子 10g、蒲公英 20g、炙黄芪 20g、丹参 30g、夏枯草 20g、荔枝核 20g、三棱 10g、莪术 10g、仙灵脾 20g、仙茅 10g、葶苈子 10g。

患者服药 14 剂后复诊，复查 B 超，多发子宫肌瘤，最大 2cm×3cm，未见卵巢囊肿。继服上方治疗，等待试管再度移植。

［分析］本病患者病情复杂，系高年求子，准备做行试管婴儿，移植失败，取卵伤及胞宫胞络，天癸本衰，伤之则衰之益甚，肾虚不足，肾水无以滋养肝木，母病及子，火热动血妄行，而见崩漏，其证属肾虚肝旺，故此治以平肝滋肾，血自止，崩自停。崩漏后给予补肾养血，以调天癸气血虚衰。

后又发现患者多发子宫肌瘤，最大 6.0cm×5.3cm，证系瘀血阻滞胞宫胞络，气血瘀滞不通，而成癥瘕，方以桂枝茯苓丸加减，加活血理气之青皮、香附、坤草，另加生黄芪补气，昆布、海藻、生鳖甲、夏枯草、荔枝核通络散结消癥，诸药并行以活血消癥瘕，患者服药月余，肌瘤减小，又见卵巢囊肿，囊肿本系痰瘀互结于胞络，患者本有肌瘤，瘀血结于胞宫胞络，复感痰湿，易成囊肿，治疗时重于活血化湿，消癥通络，用山甲、皂刺、路路通活血通络，香附、郁金、川楝子、川芎、三棱、莪术理气活血，夏枯草、荔枝核消癥散结，肉苁蓉、鹿角仙茅、仙灵脾温肾，茯苓皮利水化湿，桂枝温阳以助血行湿下，患者药仅 14 剂，囊肿得消，肌瘤显减。